TRAITÉ CLINIQUE

DES

OPÉRATIONS OBSTÉTRICALES

PAR

HEINRICH FRITSCH,

Professeur ordinaire d'Obstétrique et de Gynécologie,
Directeur de la Clinique royale pour Maladies des femmes à Breslau,
Conseiller médical privé et membre du Conseil médical
de la province de Silésie.

TRADUIT SUR LA QUATRIÈME ÉDITION ALLEMANDE

PAR

le Dr. Jules Stas (d'Anvers)

PRÉFACE DE M. LE DR. CH. VAN CAUWENBERGHE,
Professeur ordinaire d'Obstétrique et de Gynécologie à l'Université de Gand.

Avec 90 figures intercalées dans le texte.

PARIS,
Ancienne Librairie Germer Baillière & Cie.
FÉLIX ALCAN, ÉDITEUR.
108, BOULEVARD SAINT-GERMAIN, 108.
1892

TRAITÉ CLINIQUE

DES

OPÉRATIONS OBSTÉTRICALES

PAR

HEINRICH FRITSCH,

Professeur ordinaire d'Obstétrique et de Gynécologie,
Directeur de la Clinique royale pour Maladies des femmes à Breslau,
Conseiller médical privé et membre du Conseil médical
de la province de Silésie.

TRADUIT SUR LA QUATRIÈME ÉDITION ALLEMANDE

PAR

le Dr. Jules Stas (d'Anvers)

PRÉFACE DE M. LE DR. CH. VAN CAUWENBERGHE,
Professeur ordinaire d'Obstétrique et de Gynécologie à l'Université de Gand.

Avec 90 figures intercalées dans le texte.

PARIS,
Ancienne Librairie Germer Baillière & Cie.
FÉLIX ALCAN, ÉDITEUR.
108, BOULEVARD SAINT-GERMAIN, 108.
1892

A

ROBERT OLSHAUSEN

MON MAÎTRE

HOMMAGE DE RECONNAISSANCE ET DE DÉVOUEMENT.

Préface.

Monsieur Stas,

Vous m'avez fait l'honneur de me demander de présenter au corps médical belge le livre de Heinrich Fritsch que vous venez de traduire. Je vous remercie de m'avoir fourni l'occasion de vous être utile, et j'accepte la tâche aussi agréable que facile, bien que superflue.

La préface la plus éloquente de l'œuvre que vous offrez à nos praticiens, est le nom de son auteur: le nom de Heinrich Fritsch est synonyme de science et progrès. Le professeur de Breslau est un savant éminent qui ose abandonner les chemins battus, et qui, doué d'une rare justesse de jugement et d'une extrême finesse d'observation, a largement contribué aux progrès de l'art obstétrical.

Il est d'ailleurs connu de tous: son livre sur la pathologie et le traitement des affections puerpérales, traduit par M. M. Lauwers et Hertoghe en 1885, est entre les mains de tous ceux qui se sont intéressés à cette grave question de la fièvre puerpérale. C'était la première œuvre assez complète pour entraîner les convictions, c'est elle qui a eu peut-être la plus large part à la vulgarisation de l'antisepsie obstétricale dans notre pays.

Que dirai-je du livre que vous présentez au public médical?

Avant tout le livre de M. Fritsch n'est pas simplement un traité clinique des opérations obstétricales; c'est un guide complet du praticien accoucheur.

L'auteur nous apprend le mécanisme de l'accouchement physiologique pour mieux démontrer le mode le plus rationnel de l'intervention destinée soit à suppléer à l'insuffisance des forces naturelles, soit à vaincre les difficultés de l'accouchement pathologique; il étudie les anomalies des parties molles et les viciations du bassin capables de troubler ou d'entraver l'expulsion du fœtus, pour mieux déterminer les indications de l'accouchement prématuré artificiel, de la version, du forceps, de l'embryotomie et de l'opération césarienne ; il consacre un chapitre spécial à l'avortement, au placenta prœvia, à la période de la délivrance, pour mieux faire comprendre le rôle à jouer par l'accoucheur dans le traitement des hémorrhagies dans ces circonstances.

L'œuvre toute entière est celle d'un observateur sagace et d'un maître clinicien : Point de formules surannées, point de discussions théoriques, point de règles généralisées ; mais les faits, les phénomènes que tout praticien constate au lit de la femme en travail, scrupuleusement actés et savamment interprêtés, imposant des conclusions pratiques, simples et précises. Toute opération obstétricale pour être bien faite, dit l'Auteur, doit être nettement indiquée, pratiquée au moment voulu et exécutée d'une manière irréprochable. Aussi insiste-t-il à chaque page de son livre sur les détails en apparence les moins importants, pour apprendre à individualiser chaque cas et à spécialiser l'intervention tant au point de vue de la nécessité d'agir, que du moment d'opérer et de la technique opératoire. Les opinions qu'il défend, les méthodes qu'il préconise, les conseils qu'il donne, sont ceux qui ont le mieux subi l'épreuve d'une longue expérience éclairée par une connaissance approfondie de l'art des accouchements.

Vous avez rendu, en traduisant le livre du savant professeur de Breslau, un service signalé au public médical. Ce livre est précieux pour tous, plus précieux même pour les accoucheurs en butte tous les jours avec les difficultés de la pratique obstétricale, qu'aux étudiants qui commencent à s'initier à cette branche de l'art de guérir. Je suis convaincu que le praticien se complaira davantage dans l'étude de cette œuvre à mesure que son expérience personnelle lui permettra d'en mieux apprécier la haute valeur.

Quant à moi, je vous remercie de l'avoir mise à la portée de ceux qui ignorent la langue allemande, je vous remercie au nom de tous ceux qui y chercheront lumière et conseil, ainsi qu'au nom de celles qui sont destinées à bénéficier d'une pratique obstétricale plus éclairée, mieux en rapport avec les intérêts des participants.

Ch. Van Cauwenberghe.

Gand, 15 Juillet 1892.

Table des matières.

E r r a t a.

<table>
<tr><td>Page</td><td>5</td><td>ligne</td><td>36</td><td>lire à la version</td><td>au lieu de</td><td>dans la version.</td></tr>
<tr><td>—</td><td>23</td><td>—</td><td>6</td><td>— souvent de l'eau</td><td>—</td><td>quelquefois de l'eau.</td></tr>
<tr><td>—</td><td>36</td><td>—</td><td>5</td><td>— l'axe fœtal</td><td>—</td><td>l'axe enfœtal.</td></tr>
<tr><td>—</td><td>50</td><td>—</td><td>21</td><td>— long bras de levier</td><td>—</td><td>long levier.</td></tr>
<tr><td>—</td><td>79</td><td>—</td><td>14</td><td>— avant - bras étendus</td><td>—</td><td>avant - bras tendus.</td></tr>
<tr><td>—</td><td>86</td><td>—</td><td>17</td><td>— produites ainsi</td><td>—</td><td>se produites ainsi.</td></tr>
<tr><td>—</td><td>90</td><td>—</td><td>36</td><td>— moitié antérieure du vagin</td><td>—</td><td>moitié antérieure de la vulve.</td></tr>
<tr><td>—</td><td>99</td><td>—</td><td>33</td><td>— fil métallique</td><td>—</td><td>fil.</td></tr>
<tr><td>—</td><td>157</td><td>—</td><td>33</td><td>— mutation</td><td>—</td><td>rotation.</td></tr>
<tr><td>—</td><td>168</td><td>—</td><td>7</td><td>— évolution</td><td>—</td><td>version.</td></tr>
<tr><td>—</td><td>174</td><td>—</td><td>27</td><td>— présentation transversale</td><td>—</td><td>position transversale.</td></tr>
<tr><td>—</td><td>187</td><td>—</td><td>20</td><td>— changeant de situation</td><td>—</td><td>changeant de position.</td></tr>
<tr><td>—</td><td>195</td><td>—</td><td>6</td><td>— présentation droite</td><td>—</td><td>position droite.</td></tr>
<tr><td>—</td><td>200</td><td>—</td><td>32</td><td>— surface du corps</td><td>—</td><td>surface.</td></tr>
<tr><td>—</td><td>233</td><td>—</td><td>10</td><td>— plutôt sous péritonéalement</td><td>—</td><td>plutôt péritonéalement.</td></tr>
<tr><td>—</td><td>240</td><td>—</td><td>16</td><td>— suppuration progressive</td><td>—</td><td>putréfaction progressive.</td></tr>
<tr><td>—</td><td>248</td><td>—</td><td>18</td><td>— Mais le développement</td><td>—</td><td>Le développement.</td></tr>
<tr><td>—</td><td>294</td><td>—</td><td>7</td><td>— dans le diamètre transverse</td><td>—</td><td>dans les diamètres transverses.</td></tr>
<tr><td>—</td><td>296</td><td>—</td><td>32</td><td>— péché de commission</td><td>—</td><td>péché de perpétration.</td></tr>
<tr><td>—</td><td>299</td><td>—</td><td>37</td><td>— pour d'autres opérations</td><td>—</td><td>dans d'autres opérations.</td></tr>
</table>

Chapitre premier.

Introduction.

Prophylaxie antiseptique.

Pour tout accoucheur les prescriptions principales et les plus importantes sont celles qui concernent la prophylaxie antiseptique. Nulle part le poison septique n'a une influence aussi délétère que chez les femmes en travail et les femmes en couches. Si l'on songe que par des soins en somme insignifiants, il est possible d'écarter à l'avance le plus grand danger de toute opération obstétricale, alors celui qui néglige de prendre ces précautions doit être considéré comme un médecin qui oublie ses devoirs et un homme sans conscience. C'est une chose connue depuis longtemps, que le transport de poison cadavérique ou de pus dérivant de processus ulcératifs, érysipélateux et diphtéritiques, provoque l'infection comme dans une expérience. Des microorganismes sont transmis: l'infection pathogène. Comme le médecin a, tous les jours et à toutes les heures, affaire avec des personnes malades, il portera à ses mains, si elles ne sont pas désinfectées, probablement toujours des produits infectieux pathogènes. Par conséquent, les mains malpropres de l'accoucheur constituent toujours un danger pour la parturiente.

Mais la crasse journalière non pathogène peut également provoquer des maladies. Ne voyons-nous pas que des plaies abandonnées à elles-mêmes tournent à une mauvaise suppuration. C'est précisément pourquoi le médecin ne doit s'approcher de la femme en travail que dans un parfait état de propreté, au sens chirurgical du mot. J'ai exposé dans l'ouvrage „Grundzüge der Pathologie und Therapie des Wochenbetts"*) mes idées concernant ce sujet et je renvoie le lecteur à ce livre. Je ne veux décrire ici, succintement, que la méthode **de la désinfection pratique prophylactique, la condition principale pour faire de l'obstétrique avec succès.**

J'examine d'abord le cas où le médecin a à diriger un accouchement depuis le début, et où il s'agit d'une femme parfaitement bien portante jusqu'à ce moment.

Le médecin ôte son paletot et retrousse les manches de chemise jusqu'au-dessus des coudes. Puis il se lave avec de l'eau chaude, du savon et une brosse. Par ce premier lavage la peau est nettoyée, la crasse se trouvant dans les rainures unguéales et en dessous des ongles se ramollit, de manière qu' à présent un nettoyage fait avec soin, grattage et raclage des rainures unguéales, enlève facilement la crasse ramollie et les particules épithéliales. A cette fin on prendra avec soi, dans la trousse d'accouchement, des ciseaux à ongles ou une lime à ongles.

Le bassin ayant servi à se laver est vidé et nettoyé avec soin. On prépare maintenant la solution antiseptique. Dans les bonnes familles, où l'on a plusieurs bassins à sa disposition, on peut naturellement immédiatement employer plusieurs vases.

La solution phéniquée est préparée de la manière suivante. Dans un bassin ou une terrine contenant un litre d'eau, on verse 30 gr. d'acide phénique liquide, on a ainsi une solution à $3^0/_0$; il est inutile d'avoir des solutions plus fortes. Ou bien on prend avec soi une solution alcoolique de sublimé à $5^0/_0$. Si l'on verse 10 gr. de cette solution dans un litre d'eau, on obtient une solution de 0,5 : 1000. Il existe toute une série de bouteilles graduées pour acide phénique, qui permettent un mesurage rapide. Il est plus simple de prendre avec soi un vase en fer blanc, ou un petit verre à mesurer, portant des divisions de 10 en 10 gr. Si l'on n'a aucune mesure, on prend deux bonnes cuillerées d'acide phénique pour un litre d'eau.

Au lieu de la solution de sublimé, on peut prendre avec soi de la poudre de sublimé en paquets de 1 gr. On divise la poudre et on en dissout la moitié dans l'eau bouillante ou dans l'alcool, puis on mélange avec l'eau pour se laver. Je dois convenir que j'ai toujours eu peur des méprises et que, dans la pratique civile,

---

*) Pathologie et traitement des affections puerpérales, traduction par les docteurs *E. Lauwers* et *E. Hertoghe,* Bruxelles 85.

j'ai toujours mieux aimé prendre avec moi la solution sublimée. Il serait certainement bon de fermer d'une façon spéciale chaque poudre en y collant une étiquette portant le mot „poison", pour ne pas se tromper et ne pas prendre cette poudre pour une autre.

On ne se contente pas de tremper les mains déjà nettoyées dans cette solution antiseptique, mais on les y lave encore une fois avec la brosse. On frotte surtout soigneusement l'extrémité antérieure des ongles et les rainures unguéales avec la brosse et on lave les bras jusqu'aux coudes. Comme par le lavage au savon fait antérieurement les mains ont été dégraissées, l'effet de la désinfection aqueuse sera énergique. La solution est jetée. On s'essuie les mains et on procède à l'examen externe. Il est vrai qu'en s'essuyant avec un essuie-mains non stérilisé, les mains peuvent de nouveau être souillées, infectées. Si l'on prend, par principe, un essuie propre, non encore employé, on peut admettre que les microorganismes ont été détruits par le lavage. D'un autre côté, il est impossible que par le repos dans une armoire, des organismes pathogènes puissent s'y être logés. En outre, il est difficile de s'imaginer une infection, par contact, par l'examen externe.

Avant de passer à l'examen interne, on prépare de nouveau une solution désinfectante. Avec cette solution on lave les organes génitaux externes. La parturiente est pour cette opération mise obliquement sur le lit, le pied correspondant au bord libre du lit est mis sur une chaise. De cette manière la vulve est facilement accessible. On peut également faire le lavage en laissant la femme couchée de son long, si un vase est glissé en dessous des parties génitales. Si l'on a des doutes sur la propreté du vase, on le frotte vite avec de la ouate et de l'alcool, ou avec une forte solution de sublimé ou d'acide phénique.

Le nettoyage des parties génitales externes est certainement nécessaire, même quand la femme en travail s'est baignée pendant la grossesse. Des sécrétions vaginales adhèrent aux parties génitales externes et font coller les poils ensemble. L'accoucheuse soigne que la parturiente ait une selle avant l'accouchement: les restes de matière fécale souillant le périnée.

Il est donc nécessaire de faire le nettoyage de la vulve comme préparatif pour chaque accouchement, même pour l'accouchement spontané. Car à l'exploration comme à l'opération, les grandes lèvres et les poils qui y sont implantés sont facilement renversés en dedans; les sécrétions et les saletés qui y adhèrent sont introduites dans le vagin. Ce lavage est en outre la meilleure mesure prophylactique pour la suture du périnée. Si le périnée s'est d'abord rupturé, il est évident qu'un nettoiement — que l'on doit faire avant toute opération plastique — ne sera plus possible. Et alors on n'est plus certain de la réussite non plus.

La vulve est-elle convenablement nettoyée, on prépare un troisième vase avec du liquide antiseptique. En même temps, on prend un 2e vase contenant de l'eau propre. Avant chaque exploration la main est trempée dans le liquide antiseptique. Dans le cas de forte souillure, p. ex. par des matières fécales, du sang ou du méconium, la main est d'abord parfaitement lavée dans l'eau. **On explore alors avec les doigts nettoyés et desquels le désinfectant dégoutte.** Il n'est pas juste d'enlever, en s'essuyant, le désinfectant protecteur avant de faire l'examen interne, ou de remplacer ce désinfectant par de l'huile phéniquée ou de l'onguent phéniqué dont l'effet n'est pas certain. De même que l'opérateur opère avec des mains mouillées, désinfectées, de même l'accoucheur examine avec des doigts desquels le désinfectant dégoutte. Entreprendre une irrigation du vagin dans ces cas sans complication, n'est pas nécessaire, c'est même une manœuvre dangereuse comme je l'ai démontré dans l'ouvrage cité plus haut.

La main est de nouveau trempée dans le liquide désinfectant avant chaque examen. Après l'examen on lave la main dans l'eau ordinaire, pour pouvoir employer longtemps le liquide antiseptique.

A la clinique, où il est nécessaire d'observer une propreté extraordinaire, on emploie généralement pour chaque lavage fait pendant l'accouchement, une solution phéniquée ou sublimée. Dans la clientèle privée on n'a pas à sa disposition, pour plusieurs motifs, des quantités aussi considérables de liquide antiseptique, et cela n'est pas absolument nécessaire non plus

Comme pour une suture éventuelle du périnée, une irrigation après l'accouchement, des compresses à appliquer sur le périnée suturé, on a encore besoin de liquide antiseptique, la quantité totale de liquide nécessaire équivaudra à peu près à 6 litres. Il faudrait donc prendre avec soi, pour chaque accouchement, au moins 180 gr. d'acide phénique ou 3 gr. de sublimé dissous dans 60 gr. d'alcool. Pour ne pas se trouver dans l'embarras on doit prescrire, ou prendre avec soi, 250 gr. d'acide phénique ou 100 gr. de la solution alcoolique de sublimé.

Il en est tout autrement lorsque le médecin est appelé à finir **un accouchement laborieux, jusqu'à ce moment dirigé par une accoucheuse.** L'accouchement a-t-il été conduit par une accoucheuse formée antiseptiquement et expérimentée, l'examen du pouls et de la température indiquent-ils que la femme en travail est parfaitement bien portante, le médecin peut se contenter de la désinfection de ses mains. La désinfection des parties génitales a été faite par l'accoucheuse, les conditions sont ainsi les mêmes que dans le primier cas.

Mais souvent, surtout chez les vieilles accoucheuses non formées antiseptiquement, le médecin ne peut absolument pas se fier à la sage-femme. Il doit ainsi agir avec plus de prudence. On s'informe d'abord, par quelques questions, si l'accoucheuse soigne encore d'autres femmes en couches et si ces femmes sont bien portantes. Si l'on demande cela convenablement, avec bienveillance, sans sécheresse, on apprendra certainement ce qui est nécessaire. Entend-on quelque chose de suspect, ou ne se fie-t-on absolument pas à l'accoucheuse d'après des expériences antérieures, l'état de la femme en travail offre-t-il sujet à être prudent; se plaint-elle par ex. de ce que les examens étaient très douloureux, la vulve est-elle tuméfiée, s'écoule-t-il du sang, le travail a-t-il déjà duré très longtemps, a-t-on examiné souvent ou la femme a-t-elle même de la fièvre, alors avant de pratiquer l'examen interne on fait, outre le lavage externe, encore une irrigation désinfectante avec au moins un litre d'eau. Dans des cas semblables on doit, le plus souvent, pour poser exactement l'indication, examiner en détail avec 2 doigts ou avec la demi-main. Par là on provoque facilement de petites déchirures, et il est par conséquent très désirable d'éloigner d'abord toutes les matières en décomposition. Et si lors de l'exploration il y a dans le vagin encore du restant de liquide desinfectant, ces petites plaies ne peuvent nuire.

Dans tout accouchement de longue durée, on ne doit pas par principe se contenter de taxer le pouls et la température, mais on doit compter exactement le premier et mesurer, de temps en temps, la température avec le thermomètre. Ces deux choses sont très importantes, comme nous le verrons.

La température est-elle par ex. élevée, il est évident qu'il existe déjà un substratum de cette affection fébrile, une plaie et une infection partant de cette plaie. Dans ce cas on doit avant l'intervention irriguer copieusement le vagin, pour ne pas, p. ex. dans la version, transporter par la main qui opère, des matières infectieuses du vagin dans l'utérus. Dans tous les cas semblables la désinfection mécanique se combine à la désinfection chimique, c. a.d. que le pus, le sang, les secrétions sont emportées par le liquide désinfectant. Si l'on a assez de liquide désinfectant, on emploie pour irriguer 4—5 litres, et même une quantité encore plus grande.

J'ai vu très souvent des effets surpenants de ces irrigations en masse dans des cas très problématiques, là où des opérations difficiles devaient être faites chez des femmes en travail atteintes de forte fièvre et de secrétions vaginales déjà puantes.

Pendant cette irrigation, j'introduis un ou deux doigts dans le vagin et je débarrasse, par un frottement doux, les parois du mucus qui y adhère. Ceci ne se fait qu'immédiatement avant l'opération. On a également recommandé de nettoyer le vagin avec de la ouate et des instruments. Je trouve qu'il est plus prudent et qu'il vaut mieux de faire cette besogne avec les doigts. On peut, avec les doigts, très bien nettoyer les culs de sac vaginaux et le canal cervical. L'effet est facile à démontrer. D'abord l'eau revient claire; en frottant doucement avec la main, elle devient aussitôt laiteuse et trouble.

Si l'on opère maintenant, après avoir désinfecté mécaniquement et chimiquement, on évitera le danger de transporter des masses infectieuses du vagin ou du col dans l'utérus.

Comme il existe, principalement dans le cervix, plusieurs dépressions sinueuses qui sont déplacées ou comprimées par la tête fœtale, on n'obtiendra pas, par le procédé décrit, une désinfection complète ou stérilisation dans le sens bactériologique du mot. C'est pourquoi on doit encore faire l'irrigation du vagin, pendant les pauses de l'opération. Notamment dans des opérations de longue durée, p. ex. dans une embryulcie, opération pour laquelle une main même expérimentée peut avoir besoin d'une heure de temps, le sang, les lambeaux de tissu et les débris épithéliaux détachés, doivent être enlevés par des irrigations répétées.

Avant chaque opération, les instruments sont lavés soigneusement avec une brosse et du savon, même lorsqu'ils paraissent parfaitement propres, puis mis dans un bassin contenant un liquide antiseptique, d'où on les retire pour être introduits, mouillés, dégouttants, dans le vagin. L'huilage des instruments n'a pas lieu.

Si l'éventualité d'une suture du périnée se présente, on met déjà avant la terminaison de l'accouchement, dans le vase contenant le liquide antiseptique, de la soie, des aiguilles, porte-aiguilles, ciseaux et pinces. On apprête également des boulettes de ouate pour éponger. Il est préférable d'apprêter tout à l'avance que de devoir rassembler à la hâte tout ce qui est nécessaire. Alors on salit la trousse d'accouchement et les mains dejà désinfectées. Lorsque tout est bien préparé d'avance, cela fait bonne impression sur le vulgaire, qui conclut de le prévoyance du médecin que la lésion est inévitable. Après l'accouchement, où chaque moment est précieux, on doit avoir tout préparé sous la main, pour ne pas perdre de temps et pour ne pas commettre, en se hâtant, de faute dans l'antisepsie.

A-t-on examiné avec soin la gestante pendant la grossesse, connaît-on ainsi le bassin et le fœtus, a-t-on en outre la certitude que toutes les mesures prophylactiques ont été observées scrupuleusement, on peut avancer le pronostic avec certitude, et on n'a pas besoin de se ménager fictivement, par le maintien de l'ancienne étiologie, une porte de sortie par derrière.

Les instruments obstéricaux.

Pour chaque accouchement, le médecin se munit de la trousse complète d'accouchement. La sacoche à instruments doit toujours être prête pour l'emploi immédiat. Rien n'est plus désagréable que de devoir chercher dans toutes les armoires et tous les tiroirs, les instruments, flacons et poudres, lorsque le messager pressé est là qui attend. Dans ce cas, on peut être certain qu'au moins un instrument manquera, et cela précisément quand on en a le plus besoin.

Anciennement le forceps était enroulé dans un morceau de soie, et un sac en cuir, de la couleur verte traditionnelle, accompagnait le praticien, depuis l'examen jusqu'à la fin de la pratique, à des centaines d'accouchements. Dans ces derniers temps, on a beaucoup essayé de faire les trousses plus complètes et de tenir au moins quelque peu compte des principes de l'antisepsie dans leur construction. On a ainsi fabriqué des coffres et des boîtes qui renferment, très ingénieusement disposés, des poudres et des flacons et une grande quantité d'instruments.

Une longue pratique me permet de recommander de séparer les flacons et les médicaments des instruments. Combien d'instruments n'ont pas été gâtés, parce que par ex. une bouteille de perchlorure de fer s'était cassée et avait déversé son contenu sur les instruments. Et combien de fois ne s'est-on pas aperçu que les poudriers avaient été vidés par l'accoucheuse, car le seigle ergoté et la poudre d'opium sont pour elle un trésor impayable!

C'est pourquoi je conseille de ne faire la trousse qu'avec de la toile solide ou de la toile ouvrée. La toile est prise double, la feuille interne est munie d'ouvertures par lesqueles on passe une bande; on forme ainsi des anneaux dans lesquels on glisse les instruments. On possède 2 ou 3 sacs semblables; le prix de chaque sac n'est que de 4 à 5 frs. Le sac a-t-il été employé pendant quelque temps, on le fait bouillir dans l'eau et on le désinfecte. Après tout accouchement, où d'une manière quelconque un micro-organisme pathogène pourrait être venu en contact avec les instruments et par suite avec le sac, celui-ci est immédiatement débarrassé de son contenu, bouilli et désinfecté.

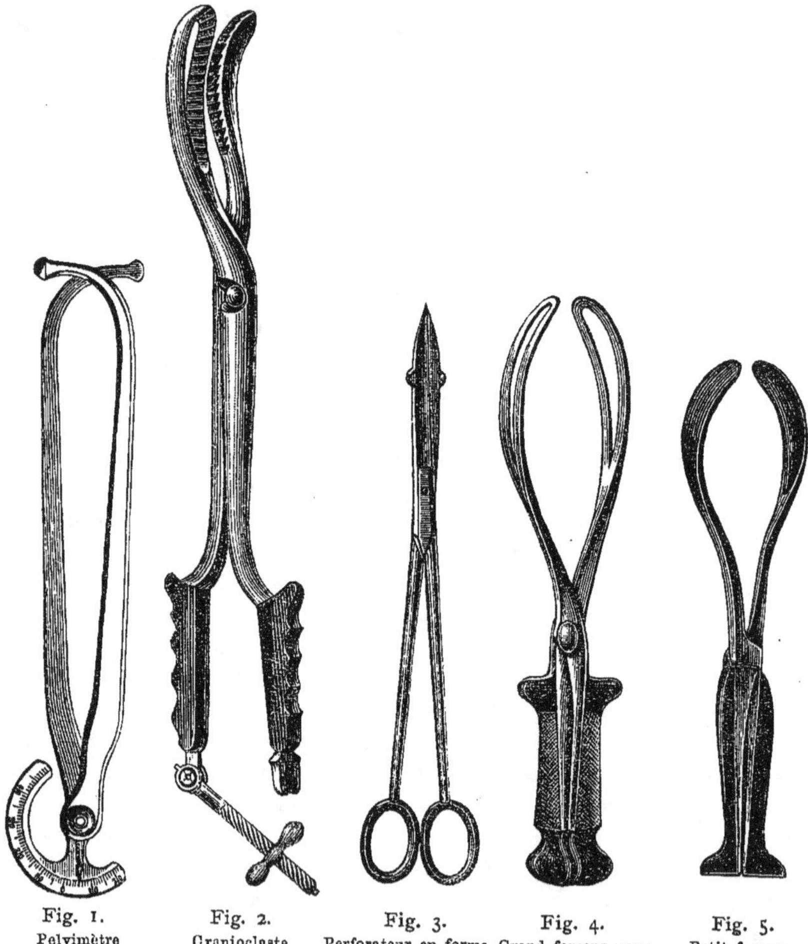

Fig. 1.	Fig. 2.	Fig. 3.	Fig. 4.	Fig. 5.
Pelvimètre (Collin).	Cranioclaste de Braun.	Perforateur en forme de ciseaux.	Grand forceps pour détroit supérieur (Nägele).	Petit forceps pour détroit inférieur (Hohl).

La désinfection d'un coffre, d'un sac en cuir, est complètement impossible. Même les boîtes en fer blanc ne peuvent se désinfecter aussi bien que les simples sacs en toile. Après avoir fait plusieurs essais, le sac, auquel on peut donner la forme et la grandeur que l'on veut, me paraît le meilleur et le plus simple.

Dans ce sac se trouvent les instruments suivants: un petit forceps (fig. 5) pour le détroit inférieur, un grand forceps (fig. 4) pour le détroit supérieur, un pelvimètre (fig. 1), un perforateur (fig. 3) et un cranioclaste (fig. 2). Celui qui ne veut pas acheter 2 forceps pourra se contenter de se procurer le plus grand.

Outre cela la trousse doit contenir une forte pince de Muzeux, deux cathéters élastiques neufs: un cathéter coupé obliquement à la partie supérieure pour l'aspiration du mucus et un cathéter pour l'urine. Si l'accouchée n'est pas trop pauvre, ce dernier cathéter lui est laissé, et remplacé pour d'autres cas par un nouveau cathéter.

Pour la suture du périnee il faut une trousse de chirurgie. Celle-ci doit également être emportée, renfermée ad hoc dans le sac en toile. On ne peut en aucun cas employer une trousse de poche qui sert à la pratique journalière.

Pour la suture on a besoin de 4—6 aiguilles courbes, de soie aseptique, d'un porte-aiguille et de ciseaux pour couper les fils ou pour égaliser la plaie. On a également besoin d'une pince à dents de souris pour adapter éventuellement les bords de la plaie. Je n'ai jamais employé une pince à artères. La soie dont on se munit est prise de préférence directement de la solution sublimée, enroulée sur un porte-objet et enveloppée convenablement dans du papier ciré. La soie iodoformée est également bonne. La trousse à sutures est entourée d'un morceau de papier à écrire propre et se met dans une pochette latérale spéciale. La quantité de soie dont on a besoin n'est que celle qui est nécessaire pour une suture éventuelle du périnée. De retour chez soi, on renouvelle immédiatement ce qui a été employé. Comme avant l'accouchement on met les instruments et la soie dans un vase contenant un liquide antiseptique — dans lequel on les laisse un certain temps, — il ne me semble pas scabreux d'avoir ces choses là sur soi, tout simplement enveloppées dans un morceau de papier.

Les **médicaments** sont de préférence emportés à part, séparés des instruments. Si l'on préfère maintenant mettre l'appareil à chloroforme, l'acide phénique et le perchlorure de fer dans les différentes poches du pardessus médical — riche en poches — où si l'on prend avec soi une boîte en carton qui contient les flacons, cela revient au même au point de vue théorique. Au point de vue pratique, la dernière façon de procéder est certainement à préférer. Il n'est pas rare dans la pratique, d'être rencontré par le messager dépêché vers soi. On court vite vers l'accouchement et on peut alors, si tout est bien préparé à la maison, faire prendre l'étui et le sac par le messager. Et si tout est bien emballé, on a l'avantage de ne plus devoir envoyer ni chez soi, ni à la pharmacie, le personnel sans cela déjà assez surmené.

Les médicaments suivants sont nécessaires: 100 gr. de chloroforme, 250 gr. d'acide phénique ou 60 gr. d'une solution de sublimé à $10^0/_0$; 50 gr. de perchlorure de fer; de l'éther et une solution de morphine pour injection hypodermique, environ 10 gr. de poudre d'iodoforme.

La narcose.

Une question très importante au point de vue pratique, est celle-ci: peut-on, doit-on chloroformer avant les opérations obstétricales? En général, on admet avec raison le principe fondamental qu'un médecin ne doit jamais chloroformiser seul, qu'il doit pour chaque narcose s'adjoindre un confrère. Si ce principe était également applicable aux accoucheurs, la narcose pour accouchement serait pour ainsi dire impossible dans la pratique civile. En général le médecin de campagne ne pourrait obtenir le concours d'un collègue, et de même le médecin de ville laisserait souvent passer le moment le plus favorable pour l'opération. La femme en travail s'étonnerait et s'inquiéterait, si l'on devait d'abord aller appeler le second médecin.

Les vieux médecins ne chloroformisent pas volontiers. J'ai encore connu maint médecin, qui, pendant plus d'une heure, exerça de vaines tractions sur le forceps appliqué sur la tête située au détroit supérieur, et cela sans être émotionné par les hurlements douloureux de la femme. Nous autres plus jeunes, nous sommes plus humains et plus prodigues de la narcose. Je suis et j'enseigne le principe, que le médecin, également quand il est seul, a plein droit de faire la narcose pour des opérations obstétricales.

C'est chose caractéristique comme les femmes en travail sont vite narcotisées. D'abord les femmes ne sont pas, comme les hommes, habituées aux alcooliques, aussi le stade d' excitation des buveurs manque-t-il. Ensuite l'intelligence joue un grand rôle dans la narcose. Une dame instruite p. ex., pour qui la narcose a le plus grand intérêt, qui concentre particulièrement son attention, et cela avec toute la force de l'intelligence, sur le moment où commence la perte de la connaisance, a souvent besoin de beaucoup de chloroforme, elle lutte pour ainsi dire contre l'étourdissement. Par contre avec quelle rapidité un enfant n'est-il pas étourdi, de même une paysanne qui ne sait absolument pas de quoi il s'agit?

L'état de l'esprit a une grande influence sur l'entrée de la narcose. La femme tourmentée compte, depuis longtemps déjà, sur la fin de l'accouchement. Elle inhale avidement, docilement, sans ancune résistance, le chloroforme qu'elle désire vivement, dont elle espère la délivrance et la perte de connaissance se produit rapidement.

Outre cela, les opérations obstétricales ne demandent en général que peu de temps, des narcoses de plus de 10 minutes sont exceptionnelles. Il en résulte que l'on n'emploie que peu de chloroforme pour les accouchements. En cela également réside l'innocuité. On ne doit pas oublier non plus que les femmes en travail sont pour la plupart des femmes jeunes, fortes et saines, chez lesquelles le danger d'une asphyxie n'est pas grand.

Un autre motif de l'innocuité de la narcose, chez les femmes en travail, réside dans l'excitation du fonctionnement du coeur — excitation provoquée par l'action des douleurs — et dans l'hyperhémie du cerveau.

A cela s'ajoute encore le fait que la mort par asphyxie — que l'opérateur le plus prudent a quelquefois eu à regretter — ne se produisit jamais chez les femmes en travail. Il est possible cependant que ces cas ont été passés sous silence ou désignés inexactement. Mais il est également possible que les deux cas qui me sont connus par la narration qui m'en a été faite, devaient être mis sur le compte de complications qui restèrent inconnues. En tout cas, on doit considérer le danger d'une asphyxie par le chloroforme pour si minime, qu'il est permis à tout médecin de risquer, sans inquiétude, de chloroformiser à lui seul des femmes en travail.

Assurément on ne fera pas de narcose sans motif. Ainsi je n'ai encore jamais chloroformé ou laissé chloroformer pour les douleurs qui accompagnent un accouchement naturel. Je n'ai de même jamais fait l'anesthésie dans le cas d'application de forceps, de version ou de perforation faciles, chez les femmes qui ne désiraient pas la narcose, qui promettaient de se tenir tranquilles. Il existe une grande différence entre une femme intelligente qui se prête à la nécessité, et une jeune dame gâtée qui n'a jamais appris à supporter des douleurs.

La narcose est absolument nécessaire dans les cas d'accouchement difficile, par ex. dans les cas d'application de forceps difficile, dans

les versions difficiles et particulièrement dans les décapitations et
les embryulcies. En faisant la narcose, le débutant a le grand
avantage de pouvoir fixer toute son attention sur le procédé
technique. S'il doit par des paroles tranquilliser la femme en travail, écarter chaque fois de nouveau les jambes, adresser des paroles
de consolation aux parents, alors d'une part l'attention de l'esprit
est détournée, et d'autre part les opérations ne peuvent être faites
ni aussi tranquillement, ni aussi rapidement, ni aussi sûrement. C'est
pourquoi il est nécessaire de faire bénéficier la femme en travail des
avantages de la narcose, et d'en bénéficier soi même, là où l'opération
dure longtemps et où le médecin doit pénétrer dans les parties génitales et occasionner de fortes douleurs. Ces avantages sont tellement
grands, que les inconvénients de la narcose ne doivent être considérés
que comme accessoires. Parmi ces inconvénients figure en premier
lieu la mauvaise influence de la narcose sur la période de délivrance.
Si je ne puis démontrer par des chiffres que les hémorragies
atoniques de l'utérus ne sont pas rares après la narcose chloroformique, j'en ai tout de même gagné la conviction par une pratique obstétricale de près de vingt ans. Particulièrement après des
applications de forceps de longue durée, dans le cas de mauvaise
surveillance de la matrice, le sang coule et s'accumule dans la
cavité utérine et on voit ainsi de grandes hémorragies internes. Il paraît
nécessaire d'après ceci, de ne pas faire la chloroformisation sans
motif; ainsi par ex. dans les cas d'accouchement spontané.

Comme narcotique on emploie naturellement le chloroforme.
Les nouveaux moyens, bromure d'éthyle etc. peuvent avoir leurs
avantages; dans l'obstétrique faite par le médecin praticien ils ne
peuvent trouver leur application. Avant la narcose, on fait une
injection de morphine. Déjà dans la première édition de mon traité
j'ai recommandé cela, et j'ai pu de nouveau me convaincre que cette
méthode combinée est avantageuse. La chloroformisation incomplète
designée sous le nom d'„anchloroformisation" est très à déconseiller.
On n'opère pas avant que la narcose ne soit complète. Si dans le
cas de narcose incomplète on occasionne de très fortes douleurs,
il se développe ordinairement un stade d'excitation qui exige une
quantité de chloroforme beaucoup plus grande que si l'on avait
narcotisé profondément de prime abord.

Lorsque la femme mal chloroformisée crie et se débat, de façon
à forcer le médecin à interrompre l'opération, à narcotiser de nouveau et à attendre un temps assez long, cela fait sur les parents
l'impression d'un manque d'assurance. Ensuite ces narcoses irrégulières sont certainement d'un pronostic défavorable par rapport

aux hémorragies post partum. Ne voyons nous pas les douleurs prendre un caractère atypique dans le cas d'excitation très forte de l'esprit.

Nonobstant l'innocuité de la narcose, la parturiente doit pendant l'opération, être couchée de manière à permettre à l'accoucheur de contrôler parfaitement la respiration. C'est pourquoi je n'ai jamais — dans les cas où j'étais seul — fait la version, la femme narcotisée se trouvant dans le décubitus latéral. La respiration n'est-elle pas bonne, ou la femme en travail gagne-t-elle un léger teint cyanotique, râle-t-elle subitement, on tire la langue au moyen de la pince à langue, on laisse pendre la pince à la langue et on termine vite l'opération.

Différence entre les indications générales et spéciales.

Pour qu'une opération obstétricale soit bien faite, il est nécessaire d'observer trois points: primo l'indication doit être posée exactement, secundo le temps de l'intervention doit être choisi exactement et tertio la technique doit être exacte et bonne.

Nous distinguons des indications obstétricales générales et spéciales. Les indications générales nous font surtout connaître la nécessité d'intervenir. Les indications spéciales dépendent du temps de l'accouchement ou de complications, elles nous apprennent à choisir pour le cas spécial, le mode de l'intervention. Dans chaque cas d'obstétrique, il doit exister une indication générale avant qu'on ne puisse songer à l'indication spéciale.

Le commençant surtout se laissera aller facilement à une pratique fausse, si se trouvant au lit de la femme en travail, il se pose la question: y a-t-il ici indication pour appliquer le forceps ou pour faire une version. Une longue pratique comme professeur et comme accoucheur, m'a fait reconnaître de plus en plus la justesse de cette idée, déjà émise dans les éditions précédentes, qu'on a à différencier les indications générales des indications spéciales.

Le médecin est-il appelé au lit d'accouchement, il doit d'abord se poser la question. Est-il nécessaire d'intervenir? Si, appelé par l'accoucheuse — qui pour une raison quelconque voudrait voir l'accouchement terminé — on trouve p. ex., tout en état normal, on répondra immédiatement à la question posée, qu'une intervention n'est pas indiquée, qu'elle est inutile, non scientifique et non justifiée. Toute suite fâcheuse, quelque minime qu'elle soit, résultant d'une intervention non justifiée, serait par conséquent une faute d'art médical. Et la faute d'art doit être considérée par le médecin, comme un crime qui pèse continuellement sur sa conscience.

Mais si d'un autre côté, le médecin appelé au lit d'accouchement, déduit de l'état de la femme qu'il y a du danger pour la mère ou pour l'enfant — danger qui disparaît avec la terminaison de l'accouchement — il aura une indication générale et se décidera à terminer le travail. La façon dont ceci se fait est la chose principale au point de vue pratique, la chose secondaire au point de vue théorique, car dans le cas où l'on est fermement décidé à terminer l'accouchement, la manière de procéder doit être rendue dépendante de ce que l'on a trouvé à l'examen de la femme.

Les choses ne se présentent pas toujours d'une manière aussi simple en obstétrique, souvent on a plusieurs moyens dont les avantages et les désavantages doivent être examinés avec soin. Alors une autre règle principale et fondamentale trouve son application: on doit **individualiser**. Le commençant qui éprouve de l'incertitude, fait bien de se retirer après l'examen, ou bien il s'accorde au moins le temps de réfléchir avec calme. Le médecin examine d'abord avec soin s'il faut intervenir ou non, puis il voit ce qui offre le plus de danger, attendre ou opérer. Si l'attente offre du danger ou non, si dans le cas spécial l'opération est facile ou difficile, dangereuse ou non dangereuse? Ainsi il s'agit par ex. d'une éclampsie très grave, les attaques se succèdent, il y a menace d'oedème pulmonaire, toute thérapeutique générale a été sans effet. On doit se dire: il est urgent d'intervenir, de terminer l'accouchement, car d'après l'expérience, l'éclampsie cesse souvent après l'évacuation de l'utérus. On se demande à présent si l'accouchement que l'on entreprendra offre des dangers? S'il s'agit par ex. d'une multipare à bassin large, alors on n'hésitera pas un instant: si la tête est mobile, on fera la version, si elle est fixée, on fera une application de forceps. Mais s'il s'agit d'une primipare à col très étroit, les plus grands dangers résulteraient nécessairement d'un accouchement immédiat. On déchirerait les parties molles, on empêcherait les rotations normales de la tête de se produire, parce que pour les tractions à exercer sur le forceps il faut développer trop de force. La parturiente succomberait finalement — qui pourrait distinguer à quoi! — à un mélange d'urémie, d'intoxication par les remèdes narcotiques et d'anémie aiguë. Si l'enfant était mort, on ne pourrait hésiter un instant. On ferait la térébration du crâne, pour terminer facilement, rapidement et sans danger, l'accouchement de la tête amoindrie de volume.

Nous voyons ainsi que pour un seul et même état pathologique, quoique l'on trouve un bassin normal, un enfant normalement conformé et une présentation normale, l'attente, la version, le forceps, la perforation, en résumé tous nos procédés obstétricaux peuvent entrer en considération. Mais il serait nécessairement faux de dire: l'éclampsie exige la version, le forceps ou la perforation. Il est au contraire juste de dire: l'éclampsie fournit l'indication de terminer l'accouchement. Ceci est l'indication générale. L'indication spéciale, c. à. d. les motifs qui nous font préférer tel ou tel procédé sont toujours individuels; ils doivent être déduits spécialement des circonstances qui se présentent dans l'accouchement spécial.

Si l'accoucheur analyse spécialement chaque cas, si par une série de raisons et de conclusions il développe logiquement sa façon de procéder, alors seulement il agira avec certitude.

Lorsque le médecin a une conception nette des dangers de la non intervention et de l'intervention, des suites de l'attente et des suites de l'opération, s'il examine tout avec soin et réflexion, il agira correctement, même lorsqu'il est débutant dans la carrière médicale. Pour cela il n'est pas nécessaire d'avoir du génie, mais seulement une saine intelligence humaine.

Dans cette méthode de l'individualisation et de l'analyse isolée de chaque cas en particulier, les indications paraissent se réduire au chaos. Il semble que comme professeur, on ne puisse avec cette méthode d'enseignement poser de principes positifs pour l'exécution de chaque opération. Ceci n'est qu'apparent. Au contraire, on divise le problème en deux parties bien distinctes et on se facilite le travail.

D'abord on décide s'il est fondé de corriger le travail naturel ou d'aider ce travail. Ensuite arrive de plein droit la question purement technique, de quelle manière doit être faite cette technique.

J'ai remarqué après une quarantaine de cours que j'ai donnés sur l'obstétrique opératoire, et après plusieurs années d'activité à la clinique et à la policlinique, qu'en faisant appel à la saine intelligence humaine, en stimulant à la critique et en contraignant à la réflexion propre, on forme de meilleurs accoucheurs que par l'étude mécanique d'indications et de contre-indications pour chaque opération.

Dans les chapitres suivants, particulièrement dans le développement du traitement de l'accouchement dans le cas de bassin rétréci, je serai encore souvent forcé de revenir sur ce point.

Chapitre deux.

Division des présentations. Nomenclature. Termes d'école. Des douleurs et de leur effet. Rupture de la poche des eaux. Tumeur de la tête. Mécanisme en général. Examen obstétrical. Théorie du mécanisme.

Division des présentations.

A la fin du premier chapitre, j'ai indiqué comme seconde nécessité pour la bonne réussite de l'opération obstétricale: le temps de l'intervention doit être choisi exactement. Pour cela nous devons connaître exactement ce que le nature elle-même accomplit, car nous voulons atteindre notre but en aidant la nature. La première indication pour l'accoucheur, l'indication qu'il doit avoir réalisée avant de diriger son attention sur l'apprentissage d'une technique aussi bonne que possible, c'est la connaissance très exacte de l'accouchement normal.

La marche des événements naturels est-elle exactement connue, il est possible d'interpréter un dérangement qui se produit dans cette marche et de l'écarter d'une manière exacte.

A chaque moment de l'accouchement, le bassin doit en quelque sorte être transparent pour l'accoucheur. Il doit toujours exactement savoir comment l'enfant se présente, et à quel endroit du canal génital le fœtus est situé. En résumé, il doit posséder complètement le mécanisme de l'accouchement.

Malheureusement il ne règne en général pas encore d'accord pour l'enseignement du mécanisme de l'accouchement. Mais si les différents observateurs ne savent se mettre d'accord sur l'explication des phénomènes, ces phénomènes mêmes sont connus. C'est pourquoi précisément, les descriptions des anciens auteurs plaisent souvent mieux, et cela parce qu'ils décrivent simplement et naturellement les faits, sans embrouiller la description par des explications mathématiques et physiques, difficiles à comprendre.

A chaque nouvelle édition, je me suis appliqué à diminuer la partie théorique et à me restreindre de plus en plus au but pratique. Je ne puis cependant pas laisser complètement de côté la description du mécanisme. Le double but de mon livre, de faciliter à mes élèves la répétition de ce qui a été enseigné dans le cours d'opérations et d'être un conseiller dans la pratique du médecin, exige que je dise quelques mots du mécanisme.

Mais, par principe, j'effleurerai à peine l'explication du mécanisme, les raisons des mouvements de la tête. Si l'on veut épuiser le sujet, on doit réfuter des théories et édifier des théories. Ces deux choses ne répondent pas au but du livre et doivent être laissées à la „Théorie obstétricale". Ces préceptes ne sont à expliquer aux élèves que par des démonstrations, c'est pourquoi je me bornerai autant que possible, dans cette édition et dans les suivantes, à décrire la technique opératoire.

Mais je dois d'abord donner brièvement une division des présentations du fœtus, telles qu'on les admet ici et ailleurs. Nous distinguons:

1. Présentations de la tête,
2. Présentations de l'extrémité pelvienne,
3. Présentations transversales.

Si dans les présentations de la tête et de l'extrémité pelvienne le dos se trouve **à gauche**, nous parlons **de première position**, s'il se trouve **à droite**, nous parlons **de seconde position**.

Les positions dorso-antérieures, où le dos est en avant, sont également appelées positions A; les positions dorso-postérieures, où le dos est en arrière, positions B. Si en verité, il suffit qu'un médecin ou un élève pratiquant à la clinique décrive exactement ce qu'il trouve, on a néanmoins indroduit dans l'enseignement et dans le journal médical obstétrical des indications traditionelles, et cela pour la concision et la compréhension rapide.

Nous avons ainsi: 1 présentations de la tête:

Positions IA = Dos en avant, à gauche.

        IB = Dos en arrière, à gauche.

       IIA = Dos en avant, à droite.

       IIB = Dos en arrière, à droite.

A cela s'ajoutent encore les présentations rares de la face, du sinciput (autrefois présentations de la partie antérieure du sommet) et du front. Celles-ci sont d'après les mêmes principes divisées en première et deuxième positions A et B.

Nous distinguons également les présentations de l'extrémité pelvienne d'après les principes expliqués plus haut. (voyez le chap. spécial). Dans les présentations transversales les positions dorso-antérieures sont également des positions A, et les positions dorso-postérieures des positions B, mais la dénomination chiffrée est déduite de la position de la tête. Tête à gauche = première, tête à droite = deuxième position transversale.

Termes d'école.

Quelques termes d'école doivent être mentionnés ici, à cause de leur emploi fréquent pour la désignation de la position de la partie fœtale dans le canal génital.

L'angle d'inclinaison d'un bassin est l'angle que forme, la femme étant dans la position debout, le conjugué — le diamètre droit du bassin — avec une ligne horizontale passant par le promontoire. La position du bassin qui est indiquée par cet angle, s'appelle **inclinaison du bassin.**

Comme le mécanisme de l'accouchement doit être enseigné chez la femme couchée, et comme dans cette position les rapports sont tout autres, l'inclinaison du bassin aura peu de valeur pour l'appréciation du mécanisme spécial des présentations de la tête.

Un fait plus important à connaître, c'est que le promontoire fait saillie à l'entrée du bassin. Si donc un corps est poussé dans le détroit supérieur du bassin, ce promontoire saillant oppose (en bas et en arrière) une résistance à la descente régulière.

On a construit **l'axe du bassin**, en rejoignant le centre de tous les diamètres droits possibles, et en abaissant des perpendiculaires au centre du diamètre conjugué et du diamètre droit du détroit inférieur. De cette façon on obtient une ligne courbe. Mais un axe est une ligne droite. Quoiqu'il en soit, en obstétrique les lignes courbes et droites sont désignées comme axes. Ainsi on parle p. ex d'un parallélisme entre l'axe longitudinal du fœtus et l'axe de l'utérus. Le premier axe est une ligne très courbe, le second peut, au début de l'accouchement, être considéré comme une ligne droite.

On a encore designé l'axe du bassin sous le nom de ligne conductrice, ligne de direction, ligne centrale, ou ligne des résistances. **L'extrémité conductrice** (Leitspitze) de la tête, son point le plus bas, se trouve aux différentes périodes de l'accouchement à des endroits différents et jamais, excepté dans le cas de bassin uniformément rétréci, une partie de la tête ne se trouve d'une manière à peu près constante sur cette ligne conventionelle.

Le meilleur nom est bien celui de ligne conductrice. D'une manière toute générale, cette détermination de lieu sert à désigner le milieu du bassin. Dit-on par ex., la petite fontanelle se trouve sur la ligne directrice, cela signifie que la petite fontanelle se trouve, dans le plan horizontal du bassin, à peu près également distante de tous les points de la circonférence du bassin.

Les **plans du bassin**, que l'on peut définir anatomiquement d'une façon très exacte, servent de même, dans l'obstétrique pratique, à désigner approximativement la situation de la tête par rapport au bassin.

Mais comme la tête est très convexe et que par suite il n'existe pas de „plans" à sa surface, il sera très difficile de conclure à une concordance du plan de la tête avec le plan du bassin. Pour désigner, d'une façon courte et aisée à comprendre, la hauteur à laquelle se trouve la tête, on ne pourra dire que ceci: la tête se trouve „avec sa plus grande circonférence", „avec un petit segment" ou „avec la région, l'extrémité conductrice" dans tel ou tel plan. Prouver une concordance mathématique exacte est chose impossible sur le vivant; on peut tout au plus démontrer cela sur des figures théoriques.

Nous distinguons quatre plans. Ceux du **détroit supérieur du bassin**, limités par la ligne innominée et par le promontoire situé un peu au-dessus de cette ligne, ainsi à vrai dire deux plans inclinés latéralement, se réunissant à angle obtus dans le diamètre conjugué; ensuite le **plan de la partie la plus large du bassin.** Comme la surface antéro-interne du bassin forme à la partie médiane, de haut en bas, à peu près une ligne droite, et comme la paroi postérieure — le sacrum — est concave, il en résulte qu'une ligne tirée de la surface antérieure à l'endroit le plus profond de la concavité (point de réunion de la seconde avec la troistième vertébre sacrée), sera plus longue que celle tirée des extrémités de la concavité postérieure à la partie antérieure. Ce plan est **le plan de la partie la plus large du bassin.** La ligne tirée de l'extrémité inférieure du sacrum à la partie antérieure marque le **plan de la partie la moins large du bassin.** Si l'on tire une ligne — ligne qui par suite de la mobilité du coccyx n'a pas une longueur constante — de la pointe du coccyx au bord inférieur de la symphise, le plan de cette ligne est désigné sous le nom de **plan du détroit inférieur du bassin.**

Les douleurs et leur effet.

Les contractions de l'utérus conduisent, comme pour tout muscle creux, à l'expulsion du contenu. La pression générale supportée par le contenu est le résultat du rapetissement passager et permanent de l'utérus. Le contenu de l'utérus n'est pas exprimé d'une autre manière que l'urine; celle-ci est exprimée de la vessie par la contraction propre de la vessie aidée par la pression abdominale. Seulement l'urine s'écoulera simplement, tandis que le fœtus, en raison de sa grandeur et de sa forme, se heurtera contre des résistances qu'il doit vaincre d'une façon typique, et cela à cause de sa forme typique et de la forme typique du canal génital.

D'après *Schatz* et *Schröder,* nous divisons les parties molles du canal génital, en une partie active supérieure: corps de l'utérus, et en une partie passive: segment inférieur de l'utérus, cervix, vagin et vulve.

La partie supérieure active a pour tâche d'élargir, par le contenu utérin poussé vers le bas, la partie inférieure passive, de la „canaliser". La presse abdominale coopère à ce travail. Elle maintient l'utérus plein sur le détroit supérieur, elle aide à le faire entrer par pression dans ce détroit et à presser le contenu utérin à travers le canal génital.

Il est possible que dans le cas de résistances faibles, la matrice seule expulse son contenu en se rapetissant. Ainsi dans le cas d'avortement, le contenu, l'œuf, est expulsé tout simplement par le rapetissement de l'utérus, sans l'aide de la presse abdominale, et dans le cas d'orifice utérin souple, sans que la femme le ressente. D'un autre côté, la presse abdominale en se contractant par reflexe ou par la volonté, peut également, dans le cas où l'utérus fonctionne mal ou pas du tout, presser le fœtus à travers la partie passive du canal génital et cela sans l'aide de la matrice. On peut p. ex., imiter cela artificiellement, en faisant l'expression du fœtus par la méthode de Kristeller.

Lorsqu'il existe un rapport normal entre l'action de la pression interne générale de l'utérus et de la presse abdominale, ces deux forces se complètent l'une l'autre, de façon que l'ouverture et la dilation du cervix et de l'orifice utérin soient provoquées par la matrice seule, et qu'ensuite l'enfant descende et glisse à travers la vulve par l'action de la presse abdominale. Aussitôt qu'une partie assez grande pour pouvoir être empoignée aura passé la vulve, l'accoucheur ou l'accoucheuse pourront hâter sensiblement l'accouchement en exerçant des tractions sur cette partie. Si pour une raison quelconque il est nécessaire d'accélérer l'accouchement avant que les mains ne puissent saisir, alors les instruments sont indiqués. Et lorsque la présentation ou la forme de l'enfant est telle que les forces naturelles ne peuvent opérer l'expulsion, le fœtus doit, par des manœuvres internes ou externes ou par des procédés instrumentaux, être disposé ou être façonné de manière à pouvoir passer le canal génital.

A l'accouchement le premier effet des douleurs se manifeste par l'ouverture du col. Si l'on considère le contenu de l'utérus comme point d'attache et point de terminaison des fibres musculaires de la matrice, l'effet des douleurs sera une compression de tout le contenu. Comme la musculature de l'utérus est la plus faible au segment inférieur, qu'à ce niveau il existe même une ouverture, la partie du contenu qui sera d'abord mobile, devra faire bomber le segment inférieur de la matrice. La contraction propre du segment inférieur de l'utérus résiste naturellement à la production de ce bombement. Mais sa force est vaincue par la force beaucoup plus considérable de l'ensemble de l'utérus, d'autant plus que l'autre partie de la matrice est entourée par la presse abdominale qui lui forme une enveloppe concentrique, tandis que cette partie inférieure avance relativement sans appui dans le bassin, et est beaucoup plus mince de parois que la partie supérieure.

L'orifice utérin est le seul point où un nombre de faisceaux musculaires se terminent librement. Par la contraction générale ces faisceaux se rapprocheront de leur point d'attache, c. a. d. seront rétractés, puisque leur point d'attache est la musculature restante; ils seront en outre rétractés par le raccourcissement de cette autre musculature. Seul le sphincter de l'orifice résiste à cette rétraction. Mais s'il a déjà auparavant été déchiré et mutilé, les cicatrices se ramollissent et il se produit à peine une tension du muscle orbiculaire. Par contre chez une primipare cet orifice peut, augmenté de volume et induré par des processus inflammatoires chroniques, opposer à la dilatation des difficultés tellement considérables, qu'on est obligé de l'inciser ou sinon les faisceaux musculaires utérins se séparent complètement de lui. Alors la partie détachée est expulsée devant la tête.

Dans l'orifice utérin, se dilatant graduellement, pénètre l'eau de l'amnios entourée de la poche, et cela parce qu'étant la partie la plus mobile du contenu elle échappe en premier lieu à la pression existant dans l'utérus. A présent la poche aide de son côté au travail et dilate le muscle orbiculaire en s'y insinuant, par pression, comme un coin. Si par contre le liquide amniotique s'écoule avant le temps par suite de rupture anticipée de la poche, s'il ne se forme pas de poche, l'effet produit par celle-ci manquera, et l'ouverture du segment inférieur se fera plus lentement, elle se fera même à peine si la partie qui se présente ne se charge pas des fonctions dc la poche. La dilatation du segment inférieur de l'utérus, très riche en fibres nerveuses, conduit, par voie réflexe, à des efforts de plus en plus considérables de la musculature utérine. Il en résulte que plus l'orifice utérin est étiré ou comprimé directement, plus l'activité des douleurs augmente.

Un grand nombre de phénomènes se présentant aussi bien dans l'accouchement normal que dans l'accouchement pathologique, démontrent de la façon la plus nette la relation intime des douleurs avec l'excitation du segment inférieur de l'utérus. Ces rapports seront discutés dans des chapitres spéciaux, je ne veux ici que les citer brièvement: la faiblesse des douleurs ou le manque de celles-ci dans le cas de placenta praevia; après l'écoulement des eaux dans les présentations transversales; dans le cas de mauvaise position de la tête; de carcinome utérin; de procidence d'extrémités. Par contre les fortes douleurs dans le cas de bassin rétréci; de tête volumineuse; de lésion unilatérale de la portion vaginale du col etc.

Alors que la partie de la poche située au-dessus de l'orifice utérin interne est protégée contre la rupture, par le fait qu'elle repose sur la face interne de la matrice, la partie qui se bombe vers le bas avance librement dans le vagin. L'utérus se rapetisse successivement et l'eau refoulée par ce rapetissement dilate de plus en plus la poche. La tête qui descend a, de son côté, également pour effet de comprimer, pendant les douleurs, les eaux se trouvant devant elle, de manière que la rupture des membranes est provoquée par l'augmentation de la pression. Si ces membranes sont minces la rupture se produit rapidement, si elles sont plus épaisses la poche peut être refoulée jusqu'à faire saillie devant les parties génitales externes. Le chorion peut d'abord se rompre tout seul, alors l'amnios très dilatable peut en se bombant descendre très bas, même dans le cas d'orifice utérin encore étroit. L'eau de l'amnios peut également s'écouler plus graduellement par un trou se produisant à un endroit mince des membranes de l'œuf Ordinairement dans les présentations du sommet, la rupture de la poche se produit seulement au moment où la partie de l'enfant qui se présente remplit déjà le segment inférieur de la matrice, de manière à former une cloison qui ne permet plus le découlement du liquide qui se trouve en arrière de la tête. Dans des cas rares on peut même observer un reflux dans la cavité utérine, des eaux se trouvant devant la tête. Maintes fois on réussit à refouler manuellement l'eau de la poche, à côté de la tête, vers la partie supérieure, et souvent la poche, précédemment tendue, devient complètement flasque et vide d'eau après la douleur, sans que la partie qui se présente ne recule.

Quoique la fermeture en forme de soupape fournie par le tête, soit assez ferme pour résister au poids de l'eau de l'amnios et à la pression intra-utérine, persistant également pendant l'intervalle des douleurs, il y a quelquefois de l'eau qui passe par pression à côté de la tête pendant des contractions utérines énergiques. Si les eaux se sont écoulées, l'autre contenu utérin s'échappera, sous l'influence de la pression générale, vers le locus minoris resistentiae, vers l'orifice utérin.

Très rarement avant l'écoulement des eaux, presque sans exception après cet écoulement, il se produit une tumeur sur la partie de l'enfant située dans l'orifice utérin. Comme tout le contenu utérin se trouve sous une pression constante, même pendant l'intervalle des douleurs, il en résulte que la partie de l'enfant qui repose librement dans l'orifice utérin doit se gonfler. L'orifice utérin est-il dur et très lentement dilatable, il contribuera de son côté à rendre cette tumescence circonscrite; dans le cas opposé elle peut devenir diffuse. La grandeur de cette tumescence est en rapport avec la durée de l'accouchement et l'énergie des douleurs; aussi permet-elle souvent de tirer des conclusions à postiori très importantes.

Chez le fœtus mort, en putréfaction, chez lequel les os du crâne sont flasques et considérablement déplacés, on trouve aussi très souvent une tumeur diffuse et molle de la voûte du crâne. Cette tumeur est tout simplement le résultat d'un phénomène cadavérique qui s'est produit pendant la grossesse, une espèce d'hypostase. Très souvent l'augmentation de volume provoquée par cette accumulation de liquide devient si considérable, qu'à première vue un hydrocéphale mort semble se présenter.

Pendant le travail cette tumeur se sent beaucoup plus dure qu'après l'accouchement. Plus tard un gonflement considérable peut complètement s'affaisser, de telle manière que l'on voit le caput succedaneum du côté droit passer au côté opposé, lorsque l'enfant a été couché pendant une nuit sur le côté gauche.

La formation de la tumeur séro-sanguine est facilitée, et son volume est augmenté, par le plissement du cuir chevelu et par le chevauchement des os de la tête fœtale.

Lahs a cité avec raison le plissement du cuir chevelu comme l'argument capital contre l'admission d'une pression selon l'axe fœtal „Fruchtaxendruck". Si l'on considère, sur une coupe, la situation de l'enfant dans l'utérus, ainsi que les lois physiques de la pression interne, il est impossible d'admettre que cette pression selon l'axe fœtal existe réellement. Un autre fait qui plaide également contre l'admission de cette pression, c'est que souvent on réussit facilement à refouler la tête vers le haut pendant l'intervalle des douleurs, alors qu'elle est fixée comme un roc pendant les douleurs. Sans entrer dans les détails de ces questions, je me permettrai cependant d'insister sur ce point, c'est que l'explication des événements de l'accouchement ne peut et ne doit être donnée que par l'acception de *Lahs* sur l'effet de la pression générale interne, augmentée et aidée par la presse abdominale.

Le mécanisme en général, l'examen obstétrical.

On appelle mécanisme de l'accouchement, la façon dont l'enfant quitte le canal génital. On étudie ce mécanisme par l'observation directe, en considérant les voies génitales, la tête fœtale, et par les modifications survenues à la tête par l'accouchement.

Il est possible à tout étudiant de se livrer à l'observation directe aux exercices de toucher, à la clinique et à la policlinique. Ces éléments de toute obstétrique ne s'apprennent que par la pratique. C'est pourquoi il faut particulièrement recommander aux étudiants de profiter de l'occasion offerte à l'enseignement clinique. Plus tard, dans la pratique, le jeune médecin se fait du tort s'il lui faut trop de temps pour examiner et s'il fait cet examen gauchement. La femme en travail remarque bien vite si un accoucheur est exercé dans le toucher ou non. Elle devient méfiante et le médecin lui-même est mal assuré. Après l'examen les proches veulent connaître le résultat et le pronostic. L'accoucheuse fait attention à chaque mouvement et à chaque parole du jeune médecin. Malheur à lui s'il se découvre et s'il perd l'autorité.

Ce n'est qu'en fréquentant assidûment les cours et en profitant consciencieusement de toute occasion pour faire le toucher, qu'on acquiert de la certitude.

Dès le commencement l'étudiant doit procéder à l'examen suivant un plan déterminé. Il faut procéder ici comme pour l'anamnèse qui est relevée méthodiquement. Ce n'est qu'en faisant l'examen suivant un schéma déterminé, qu'on se gardera d'oublier les choses les plus importantes.

Après la vérification de l'état général des forces, après l'auscultation rapide du cœur de la femme en travail, on passe à l'examen interne, le plus important ici. On considère le périneé et les parois vaginales, et on va d'abord, exactement dans le plan sagittal, de la symphise du pubis dans le cul de sac vaginal postérieur, aussi haut que possible. Sur ce trajet le doigt

doit rencontrer la partie qui se présente ainsi que l'orifice utérin, même lorsque celui-ci se trouverait un peu sur le côté. Si l'orifice externe du col est dilaté et si la tête se présente, on doit, en se tenant exactement dans le plan médian, trouver ici une suture. Quand celle-ci est fixée avec l'extrémité du doigt, on l'examine par des frottements dans tous les sens. Une irrégularité dentelée milite pour la suture lambdoïde, une irrégularité lisse, particulièrement dans le cas où les bords osseux ne sont pas au même niveau, pour la suture sagittale. Ces sutures entrent principalement en considération. Ensuite on glisse, le doigt ne quittant pas la suture trouvée, de côté et d'autre pour atteindre les fontanelles. On trouve toujours au moins une de celles-ci. En faisant le tour de la fontanelle avec le doigt, en comparant les deux fontanelles si on peut les atteindre toutes deux, et en vérifiant le nombre des sutures qui se joignent on peut faire le diagnostic.

Si la tumeur de la tête cache les sutures, on refoule l'oedème en pressant pendant 2—3 minutes avec le doigt à la même place, ou bien on contourne la plus grande périphérie du crâne où l'oedème manque le plus souvent. On compare alors par la pensée ce qu'on a trouvé à l'examen externe et à l'examen interne, et après quelque réflexion on arrivera le plus souvent au diagnostic exact.

On ne peut nier, que souvent une énorme tumeur de la tête ou également l'indocilité de la femme en travail ne permettent pas de poser un diagnostic. Ces cas sont le plus souvent des cas d'opération. Si l'on chloroformise dans ces circonstances, une exploration détaillée, faite avec la demi main, éclaircira sûrement encore la position de la tête avant l'introduction de l'instrument ou de la main. Dans des cas semblables on doit examiner le plus possiblé à la périphérie, tout contre le bassin, là on sent souvent une oreille, ou la bosse pariétale, ou la protubérance occipitale.

Je me permettrai encore de recommander au commençant, comme particulièrement important, **l'exploration dans le décubitus latéral.** Il y a dans le bassin deux parties auxquelles on ne peut atteindre que dans cette position. Ces régions sont les parties du détroit supérieur situées au-dessus du trou obturateur. Si l'on détermine un point de la ligne innominée à peu près à 3 cm. en dehors de la symphise, alors environ les 6$^1/_2$ centimètres suivants de cette ligne, ainsi que les régions avoisinantes, ne peuvent être touchées facilement que dans le décubitus latéral. En faisant complètement abstraction de la nécessité de compléter l'examen, on trouve souvent à ces endroits des parties de la tête qui permet-

tent de reconnaître facilement une position ; par ex. les bosses pariétales, une partie facilement reconnaisable, qui pour le diagnostic
est à peu près aussi importante et aussi facilement utilisable
qu'une fontanelle. Bien plus, on atteint facilement en avant la
petite fontanelle à une époque de l'accouchement où d'ordinaire
on n'obtient pas d'éclaircissement par l'examen.

Il ne faut pas ometre non plus l'examen combiné. Souvent on
constate d'abord la présentation de la tête, lorsque à l'extérieur la
main presse la tête vers le bas. Cette manœuvre est beaucoup
moins douloureuse pour la femme enceinte ou la femme en travail,
que l'introduction de deux doigts dans le vagin à une très grande
hauteur. Lorsque la tête est déviée, le diagnostic ne peut
être posé rapidement que par l'examen combiné. Souvent encore on constate la plénitude de la vessie par la manière peu
distincte dont, au palper combiné, on reconnaît la partie qui se
présente.

Dans le décubitus dorsal on n'arrive à ces régions qu'avec la
face dorsale des doigts, ce qui fait qu'on ne sent rien de précis,
alors que dans le décubitus latéral la face palmaire permet de diagnostiquer exactement tous les détails. On est même étonné de
la facilité de cette manière d'examiner. Si p. ex. dans le cas de
périnée rigide, on ne parvient que difficilement et en provoquant
des douleurs, à sentir une petite partie de la tête dans le plan
sagittal de la mère, alors on peut dans le décubitus latéral, toucher
soudainement et sans difficulté toute la tête, excepté la partie se
trouvant vers le promontoire. Le commençant est même exposé
à se tromper; il pourrait croire que la tête est brusquement entrée
dans l'excavation pelvienne. Car tandis qu'auparavant on devait
pénétrer, à peu près au centre des plans du bassin, avec tout le doigt
(environ 10 cm.), pour arriver à la tête située au détroit supérieur,
on atteint dans le décubitus latéral les parties latérales de la tête
rien que par l'introduction de deux phalanges (5—6cm.).

Le débutant aura d'abord de la difficulté à se servir et à
profiter immédiatement par la pensée du résultat de l'exploration,
et cela parce que tous les phénomènes de l'accouchement se présentent devant les yeux dans la position horizontale. Mais après
quelque pratique, c'est précisement la comparaison de l'état trouvé
dans les trois positions : exploration dans le décubitus dorsal et
dans les deux décubitus latéraux, qui éclaircira le diagnostic. Très
souvent on pourra s'épargner un examen avec la demi main, et
cela parce que l'on arrive à des régions de la tête qui ne sont pas
toujours recouvertes par une bosse séro-sanguine.

La valeur principale de cette méthode d'examen consiste en tout cas dans le fait que l'élève s'exerce et acquiert de la pratique. Le praticien exercé qui a de la sureté dans l'examen, aura à peine besoin de l'exploration dans le décubitus latéral.

Comme loi fondamentale d'après laquelle se fait le mécanisme de l'accouchement de la tête, comme loi de tout mouvement du fœtus dans l'utérus, on doit admettre que la tête ou le fœtus arrive toujours dans l'espace dont les diamètres concordent avec les siens. En descendant le long des plans inclinés, l'enfant se tourne jusqu'à ce que cette concordance soit réalisée. Ce n'est que dans ce cas, lorsque la partie qui se présente s'est emboîtée, que la tête peut commencer à descendre. L'opérateur doit également toujours opérer, de façon à ce que cette concordance soit atteinte ou qu'au moins elle ne soit pas empêchée.

En supposant les formes du bassin et de la tête connues, les explications théoriques suivantes serviront à poser les principes du mécanisme de l'accouchement de la tête.

Qu'on se représente un cône creux elliptique A, et un piston de la même forme qui est dirigé vers l'entrée du cône creux, de

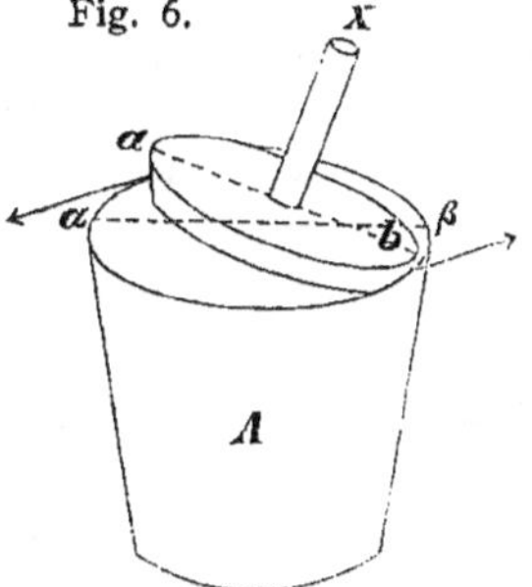

Fig. 6.

manière que les grands axes des ellipses $\alpha\beta$ et ab se coupent à un angle quelconque. —

Les points ab du piston qui heurtent les parois du cône éprouveront une résistance sur des plans inclinés, si ab et $\alpha\beta$ ne coïncident pas. Par conséquent les points a et b s'échapperont dans la direction de l'angle obtus, jusqu'à ce que cette coïncidence des lignes soit atteinte. Si l'on construit sur la tangente tirée au point de rencontre a, le parallélogramme des forces, la résultante indiquera le trajet que le point a du piston doit faire dans la direction de la flèche. Le point b se comportera de la même façon. La force agissant d'en haut x a pour résultat d'amener finalement le piston dans une position telle, qu' en descendant il s'adapte au cône creux. Si l'effort de pression continue, son effet ne sera désormais qu'une pénétration plus profonde du piston dans le cône creux.

Si le piston $x\,a\,b$ et le cône creux ne sont pas durs mais compressibles, il résultera de cette adaptation et de cet emboîtement du piston, que celui-ci se modèlera sur le cône et que la face interne de celui-la se modèlera sur le piston.

Jusqu'a présent nous admettions que la force x agissait sur le milieu du piston ou uniformément sur tout le piston. Mais si la force est appliquée plus à une extrémité du piston, le bout a descendra naturellement plus vite que l'autre partie et le piston devra se mettre obliquement.

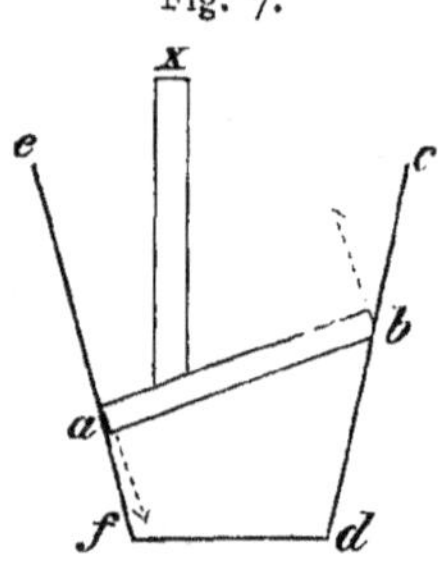

Si la lumière du cône creux était irrégulière, si en b, par ex, se trouvait un point proéminent rétrécissant la lumière, alors sur le côté correspondant le piston serait arrêté au-dessus de ce point.

Mais s'il n'y avait pas ici de point proéminent, s'il existait au contraire une gouttière se prolongeant en hélice, obliquement vers le bas, alors l'extrémité déviée par la gouttière forcerait l'autre extrémité, dans le cas où celle ci pourrait se mouvoir librement, à prendre une direction en sens opposé. Si donc la forme du cône creux fait avancer le point b vers la gauche, le point a arrivera vers la droite et réciproquement.

S'il manque une grande partie d'une paroi du cône creux, et si le piston compressible et trop grand a été resserré, alors quand il arrivera dans le plan de l'ouverture latérale, il surgira en quelque sorte hors de cette ouverture; de la même manière que de l'argile molle, comprimée dans un tube, surgirait hors d'une ouverture latérale.

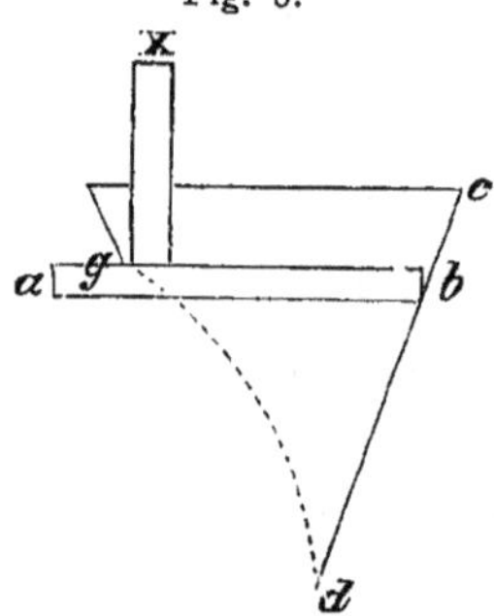

La courte partie du piston $a\,g$ peut seule sortir, parce que la partie restante est fixée par suite de la tige x. Mais si la force continue à agir uniformément d'en haut et si entre la tige x et le piston $a\,b$ se trouve une articulation, alors la partie $g\,b$ sera également poussée vers le bas. Il est déjà imposé à $a\,b$ une direction déterminée par le plan incliné $c\,d$. Plus le point b descend plus le point a doit remonter. Lorsque le point b a dépassé l'extrémité d du plan incliné, lorsqu'il tombe complètement dans l'ouverture $g\,d$, cette ouverture est franchie. Ces considérations théoriques appliquées à l'accouchement éclairciront les mouvements partiels du crâne.

Si le piston est compressible, sa forme s'adaptera au cylindre en raison de sa faculté de transformation. Et le piston gardera cette forme modifiée, s'il n'est pas élastique ou si du moins il n'est pas assez élastique pour qu' un retour à la forme primitive ne se produise immédiatement après que la pression a cessé. Il en résulte que la tête fera reconnaître l'influence que le canal génital exerce sur sa conformation. On trouvera des traces du point où il existait de la résistance à la surface du piston et de la tête. La forme de ces traces dépendra de la forme des résistances et de la direction de mouvement du piston.

Il peut se former une ligne, si la tête a passé devant un point proéminent diminuant l'espace, ou une trace circonscrite, là où la pression n'a agi que sur un point déterminé du crâne.

On pourra ainsi ultérieurement, si l'on connaît la forme du bassin, démontrer exactement l'endroit où la tête se heurta, d'où elle emporta des traces, quelle fut la raison de son changement de forme.

Ces marques sont très importantes pour s'éclairer sur le mécanisme dans chaque cas en particulier. Qu'il me soit pour cette raison permis de recommander à tout accoucheur, de rechercher ces marques de pression dans les cas d'accouchement difficile, et d'étudier au moyen d'elles le mécanisme de l'accouchement.

Chapitre trois.

Mécanisme des présentations occipitales.

Généralités. Rotations. Abaissement du pariétal antérieur, de l'occiput. L'occiput vient en avant. Passage de l'arcade du pubis. Rotation de la tête dégagée. Dégagement du tronc.
Présentations occipitales positions I a, II.

Généralités.

Quand l'urine quitte la vessie, exprimée par la contraction de la musculature de la vessie et l'effort spontané de la presse abdominale, le jet d'urine se forme. La manière dont l'urine arrive à l'extérieur, la forme et la force du jet, est d'un côté le résultat de la pression, et d'un autre côté le résultat du trajet à parcourir, du canal. Si la résistance du sphincter vésical externe manque, l'urine tombera goutte à goutte, sans mécanisme, sans prendre une forme déterminée. Et la résistance est-elle trop forte, la vessie et la presse abdominale sont incapables, malgré les efforts produits, de presser l'urine au dehors.

Il ne se passe pas autre chose à l'expulsion du fœtus. Ici également, par la contraction de son réservoir spécial et par la contraction de la presse abdominale, une masse située dans le ventre, le fœtus, est poussée à travers un canal et pressée hors de l'orifice. Cette masse change sa forme, ainsi que les rapports qu'ont entre elles chacune de ses parties. La masse et la forme du contenu sont typiques, de même que le canal à franchir. Et de même que l'urine s'écoule toujours d'après le type de l'écoulement d'un liquide hors d'un conduit étroit, c. a. d. en forme de jet, de même l'enfant avec sa tête de forme typique quittera le bassin de forme typique d'après un type déterminé. Ici également la force de contraction d'un muscle creux, aidée par la presse abdominale agit sur la masse à transporter au dehors.

La façon typique dont la tête franchit le bassin est appelée mécanisme de l'accouchement. Le mouvement principal fait par la tête est celui de haut en bas, du détroit supérieur jusque devant la vulve. Pendant ce mouvement principal certaines parties de la tête s'abaissent, pendant que d'autres sont retenues, restent en haut. Il en résulte que la descente de la tête est irrégulière par rapport à chacune de ses parties ou régions. On a appelé ces mouvements isolés ou secondaires des rotations, et on les a étudiés avec un soin particulier. Par contre le mouvement principal, parce qu'il se comprend de soi-même, a été tellement négligé, que l'intérêt capital s'est concentré depuis des siècles sur ces rotations.

Qu'il me soit permis de noter dès le début, que la tête ne se meut pas aussi exactement que la vis s'avance dans l'écrou ou la balle dans le canon d'un fusil. Car les formes de la tête et du bassin ne sont pas aussi constantes, et ces parties n'ont pas par tout une consistance aussi régulière que le canon et la balle Bien plus, il existe une grande différence dans les détails, auss bien pour ce qui regarde la durée, que pour ce qui regarde la régularité des rotations et des mouvements. Les mouvements décrits sous le nom de **première, deuxième ou troisième** rotation ne sont pas toujours constants dans leur succession et ne peuvent pas toujours être distingués. On ne peut du moins pas démontrer: à présent la première rotation est passée, la seconde commence etc. Mais les rotations se compliquent réciproquement, de manière à ce que p. ex la seconde et la troisième se montrent en même temps alors qu'une autre fois une rotation fait défaut ou peut être à peine observée. Néanmoins, dans l'enseignement on pourra difficilement faire autrement que de diviser le mécanisme en rotations séparées. Comme cette division en rotations séparées a principalement pour but de faciliter l'étude, il faut également en faire la description d'une manière aussi simple que possible. On sera le plus clair lorsqu'on désignera les rotations de façon à faire reconnaître le caractère de la rotation par la classification et la nomenclature. C'est pourquoi je ne parlerai pas de rotations autour d'axes, de flexion et de déflexion, parce que par là on indroduit des notions abstraites, qui exigent de nouveau une longue réflexion et une application au cas concret.

Première rotation: le pariétal antérieur s'abaisse.

La tête doit, en conséquence de l'antéversion physiologique de l'utérus pendant la grossesse et de l'inclinaison du bassin, se trouver dans l'isthme du bassin un peu plus bas avec sa moitié antérieure qu'avec sa moitié postérieure. Comme en outre la vulve est plus rapprochée de la moitié antérieure du bassin, et que par suite le doigt avec lequel on examine pénètre dans la cavité du bassin en avant, il en résulte qu'on atteindra plus facilement ce qui se trouve en avant que ce qui se trouve en arrière. Le trajet jusqu'au bord supérieur de la symphise est court, celui jusqu'à l'extrémité postérieure du diamètre droit du détroit supérieur — le promontoire — est long. Il s'ensuit qu'il sera facile d'examiner, par le toucher, la moitié antérieure du bassin, mais difficile d'arriver à la partie de la tête qui se trouve au promontoire. On pourra ainsi toucher et examiner plus facilement le pariétal antérieur puisqu'il est situé profondément et qu'il est facilement accessible. Si l'on examine une série de cas, éventuellement avec la demi-main, on pourra facilement se convaincre que la suture sagittale ne divise pas le diamètre conjugué en deux parties égales, mais que le trajet de la symphise à la suture sagittale est plus long que celui de la suture sagittale au promontoire.

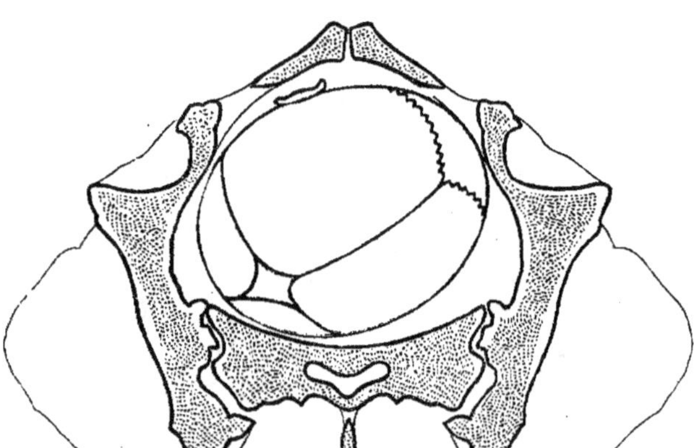

Fig. 9.

La raison de cette position inclinée de la tête, de cette obliquité de Nägele, de cette position plus basse du pariétal antérieur, est à rechercher dans la proéminence du promontoire et dans le manque d'une résistance semblable à la paroi antérieure du bassin.

Si nous considérons la marge du bassin, nous voyons, également dans le bassin normal, que le promontoire proémine de manière à diminuer l'ouverture, alors que la concavité régulière de la face antérieure du bassin ne peut être que favorable à la descente de la tête.

Si donc la tête n'est pas assez petite pour tomber en quelque sorte dans la cavité du bassin, ou si elle n'a pas déjà, comme chez la primipare, franchi le détroit supérieur pendant la grossesse, alors elle doit, dans la progression de l'accouchement, être retenue du niveau du promontoire. La moitié du crâne située en avant peut, par suite de la concavité de la moitié antérieure du bassin, descendre d'une manière continue.

Il en résulte que la tête est placée obliquement; la moitié antérieure s'abaisse de plus en plus, la moitié postérieure est retenue, le pariétal antérieur vient se mettre plus bas que le postérieur.

Le procédé qui consiste à tirer des conclusions à posteriori de l'état pathologique pour les appliquer à l'état normal, a encore été peu employé en obstétrique. Il est indubitable que la position caractéristique pour un bassin rachitique, avec pariétal antérieur fortement abaissé et pariétal postérieur en quelque sorte fixé, dépend de la proéminence du promontoire. Naturellement le degré le plus faible de cette position anormale — l'obliquité de Nägele — sera également en rapport avec la proéminence normale, peu prononcée, du promontoire.

Les douleurs poussent la tête contre le promontoire; le pariétal postérieur se fixe en quelque sorte ici, il est retenu, le pariétal antérieur s'engage dans l'isthme du bassin.

Cet abaissement du pariétal antérieur a une grande signification quant à la progression de la tête, attendu que par là la bosse pariétale arrive en bas Un diamètre dont les extrémités se trouvent en avant en-dessous (c. a. d. vers l'oreille), et en arrière au-dessus (c. a. d. vers le vertex) de la tubérosité pariétale se met dans le diamètre conjugué.

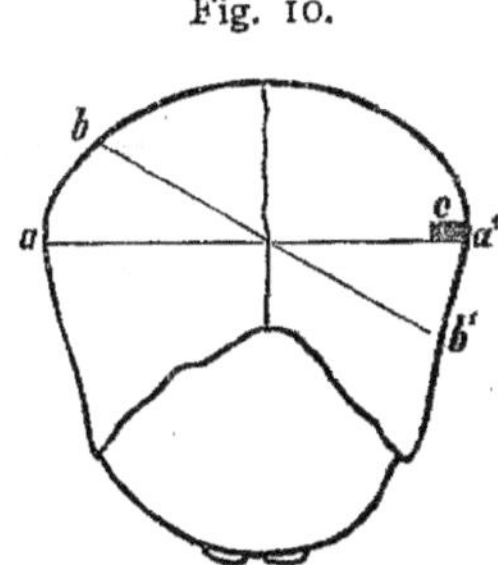

Fig. 10.

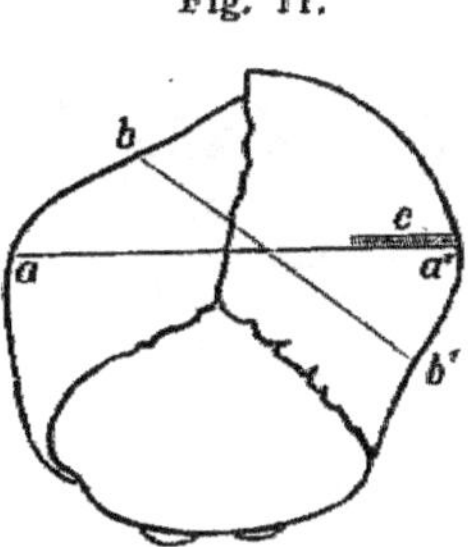

Fig. 11.

Si nous considérons la fig. 10, nous voyons que la ligne *a a'*, qui s'étend d'une tubérosité pariétale à l'autre, est plus longue que la ligne *b b'* d'une partie *c*. Il en résulte que par l'abaissement du pariétal antérieur, un diamètre plus court vient correspondre au diamètre conjugué, c. a. d. à une ligne dont les extremités offrent de la résistance.

L'avantage de cet abaissement est particulièrement caractéristique si nous regardons la fig. 11. Les contours en ont été pris

d'après un crâne provenant d'un enfant mort-né, expulsé naturellement. Ici la différence est fortement marquée, parce que l'abaissement du pariétal antérieur a persisté pendant longtemps, par suite
de la proéminence anormale du promontoire. Le diamètre oblique
$b\ b'$, suivant lequel la tête a finalement franchi le diamètre conjugué,
est plus court de la grande quantité c que le diamètre droit
bipariétal.

Fig. 12.

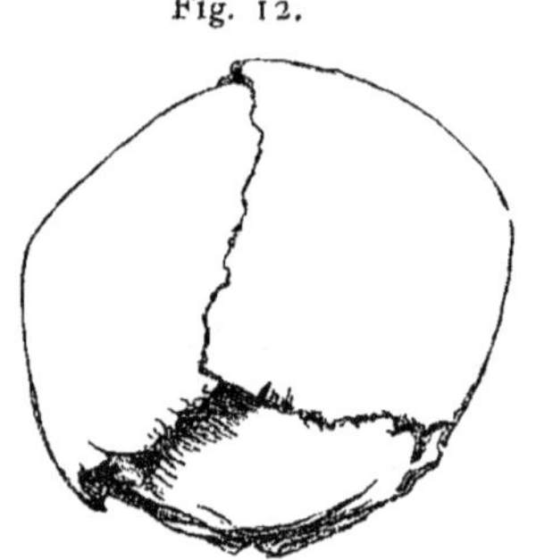

Fig. 13.

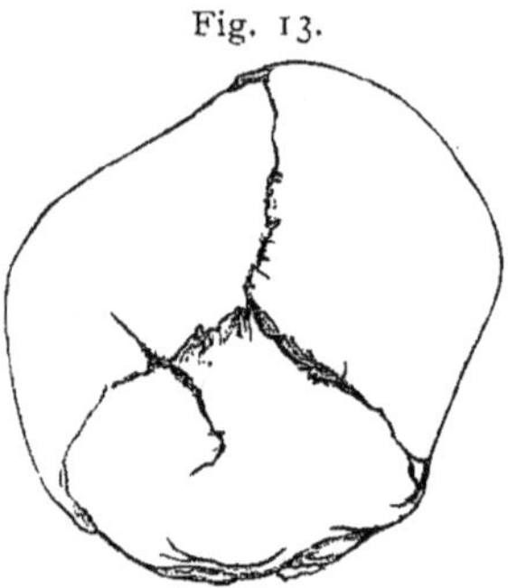

En traçant 2 lignes $a\ a'$ et $b\ b'$ dans les figures 12, 13 et 14
on peut facilement constater la différence.

Fig. 14.

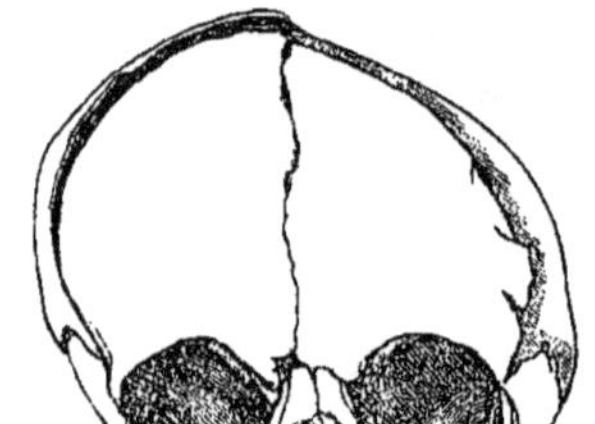

Ces différences sont également importantes, parce qu'elles permettent d'établir
ultérieurement la position de l'enfant.
Ceci a cette conséquence pratique, que
l'accoucheur peut, par l'état de la tête,
contrôler si le diagnostic porté avant la
naissance était exact. Ainsi les crânes
14, 15, 16 ont été expulsés en position Ia
parce que partout le pariétal gauche a été
déprimé par le promontoire, alors que le
pariétal droit n'a éprouvé aucune resis-

Fig. 15.

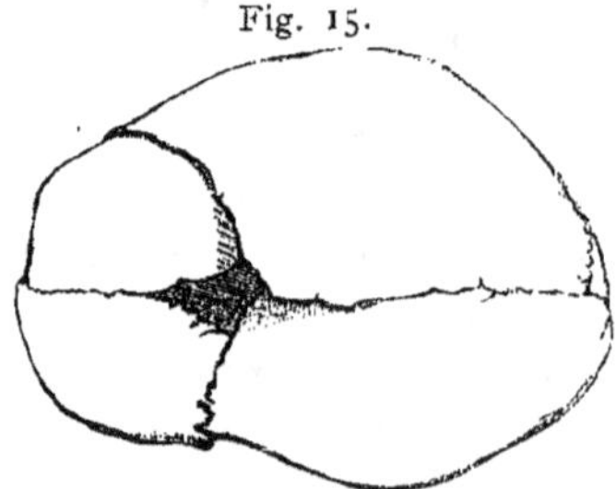

Fig. 16.

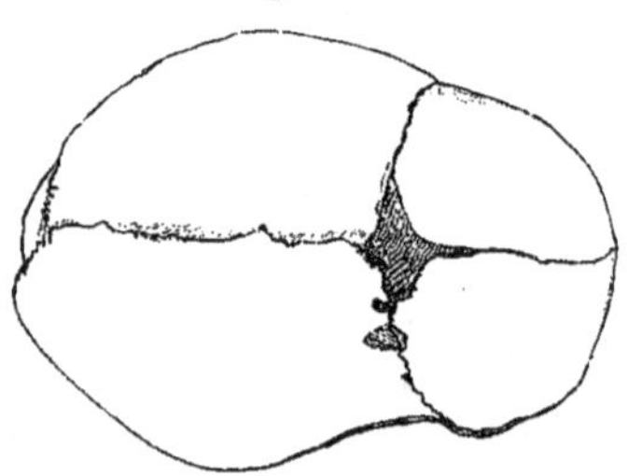

tance dans la cavité du bassin, et est descendu pour ainsi dire
isolément.

Outre le changement de forme décrit, la tête diminue également de volume. La compression chasse hors du cerveau du liquide cérébro-spinal et du sang, de sorte que les os de la tête peuvent quelque peu chevaucher les uns sur les autres. En dernier lieu les os encore souples changent la forme de leurs surfaces. Même dans le cas de bassin normal, on peut en prenant des empreintes au moyen d'un fil de plomb et en dessinant les contours ainsi obtenus, démontrer graphiquement une déformation des os.

Toutes ces conséquences de la pression produite par l'accouchement sont beaucoup plus marquées dans le cas de bassin rétréci. Nous devons y revenir quand nous parlerons du bassin rétréci. Mais aussi dans les cas normaux, on trouve presque régulièrement des différences de niveau des os à la suture sagittale, et des traces des autres modifications qui viennent d'être décrites.

Deuxième rotation: Abaissement de l'occiput.

Pendant toute la durée de la grossesse, le fœtus est recourbé sur lui même, de manière que l'occiput est le point de l'enfant situé le plus bas. Il en résulte naturellement, que dans le cas où le fœtus est encore plus fortement replié sur lui même par l'effet des douleurs et le rapetissement de l'utérus, le menton sera pressé contre la poitrine, la tête sera fléchie. L'occiput sera pressé dans l'orifice utérin, et aussitôt que la presse abdominale coopérera au travail, c. a. d., fixera l'utérus sur le détroit supérieur, il sera également poussé dans la marge du bassin. Il n'est pas nécessaire de donner une raison spéciale pour expliquer cet abaissement de l'occiput, qui déjà se trouvait en bas. Au contraire, il n'échappera pas à l'observateur attentif, que très souvent l'occiput se trouvait en bas pendant la grossesse et au début des douleurs, mais qu'ensuite, sous l'influence des douleurs préparantes, il remonte, de façon que le menton quitte la poitrine. Très souvent on trouve, pendant la période d'ouverture du col, même dans le cas de bassin large, la grande fontanelle à la même hauteur que la petite. Et si l'on examinait en temps voulu, on pourrait peut-être établir dans chaque cas, pendant la période d'ouverture, l'abaissement passager de la grande fontanelle. Cela tient bien à ce que l'utérus se contractant, se durcissant, refoule plus vers le haut l'occiput plus épais que le front étroit. Peut-être aussi que dans le premier effort de pression sur le détroit supérieur, l'occiput volumineux trouve plus de résistance que le sinciput peu volumineux, particulièrement lorsque l'utérus est en obliquité latérale très prononcée.

3*

De plus comme l'utérus agit sur l'enfant en totalité, et que c'est au moyen du fœtus qu'il fait avancer la tête, il en résulte que les douleurs talonnent spécialement l'occiput, auquel le tronc de l'enfant est attaché. Ceci n'est pas une «pression selon l'axe enfœtal», qui du siège n'agit que par la colonne vertébrale, comme la main fait avancer le piston d'une seringue, mais bien le résultat de la pression générale du contenu. Cette pression en agissant sur toute la surface du fœtus, fait descendre l'extrémité située le plus bas.

On a également expliqué cette rotation en partageant la tête en deux bras de levier; l'occiput est le bras de levier le plus court. Les résistances sont-elles ainsi égales des deux côtés, le long bras de levier, sur lequel les résistances agissent le plus, doit être retenu, pendant que le court bras de levier, l'occiput, descend. Mais dans cette démonstration on néglige cette circonstance, c'est que l'occiput est beaucoup plus gros et plus large. Il en résulte qu' il se développe ici des résistances qui amènent l'occiput à être en désavantage vis-à-vis de l'étroit sinciput. Si la descente de l'occiput était la conséquence des résistances du détroit supérieur osseux, il devrait s'abaisser beaucoup plus tard qu'il ne le fait en général. Déjà pendant la grossesse il se trouve en bas.

Nous interprétons la «rotation» de l'occiput vers le bas en admettant ceci: l'attitude naturelle de l'enfant reste la même pendant la progression de la tête, c. a. d., l'occiput dirigé en bas reste l'extrémité conductrice de la tête.

Troisième rotation: Rotation de l'occiput vers l'avant.

Il est rare d'observer isolément la deuxième rotation qui vient d'être décrite. Presque toujours l'occiput progresse obliquement de haut en bas.

On n'a pas encore trouvé pour cette rotation de l'occiput vers l'avant une explication admise par tout le monde.

Les parties molles du plancher du bassin ne peuvent en être la cause, car, dans la plupart des cas, la rotation a déjà distinctement commencée avant que la tête ne soit en contact direct avec le plancher du bassin.

Le releveur de l'anus, qui spontanément amènerait l'occiput en avant, en est encore moins la cause. Si en réalité il était aussi puissant — ce qui n'est pas le cas — il pousserait en avant toute la tête, mais il ne pourrait pas provoquer un mouvement de rotation.

Ce qui nous reste c'est d'examiner le bassin osseux, la tête fœtale et les modifications subies par cette dernière.

Le défaut de la plupart des explications réside dans le fait que l'occiput seul a été pris en considération, alors qu'il était beaucoup plus naturel de déduire que cette partie parfaitement ronde, le court bras de levier, était conduite par le sinciput, le long bras de levier.

L'occiput se trouve-t-il déjà en avant de l'une des extrémités du diamètre tranverse, alors il doit toujours venir plus en avant, comme dans la fig. 6 p. 27 le piston s'est emboîté graduellement dans le cône creux. Le plus long diamètre de la tête gagne le plus grand diamètre du bassin.

Mais si au début la tête se trouve (positions *b*) avec l'occiput en arrière du diamètre transverse, alors il doit exister un motif déterminé qui oblige l'occiput à faire le long trajet d'arrière en avant.

Pour cette rotation le sinciput a de l'importance. Il heurte avec le frontal antérieur la partie latérale de la moitié antérieure du bassin. Ici il trouve un plan incliné qui le force à se diriger vers la partie postérieure. Car si l'on réunit les points de contact du crâne, en arrière au plan incliné, au glissoir (Gleitbahn), et en avant à la paroi du bassin, cette ligne de réunion forme en avant avec la paroi du bassin deux angles; un angle obtus en arrière et un aigu en avant. Le front doit s'échapper dans la direction de l'ouverture de l'angle obtus (voir fig. 6). Par conséquent le plus long bras de levier — le sinciput — amène en avant le plus court bras de levier — l'occiput.

La preuve de cette démonstration se trouve à la naissance, au crâne: le frontal antérieur est glissé en dessous du pariétal correspondant. C'est là une déformation constante dans tout accouchement de quelque durée. Dans le cas de bassin normal on trouve ordinairement le frontal antérieur encore plus enfoncé sous le pariétal correspondant que le pariétal postérieur.

Dans la fig. 17 on voit que le frontal antérieur a été refoulé en dessous du pariétal antérieur. Il en est de même du pariétal postérieur. Ce déplacement est provoqué par la pression du frontal antérieur contre la paroi antérieure du bassin, et du pariétal postérieur contre le promontoire. On trouve presque toujours ce déplacement sur la tête d'un enfant dont l'accouchement ne s'est pas fait rapidement.

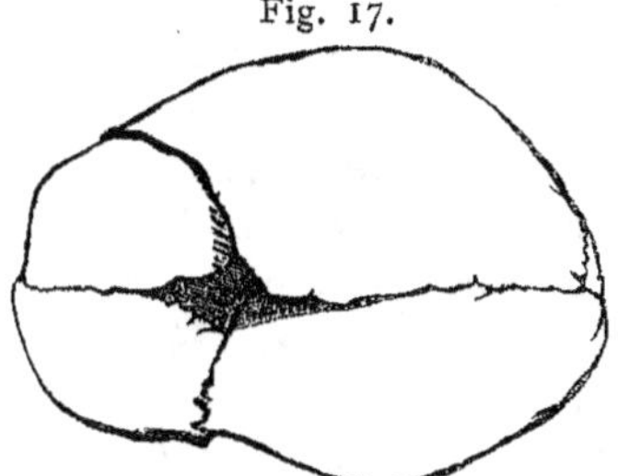

Fig. 17.

Mais si le frontal antérieur a été refoulé sous le pariétal correspondant, il faut qu'une force ait agi ici. Cette force c'étaient les contractions utérines, qui ont poussé avec vigueur et force le frontal antérieur contre le plan incliné du quadrant antérieur du bassin, jusqu'à ce que le sinciput se fut retiré, en glissant vers la partie postérieure, dans la région spacieuse de la synchondrose sacro-iliaque. Si le sinciput a de cette façon conduit l'occiput en avant, alors le mouvement principal de haut en bas avance plus vite, puisque le plus long diamètre de la tête correspond maintenant au plus long diamètre du bassin.

Dans le cas de bassin rétréci, on peut souvent observer que la rotation de l'occiput vers l'avant — qu'elle se soit faite spontanément ou qu'elle ait été provoquée par l'opération — permet de poser un pronostic favorable pour la progression générale de l'accouchemet.

Pour finir je ferai remarquer, qu'une étude longue et active au lit d'accouchement m'a convaincu du peu d'importance des saillies osseuses, musculaires ou aponévrotiques du plancher du bassin. C'est pourquoi je considère les «glissoirs», les épines sciatiques, le releveur de l'anus et les aponévroses comme sans influence sur la rotation de l'occiput vers l'avant.

Quatrième rotation: Le passage de l'arcade du pubis.

La tête, qui pendant ce temps est descendue notablement, a maintenant la position suivante: En arrière se trouve le front un peu sur le côté du sacrum; en avant, a peu près au milieu d'une des branches de l'arcade du pubis, peut-être directement derrière elle, se trouve la petite fontanelle. Le pariétal antérieur est abaissé, et à présent cet abaissement augmente tellement, qu'au toucher on trouve partout la bombure régulière du pariétal et qu'on peut à peine atteindre la suture sagittale. Ceci tient au sommet du sacrum, qui se dirigeant en avant, fait saillie dans le canal génital et forme ainsi un second promontoire, alors qu'auparavant la concavité profonde du sacrum rendait cet os presqu'insignifiant au point de vue du mécanisme de l'accouchement.

La résistance de la région du sommet du sacrum a pour effet d'augmenter le glissement du pariétal postérieur sous le pariétal antérieur. Vu la forme des résistances, l'effet de la pression est plutôt un aplatissement diffus qu'une marque de pression localisée. Dans le cas de bassin complètement large, les modifications de la tête peuvent être importantes lorsqu'il existe une forte résistance du coccyx, fixé au sommet du sacrum, et de ses bords. La moitié postérieure de la tête fixée, est en quelque sorte retenue, tandis que la moitié antérieure se déplace quelque peu sur la postérieure vers l'avant, donc vers l'occiput. Si sur le pariétal antérieur il se trouve en outre une bosse séro-sanguine considérable, la forme du crâne peut, à première vue, être changée d'une manière plus frappante que dans le cas de bassin rachitique. Si l'on marque sur le crâne, au moyen d'un crayon de couleur, exactement les sutures sagittale et médio-frontale, il n'est pas rare de pouvoir démontrer une telle déformation de toute la tête, que ces deux sutures prolongées forment, au niveau de la grande fontanelle, un angle obtus en arrière.

Mais si dans le cas de bassin normal, la tête se trouvait déjà dès le début de l'accouchement dans l'excavation du bassin, alors naturellement la résistance se produisant à l'entrée de la marge du bassin n'a pas opéré le chevauchement des os et la déformation du crâne.

La gouttière de l'arcade du pubis et les parties molles, y compris le coccyx, ont de l'importance pour la progression ultérieure de l'accouchement. Pour l'accouchement normal, les tubérosités ischiatiques n'entrent par contre pas en considération, vu que la distance qui les sépare est plus grande que les diamètres correspondants de la tête.

Le mécanisme ultérieur est le suivant: l'occiput descend par pression le long de la paroi antérieure du bassin, pendant que de l'autre coté la paroi postérieure (le sommet du sacrum, plus tard le coccyx ou ses ligaments latéraux) fixe le front. Il se produit ainsi une rotation que nous diagnostiquons, parce que nous sentons la petite fontanelle se rapprocher de plus en plus du centre du plan du détroit inférieur, c. a. d. que nous la sentons cheminer vers l'arrière, vers le centre.

Si auparavant j'ai insisté sur le fait que les rotations ne se succédaient pas toujours dans l'ordre enseigné ordinairement, c'est que j'avais particulièrement en vue la rotation qui vient d'être décrite.

Presque toujours, la petite fontanelle se tourne fortement vers le bas, vers le centre du détroit inférieur du bassin, avant que la tête ne puisse passer l'arcade du pubis. La rotation de la tête que j'ai décrite comme seconde rotation, est à présent encore renforcée, de même que l'obliquité de Nägele est souvent encore augmentée par la résistance du sommet du sacrum.

Cette flexion de la tête peu de temps avant qu'elle ne presse contre le périnée est tellement constante, que j'ai hésité s'il ne fallait pas la rapporter et la décrire comme rotation spéciale. Cette flexion est très importante pour l'évaluation du danger que

court le périnée d'une primipare. La petite fontanelle se trouve-t-
elle très bas, très médiane ou centrale, c. a. d. très éloigné de l'arcade du pubis, il est possible de tirer de cette forte flexion de la
tête, un pronostic favorable au point de vue de la conservation du
périnée. Mais si l'on devait appliquer le forceps a une époque où
cette rotation ne s'est pas encore produite et où la petite fontanelle
est encore élevée c. a. d. située près de l'arcade du pubis, on
provoquerait une déchirure du périnée malgré toutes les précautions
que l'on pourrait prendre. Dans le premier cas c'est la petite circonférence, dans le second cas la circonférence occipito-frontale qui
passe du vulve.

La tête a-t-elle atteint une région de l'arcade du pubis
assez large pour que son diamètre transversal ou bi-pariétal puisse
passer, elle arrive vers le haut et l'avant en bombant le périnée.

Les parties constituant le perinée et les forces utérines poussent
la tête dans la direction de la résultante de leurs effets vers le haut.
C'est pourquoi la tête doit en dernier lieu faire deux mouvements
complètement opposés. D'abord la petite fontanelle chemine plus
vers le bas, vers la partie postérieure et vers le milieu, puis elle
remonte sous l'arcade du pubis.

Fig. 18.

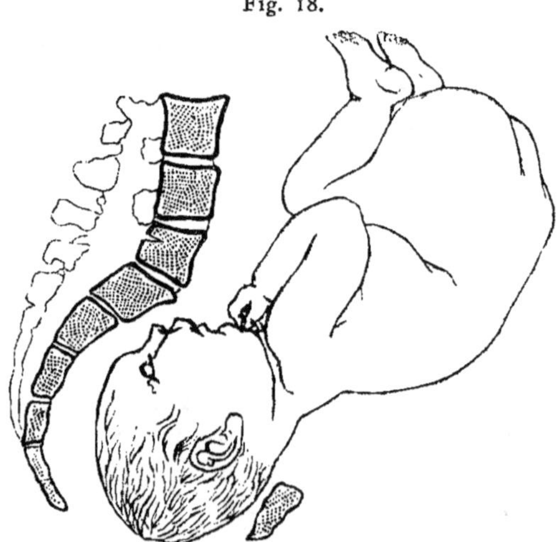

Attitude du tronc fœtal avant le dégagement de la tête.

Souvent il se développe à cette époque une forme rhomboïde
entre les sutures et l'arcade du pubis; la moitié supérieure du losange
est formée par l'arcade du pubis, l'inférieure par les sutures lambdoïdes;
plus la tête est située obliquement plus le losange est irrégulier.

Les modifications assez importantes que subit ce mécanisme, tiennent a des différences du plancher du bassin et de l'arcade du pubis. Le premier peut, par suite d'accouchements antérieurs ou de déchirures, être flexible; alors la rotation n'est pas aussi prononcée, mais on observe une simple expression par les forces expulsives. Ou le plancher du bassin peut, surtout par suite de fixation extraordinairement forte du coccyx, être très résistant.

L'influence d'une arcade du pubis large ou étroite et du ligament pubien inférieur est encore plus importante. L'angle de l'arcade du pubis a une largeur très variable, et l'apparail ligamenteux situé dans cet angle descend plus ou moins bas. Si l'arcade du pubis est étroite, la tête doit naturellement descendre plus bas, par conséquent bomber plus le périnée. Pour cela il faut de fortes douleurs, et aussi plus de temps; l'accouchement est retardé et le périnée exposé. Si par contre l'arcade du pubis est large, la tête glisse rapidement autour de cette arcade, parce qu'elle n'a pas besoin de faire bomber fortement les parties molles.

Cinquième rotation: Rotation extérieure de la tête.

La tête est-elle expulsée, on comprend qu'elle prenne sa position naturelle, puisqu'elle ne subit plus l'influence de résistances, c. a. d. que l'occiput se dirige du côte où se trouve le dos de l'enfant.

Fig. 19.

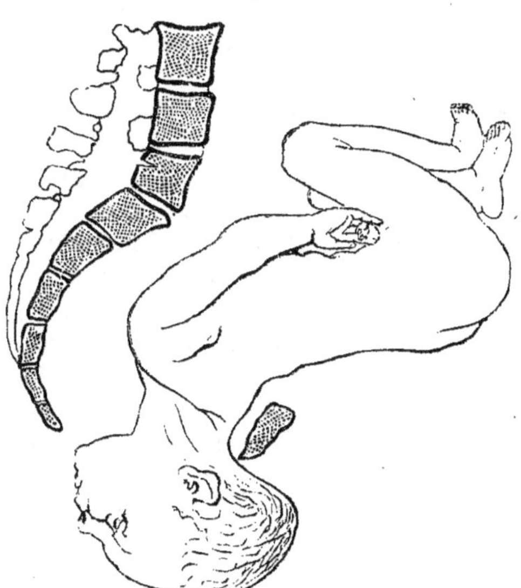

Attitude du tronc fœtal après le dégagement de la tête.

Si l'on sait ainsi dans quelle position l'accouchement s'est fait, si l'on sait où est situé le dos, on saura également de quel côte se dirige l'occiput ou la face du fœtus.

Mécanisme de l'accouchement du tronc.

Comme les parties molles du périnée et de la vulve sont élastiques, elles se rétrécissent immédiatement après la naissance de la tête et opposent certaines résistances à la sortie des épaules. Ces résistances ne sont naturellement pas considerables. Si malgré cela les efforts de pression de la femme en travail ou la pression exercée de l'extérieur ne conduisent pas au dégagement immédiat du tronc, cela tient souvent à la position des épaules. Il y a ici une grande différence si la femme en travail est couchée de son long dans le lit ou si elle est couchée en travers du lit, la vulve dépassant parfaitement le bord du lit, de manière que l'abaissement de la tête puisse se faire librement.

Si la femme se trouve couchée de son long dans le lit, alors la tête est poussée vers le haut, par suite de la couche molle dans laquelle le bassin de la femme en travail s'est enfoncé; le cou de l'enfant glisse dans l'angle de l'arcade du pubis et l'épaule antérieure doit ainsi s'accrocher derrière cette arcade. Si dans cette position défavorable on tire sur la tête vers le haut, on ne fera que presser plus fortement l'épaule contre l'arcade pubienne et on se heurtera à de grandes difficultés pour l'extraction de l'enfant. C'est pourquoi on doit s'efforcer à dégager les épaules l'une après l'autre.

Dans la position décrite, la femme étant couchée de son long, il ne reste qu'à relever au-dessus du périnée, d'abord l'épaule postérieure en accrochant le doigt dans l'aisselle postérieure. Alors l'épaule antérieure suit. Les épaules sont-elles très larges, le bassin est-il étroit, ou inversément le bassin est-il large et l'enfant relativement petit, il se présente des irrégularités dans le mécanisme qui n'ont aucune signification pratique.

Les rapports sont beaucoup plus favorables lorsque, p. ex., après une extraction par le forceps, la femme est placée en travers d'un lit ordinaire — le siège sur un des bords du lit, les pieds reposant sur des chaises, le dos et la tête soutenus par des coussins. On peut alors fortement abaisser la tête de l'enfant, et une pression et une traction insignifiantes sur la tête vers le bas suffisent pour délivrer l'épaule antérieure. Le fœtus tombe, en vertu de son poids, immédiatement dans les mains de l'accoucheur.

Pour cette manœuvre facile, qui n'est possible que lorsque la

couche permet un fort abaissement de la tête, les mains sont posées
à plat, étendues, sur les côtés de la tête au-dessus des oreilles; le
nez et la bouche dn l'enfant restent libres. On abaisse maintenant
la tête, en faisant particuliérement attention pour que par cet
abaissement le cou ne soit ni tordu ni tiraillé d'un côté, mais que la
tête soit pressée vers le bas dans son attitude naturelle. La traction doit se faire très lentement et avec beaucoup de soins, car
dans le cas de traction prompte, rapide, le périnée, déjà fissuré à
l'intérieur, pourrait se déchirer complètement.

Pendant le passage du tronc à travers le détroit inférieur
l'enfant change son attitude. Le dos précédemment convexe devient
concave. Les figures 18 et 19 indiquent ce changement d'attitude,

Présentation de l'occiput, position Ia.

Si nous appliquons maintenant le mécanisme décrit aux présentations de la tête, celle-ci se trouve, au début de l'accouchement,
pour la position Ia, dans la situation indiquée par la fig. 20: la
petite fontanelle est en avant et à gauche, la grande en arrière

Fig. 20.

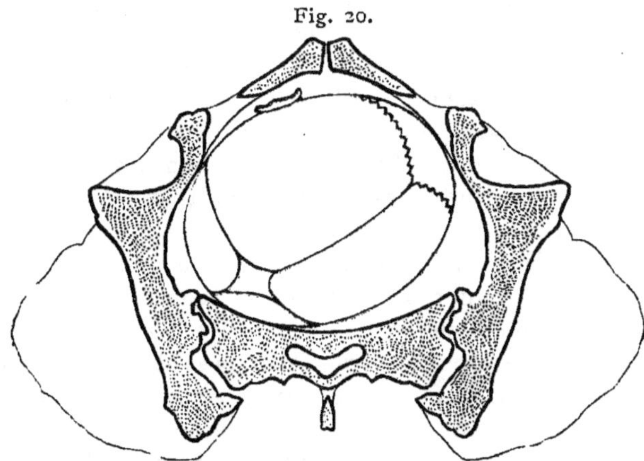

Présentation occipitale, position Ia.

et à droite, la suture sagittale dans le premier diamétre oblique.
Le pariétal antérieur est un peu abaissé, on peut par conséquent
le sentir distinctement. En avant on peut souvent atteindre
l'oreille.

Il ne faut pas croire que cette «première position» de la présentation de la tête, décrite comme typique, se rencontre toujours de
la même manière avec une précision mathématique. Très souvent
la direction de la suture sagittale est plus oblique. Souvent aussi

on trouve la suture sagittale plus en avant, le pariétal postérieur
peut, même dans le cas de bassin large, s'abaisser tellement (engagement du pariétal postérieur), que la suture sagittale est située tout
à fait en avant le long de la symphise.

Ces différences tiennent à ce que, à cette époque, la tête n'est
nullement fixée. Si l'on applique une main sur le fond utérin et
l'autre sur la tête, on peut refouler le fœtus vers le haut de 2—3 cm,
et cela à une époque où la tête semble, pendant les douleurs, absolument fixée dans le bassin. Il n'est même pas rare que cette
manœuvre réussisse après l'engagement complet de la tête, dans
le cas où le cuir chevelu est déjà plissé! La tête est-elle encore
mobile, il va sans dire qu'elle peut prendre une position en rapport
avec la position du fœtus dans l'utérus; peut-être même exécute-
t-elle des mouvements propres. Si le dos arrive en avant, pendant
la contraction utérine, ou s'il descend vers l'arrière, pendant l'intervalle des douleurs, la tête peut participer à ce mouvement. Et si
la tête est encore mobile, quelle influence n'aura pas sur elle un
mouvement de tout le fœtus! Nous ne devons donc pas nous
attendre à trouver la situation de la tête toujours de même. On
pourrait soutenir avec non moins de droits, qu'en régle générale
la suture sagittale se trouve dans le diamètre transverse. La vérité,
c'est que la suture sagittale est située un peu obliquement, qu'elle
se rapproche plus souvent du diamètre transverse que du diamètre
oblique. Les élèves seront plus sûrs d'eux-mêmes après notre description, qu'après une longue explication sur tout ce que l'on peut
rencontrer d'arbitraire dans le mécanisme.

La tête en position transversale exécute à présent un mouvement de rotation, l'occiput s'abaisse et arrive en même temps en
avant. Si par ce mouvement la tête arrive sur le plancher du
bassin, si elle est descendue jusque tout près de la vulve, elle se
presse, comme un coin, dans l'ouverture latérale du cylindre creux
(voir. fig. 8 p. 28). En outre la bosse séro-sanguine se façonne
en une extrémité mousse, chez la primipare à vulve étroite.

La tête a la position indiquée dans la fig. 21 lors de son dégagement. Elle est à présent retenue, en arrière, au front, par les
sommets du sacrum et du coccyx; en avant, l'occiput se trouve le
long d'un des côtés de la symphise. Si en avant et en dessous
de la tubérosité occipitale se trouvent des parties molles fortement
gonflées, et si les douleurs ne sont pas très fortes, l'occiput reste
en quelque sorte accroché ici comme nous le verrons plus loin.

Mais si la tête a vaincu la résistance des parties molles, elle
se dégage de plus en plus de la vulve par la pression qui s'exerce

d'en haut. L'occiput se relève au devant des parties génitales externes, pendant que le front est retenu par le périnée étiré vers
l'avant.

Quand la tête est sortie, elle reprend sa position naturelle; l'occiput
se trouve, conformément à la position du dos, à gauche en avant,

Fig. 21.

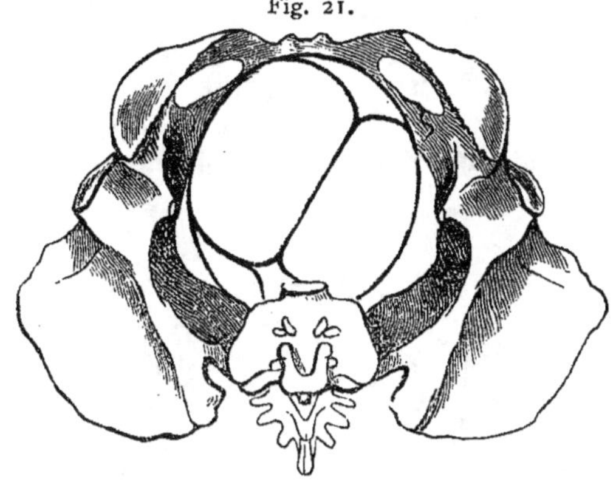

Présentation de l'occiput, position Ia. Dégagement de la tête.

la face est tournée vers le côté interne de la cuisse droite. Dans
les présentations occipitales, il est rare d'observer une position I b
dans laquelle la petite fontanelle se trouve au début en arrière et
à gauche, et où elle arrive, au cours de l'accouchement, en avant et à
gauche.

Présentation de l'occiput, position II.

Dans la seconde position la petite fontanelle se trouve le plus
souvent au début en arrière, ce qui fait que tandis que les pre-

Fig. 22.

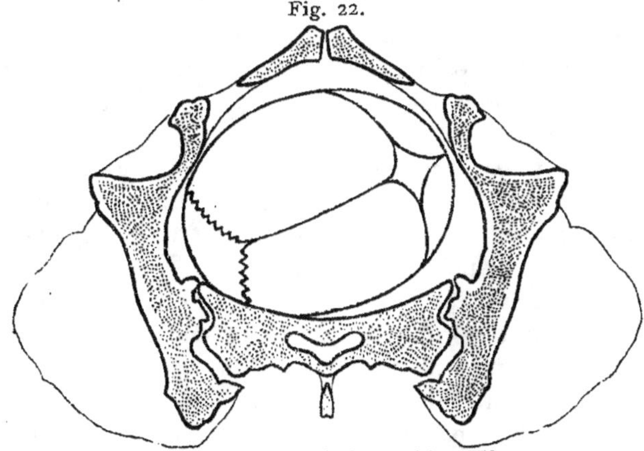

Présentation occipitale, position II b.

mières positions sont le plus souvent des positions a, les secondes commencent le plus souvent comme positions b. La fig. précédente indique la position de la tête.

Dans la 2⁰ position des présentations occipitales, la petite fontanelle se trouve ainsi en arrière et à droite, la grande en avant et à gauche, la suture sagittale se trouve dans le premier diamètre oblique.

Si toute la tête s'abaisse, si la petite fontanelle arrive en bas et en avant, alors la position b se change en position a et la tête prend la position indiquée dans la fig. suivante.

Fig. 23.

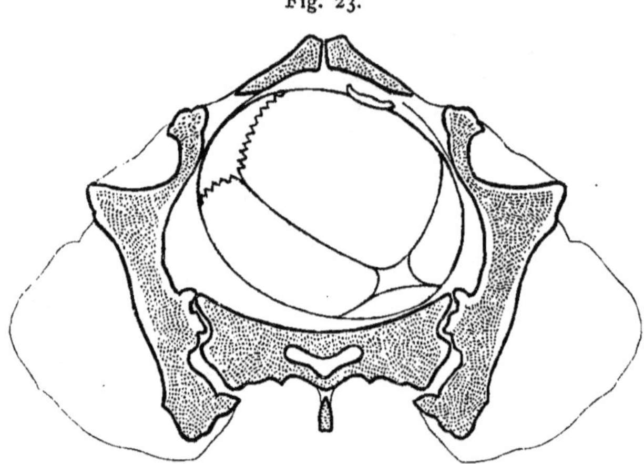

Présentation occipitale, position IIa.

Si l'on examine d'abord la femme en travail lorsque la tête se trouve dans la position indiquée dans la fig. 23, il est naturellement impossible de savoir, si au début il y avait une position IIa ou une position IIb, ou si peut être au commencement de l'accouchement, la suture sagittale était à peu près placée transversalement.

A présent la tête vainc les résistances de la vulve en deuxième position, et dégagée elle se trouve derechef dans sa position naturelle; l'occiput est en avant et à droite, la face regarde du côté interne de la cuisse gauche.

Dans une position IIb, qui est certainement — si on examine toujours dès le début — plus fréquente qu'une position IIa, l'occiput doit faire un long trajet d'arrière en avant. Nonobstant ce long trajet à parcourir, l'accouchement dans les deuxièmes positions ne se fait en général pas plus lentement que dans les premières. Je me suis souvent assuré que la situation de l'utérus a une grande influence sur la rapidité de la progression de l'occiput vers l'avant. Ainsi on remarque, par ex., que dans le cas où la rotation de la petite fontanelle vers l'avant est retardée, elle se fait avec une rapidité étonnante, lorsque la femme en travail se couche sur le côté droit.

Excès de rotation.

Rarement pendant la dernière rotation, on observe une anomalie sans valeur pratique; le soi-disant excès de rotation. La tête au lieu de franchir l'arcade du pubis en descendant directement, se tourne d'abord de l'autre côté, de manière que l'occiput se trouve p. ex., d'abord à gauche puis à droite.

Comme cette anomalie se présente le plus souvent dans le cas de bassin large, il est rare qu'on l'observe, et cela par suite de la rapidité de l'accouchement.

Il serait possible d'expliquer cet excès de rotation de la maniére suivante. Sur tous les bassins il existe des différences minimes dans la grandeur des diamètres obliques; le gauche est le plus souvent un peu plus court que le droit. Si la tête se trouve ainsi suivant le court diamètre oblique, elle peut facilement dévier vers l'autre côté, là ou le pubis est situé un peu plus en dehors, et se «tourner à l'excès».

Litzmann a observé cet excès de rotation dans un cas de bassin obliquement rétréci, et l'on pourrait bien tirer des conclusions à posteriori de ce phénomène pathologique. Si cet excès de rotation s'était produit le plus souvent de gauche à droite — fait sur lequel il ne nous a pas été possible de rassembler des notes — ce serait une preuve pour notre hypothèse, non soutenue par l'observation directe.

Plus souvent l'excès de rotation se rattache à la situation anormale des extrémités le long de la tête. Toutefois ici encore le diagnostic est rarement posé et cela parce que les bras restent en arrière lors de l'expulsion de la tête.

Chapitre quatre.

Presentations du sinciput, de la face et du front.

Etiologie. Mécanisme. Diagnostic de ces présentations.

Jusqu'à présent nous avons considéré comme normaux, pour le mécanisme des présentations de la tête, les accouchements dans lesquels l'occiput se dégageait toujours en avant. Dans les trois présentations suivantes, l'occiput reste dirigé en arrière. C'est en premier lieu la présentation du sinciput, où le vertex, la partie qui entoure la grande fontanelle, forme l'extrémité conductrice de la tête pendant son passage à travers le canal génital; puis les présentations du front et de la face, dans lesquelles le crâne a subi une rotation encore un peu plus forte autour de l'axe transversal, où par conséquent l'occiput est retenu et le front ou la face sont dirigés en bas.

Présentations du sinciput.

Nous rencontrons plus souvent les présentations du sinciput lorsque le dos se trouve à droite que lorsqu'il se trouve à gauche, parce qu'il est naturel que la tête omette plutôt une rotation que d'en faire une en trop.

Si les proportions de l'utérus permettent à l'enfant de se trouver constamment vers l'arrière; si le fœtus est petit (2e jumeau, partus praematurus) ou mort, alors, si la parturiente est couchée, il descend très facilement à la région la plus profonde de l'utérus: en arrière et à droite. Dans cette présentation, l'occiput situé en arrière et à droite, arrive dans sa position primitive sur le plancher du bassin et hors de la vulve, si la tête ne rencontre pas de résistance du côté du bassin osseux, ou si — comme chez les fœtus macérés — la voûte du crâne se déplace si facilement et est si molle, que le crâne ne possède pas d'importance au point de vue du mécanisme. Cela n'a en réalité pas besoin d'explication. Comme une balle trop petite ne s'adapte pas au canon d'un fusil, comme un piston de seringue trop petit tombe dans le cylindre, ainsi la tête traversera le canal génital sans mécanisme, et rencontrera d'abord de la résistance quand elle devra passer l'orifice du vagin toujours relativement trop étroit.

Fig. 24.

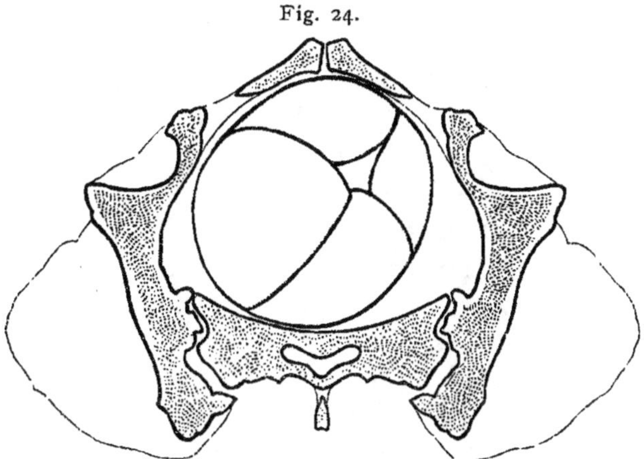

Présentation du sinciput 2ème position.

Présentation du sinciput 2ème position: grande fontanelle sur la ligne conductrice ou un peu en avant à gauche. Petite fontanelle non à atteindre. Suture sagittale dans le premier diamètre oblique.

Fig. 25.

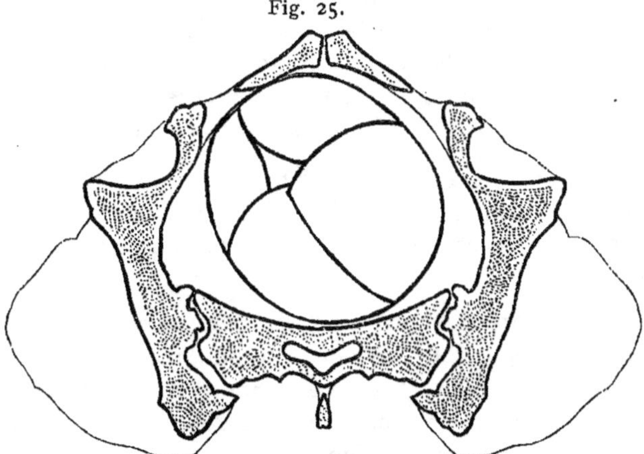

Présentation du sinciput Ière position.

Présentation du sinciput Ière position: Grande fontanelle sur la ligne conductrice ou un peu en avant à droite. Petite fontanelle non à atteindre. Suture sagittale dans le deuxième diamètre oblique.

D'un autre côté le fœtus peut être tellement gêné dans ses mouvements, que le dos se trouvant primitivement en arrière y reste fixé, et ne peut donc venir en avant.

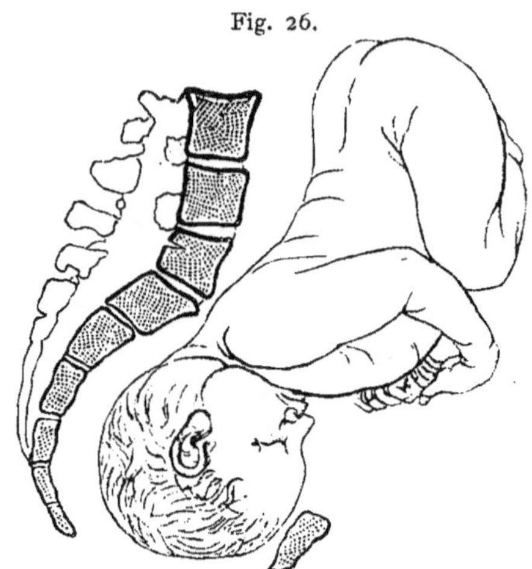

Fig. 26.

Attitude du corps dans la présentation du sinciput.

Ceci est p. ex. le cas lorsqu'il existe des jumeaux et qu'il y a écoulement complet des eaux. Les enfants sont si fortement pressés l'un contre l'autre, que lorsque le premier jumeau se trouve en position IIb, il est expulsé dans cette position. Le second jumeau, par suite du manque de liquide amniotique, entrave le premier dans ses mouvements. Comme en outre la tête est petite, elle n'est pas forcée, par le bassin, à exécuter des mouvement isolés.

Un ventre en besace considérable avec un utérus vide de liquide amniotique entravera de la même manière les mouvements de l'enfant, et sera cause que celui-ci sera expulsé dans sa position primitive.

Il existe encore des cas, où chez des primipares la tête est si grosse et si dure, qu'elle est en quelque sorte enclavée dans le bassin et quelle ne peut faire que le mouvement de haut en bas et non un mouvement de rotation. Ce sont des cas qui amènent, des applications de forceps difficiles.

De même une tête particulièrement ronde, sphérique (brachy-céphale) est facilement expulsée en présentation du sinciput, et cela parce qu'il n'existe pas ici un long levier qui conduit le sinciput en arrière.

En outre un rétrécissement transversal du bassin peut également être la cause de l'accouchement avec présentation du sinciput. J'ai observé des accouchements semblables dans le cas de cyphose avec détroit supérieur large et diamètre conjugué très considérable. Si la tête se trouve dans l'excavation, un peu rétrécie dans le sens transversal, avec l'occiput dirigé en arrière, alors la place manque pour permettre la rotation de l'occiput vers l'avant.

La présentation du sinciput est certainement la présentation de la tête qui donne le plus souvent lieu à des erreurs de diagnostic. Particulièrement le commençant, habitué à trouver toujours la première et la deuxième position, ne pense pas à la présentations du sinciput et néglige le diagnostic. Si dans toutes les présentations de la tête qui trainent, on songeait aux présentations du sinciput en faisant l'examen de la femme, on ne commettrait certainement pas aussi souvent des erreurs.

La difficulté gît dans les points suivants: d'un côté la bosse séro-sanguine, par suite de la longue durée des douleurs agissant sans résultat, est très considérable et cache les fontanelles et les sutures; d'un autre côté, la grande fontanelle, même lorsque la bosse séro-sanguine n'est pas grande est facilement prise pour la petite. Il existe, p. ex., une présentation du sinciput 2e position (voy. fig. 24 page 49). Si l'on examine la femme en travail dans le décubitus dorsal seulement, on peut, en-dessous de l'arcade du pubis, à peine atteindre la suture médio-frontale; on ne rencontre que trois sutures, on croit trouver la petite fontanelle, on prend le front pour l'occiput et par suite on diagnostique une présentation occipitale position I a. Si l'on applique le forceps, la tête se dégage brusquement, le périnée se déchire dans une grande étendue, et la face de l'enfant se trouve vis-à-vis de l'opérateur étonné et effrayé.

Il importe de bien considérer ce qui suit: si dans les présentations du sinciput l'accouchement n'avance pas, le plus souvent l'occiput est resté accroché à la région de l'extrémité du sacrum, au-dessus du coccyx. On peut aisément glisser un ou deux doigts entre la tête et le périnée, et il est alors facile de constater que le segment de la tête qui se trouve en arrière est très large, en tout cas plus large que le segment qui se trouve en avant. Si l'on va avec l'extrémité du doigt dans les plans coronaux le long de la circonférence de la tête, la différence est facile à constater. Très souvent aussi on trouve une tubérosité pariétale et on la reconnaît comme telle. On peut également toucher l'occiput par

4*

le rectum, en introduisant le doigt très haut, et diagnostiquer ainsi la forme caractéristique de cette partie du crâne.

Quelquefois l'examen externe conduit également à une présentation du sinciput: les bruits du cœur s'entendent très éloignés en arrière et on cherche vainement à distinguer le dos de l'enfant.

En tout cas, dans chaque accouchement où la tête est retenue un peu au-dessus du périnée, pendant des heures entières, et cela nonobstant des contractions énergiques, on doit songer à la présentation du sinciput.

Dans le cas d'accouchement spontané, le mécanisme est le suivant: la tête s'est engagée dans le bassin, l'occiput étant dirigé en arrière. Les douleurs agissent sur cet occiput et le font descendre.

La région de l'angle que forme le front avec le vertex s'appuie fortement contre la paroi antérieure du bassin, sur le côté de la symphise, pendant que l'occiput descend le long de la paroi postérieure du bassin. La tête a toujours ici une position oblique parce que l'occiput se trouve dans la région de la grande échancrure sciatique.

Chez la multipare le dernier acte de l'accouchement se fait assez rapidement. Le périnée glisse, aussitôt que la tête a été poussée assez profondément, de l'occiput dans la nuque. Le front et ensuite la face se dégagent rapidement d'en dessous d'une des branches du pubis.

Chez la primipare l'occiput reste plus longtemps fixé à la ré gion du coccyx. On réussit à introduire encore profondément deux doigts entre la tête et le périnée, preuve que ce n'est pas le périnée seul qui forme la résistance. Certes une bosse séro-sanguine considérable sera déjà en contact avec le périnée. Très souvent les douleurs ne suffisent pas pour libérer la tête de cet étranglement, et ce sont précisement ces têtes-ci qui montrent un raccourcissement très considérable du diamètre occipito-frontal. Comme ce raccourcissement marche de pair avec une augmentation de la hauteur du crâne, il en résulte que souvent on s'imagine que c'est la tête qui presse déjà sur le périnée. Sans doute il se présente plusieurs variétés de présentations du sinciput, de sorte que la bosse séro-sanguine peut aussi bien recouvrir la région de la grande fontanelle, qu'une partie du vertex située un peu plus en arrière, comme dans la fig. 27.

Peu à peu la tête vainc la résistance du coccyx, et se presse en quelque sorte dans le périnée qui peut être déprimé tellement,

Figur 27.

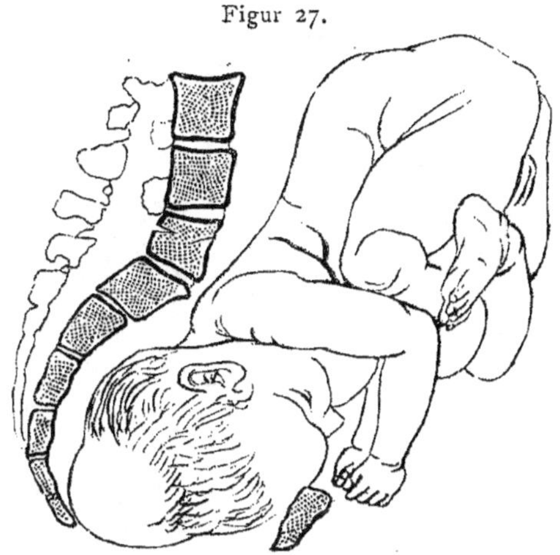

Bosse séro-sanguine dans la présentation du sinciput.

qu'il forme comme une poche au-dessus de l'occiput. Aussitôt que la résistance du périnée est vaincue, avec ou sans déchirure, le front, naturellement, se dégage facilement. Comme ce dégagement suit immédiatement la sortie de l'occiput, on dirait souvent que l'occiput et le front se dégagent en même temps ; ce qui, en réalité, est souvent le cas chez des multipares.

Si l'accouchement ne se fait pas très lentement, si la tête est grande et que le périnée ne se retire pas graduellement de l'occiput, il en résulte le plus souvent une rupture du périnée.

La tête dégagée a une forme ronde remarquable (voy. fig. 28), elle est brachy-céphale, le diamètre vertical est par conséquent long, le fronto-occipital court.

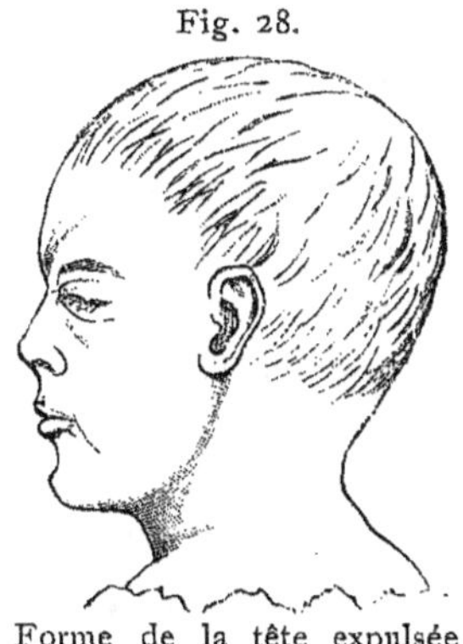

Fig. 28.

Forme de la tête expulsée en présentation du sinciput.

La constitution très dure des os du crâne que l'on observe fréquemment est chose remarquable.

Présentations de la face.

Dans les présentations de la face, l'enfant a la position indiquée dans la fig. 29.

Fig. 29.

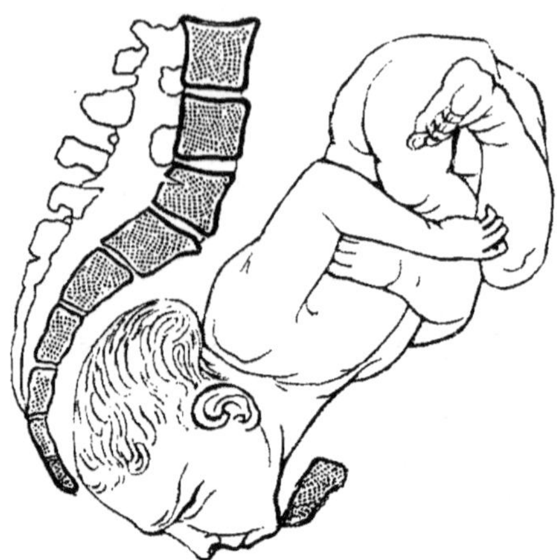

La tête se trouve-t-elle encore au-dessus du détroit supérieur, c. a. d. l'enfant se trouve-t-il encore complètement dans l'utérus, l'occiput doit être encore plus pressé contre la nuque et le dos doit être encore plus concave.

On a émis beaucoup d'opinions quant à l'étiologie, et des opinions souvent singulières. Ainsi on a admis, mais sans pouvoir le démontrer, que les muscles du dos et de la nuque, en se contractant, rendaient le dos concave.

Trois causes peuvent amener une présentation de la face: 1. Tumeurs des parties molles maternelles. 2. Tumeurs et développements anormaux du fœtus. 3. Défaut de proportions entre la tête fœtale et le bassin. Pour le dernier cas une obliquité de l'utérus est souvent une cause coefficiente.

Ahlfeld a vu se développer une présentation de la face à la suite de la plénitude de la vessie maternelle, qui obligeait le dos de l'enfant à prendre une attitude concave, et fut ainsi cause de la présentation de la face. J'ai observé deux fois la même chose pour un myome intra-mural, qui s'était fortement développé pendant la grossesse.

En second lieu une tumeur de l'enfant, p. ex. le goître congénital, peut éloigner le menton de la poitrine et ainsi donner lieu à une présentation de la face pendant le cours de l'accouchement.

Nous pouvons considérer comme prototype de cette manière de production, les présentations de la face chez les fœtus hémicéphaliques. Ici il n'existe pour ainsi dire pas de cou et le menton est tellement refoulé vers le haut, que la présentation de la face dépend seulement de cette attitude de la tête.

Ahlfeld a démontré que chez les enfants très courts et très gros le menton serait assez éloigné de la poitrine pour provoquer une présentation de la face. Cette opinion est appuyée par des cas où des pleurites et des péritonites fœtales rendaient l'attitude normale du corps impossible, et où par suite la face avait glissé vers le bas.

J'ai dit plus haut que si l'on examinait en temps opportun, on trouverait dans presque chaque accouchement, la grande fontanelle temporairement située plus bas que la petite. S'il existe en outre une forte obliquité de l'utérus, une latéroversion, l'occiput peut être pressé contre la ligne innominée, contre l'utérus, et la face peut s'engager. J'ai vu la preuve de ceci dans le fait suivant: il y a des cas dans lesquels on réussit, la tête étant au détroit supérieur, à transformer la présentation de la face en une présentation de l'occiput, en faisant prendre à la femme un décubitus approprié, alors que si la parturiente se lève, marche et se couche ensuite de nouveau sur le dos, la tête se tourne graduellement avec la face en bas. J'ai pu me convaincre plusieurs fois de l'influence frappante de la position prise par la femme, et je crois qu'une obliquité latérale très prononcée de l'utérus peut provoquer, dans des circonstances favorables, aussi bien des présentations de la face que des présentations du front.

En dernier lieu la présentation de la face peut souvent tenir à la rétention de l'occiput, à la suite de quoi le sinciput descend. Cette rétention de l'occiput tient de nouveau ou bien à la forme de cette partie du crâne, qui est très longue, étirée et large, ou bien à un rétrécissement modéré du bassin qui empêche cette partie de descendre.

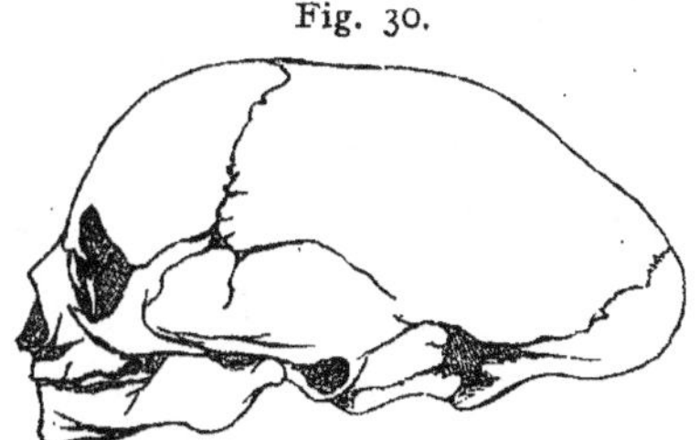

Fig. 30.

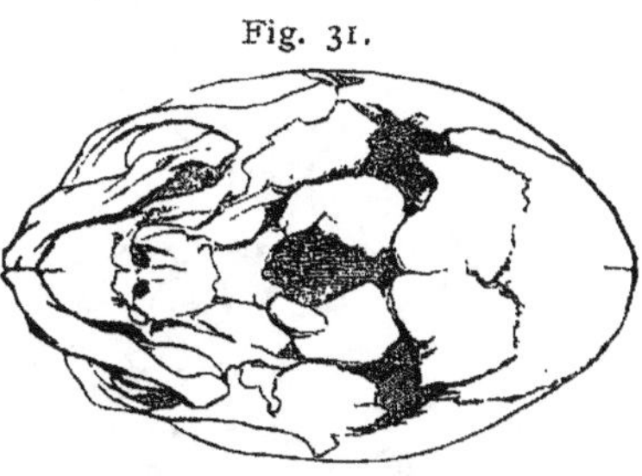

Fig. 31.

Hecker a attribué une valeur spéciale à la forme dolichocéphale de la tête. Il a le mérite d'avoir attiré l'attention sur le fait que les têtes fœtales ont primitivement des formes différentes.

Un crâne dolichocéphale de *Hecker* est indiqué dans les figures 30 et 31.

Il est clair que dans le cas de crânes semblables, une obliquité de l'utérus ou un rétrécissement minime du bassin, doit provoquer beaucoup plus facilement une rétention de l'occiput et un abaissement du sinciput, que dans le cas de tête brachycéphale.

Les présentations de la face se divisent également d'après la situation du dos en **première position**: dos à gauche, et **deuxième position**: dos à droite.

Fig. 32.

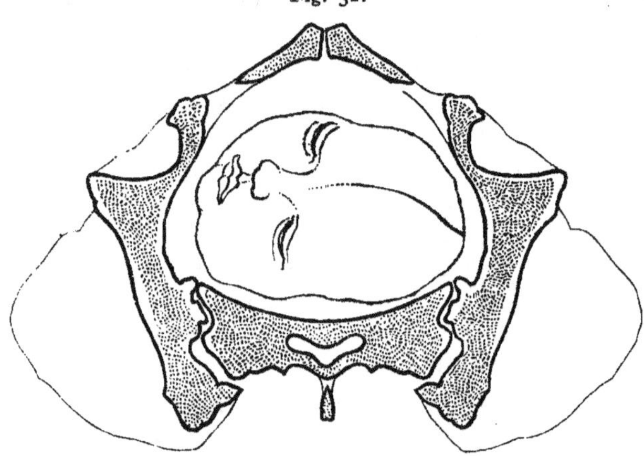

Présentation de la face 1ère position.
Dos à gauche. A l'examen interne: menton à droite, front à gauche, dos du nez dans le diamètre transverse.

Fig. 33.

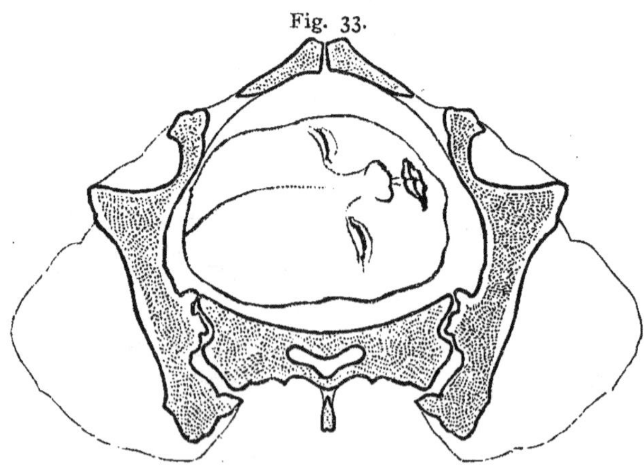

Présentation de la face 2ème position.
Dos à droite, menton à gauche, front à droite, dos du nez dans le diamètre transverse.

A l'examen externe on trouve les petites parties au même côté où l'on entend le mieux les bruits du cœur. Comme dans les présentations de la face la poitrine se trouve tout près des parois utérines, il en résulte que les pulsations fœtales sont souvent particulièrement bien perceptibles. Un autre signe c'est qu'au palper, on trouve l'occiput sur un des côtés du bassin. Mais on ne peut oublier que dans le cas de bassin rétréci, la tête déviée, située excentriquement, se sent souvent de la même façon.

L'examen interne lève vite tout doute. Les lèvres, la cavité buccale avec les arcades alvéolaires, les arcades orbitaires et la racine du nez toujours libre de tumeur sont faciles à reconnaître, même lorsqu'une tumeur considérable et la pression de l'orifice utérin permettent à peine de distinguer une «face» dans les parties molles rapprochées.

Le mécanisme dans les présentations de la face est le suivant:

Dans la marge du bassin le dos du nez est dirigé transversalement, ou bien le menton se trouve un peu en arrière de l'extrémité du diamètre transverse. L'engagement se fait suivant le diamètre oblique ou transverse, et est au moins aussi variable que pour les présentations de la tête.

La rotation du menton en avant se fait aussi bien au passage du détroit supérieur que plus tard. Si le menton arrive en avant à l'entrée du bassin, alors il est le plus souvent déjà profondément engagé, parce qu'il est proportionellement petit. Le vertex trouve de la résistance au niveau de la ligne innominée, glisse le long de cette ligne vers l'arrière et le bas, et l'occiput descend à la région de la synchondrose sacro-iliaque où il existe le plus d'espace.

Après la naissance on trouve sur la tête, comme résultat de la pression de la ligne innominée, l'empreinte en forme de selle à la région de la grande fontanelle, ainsi que le déplacement des pariétaux, qui en avant et en arrière sont refoulés en dessous du frontal et de l'occipital.

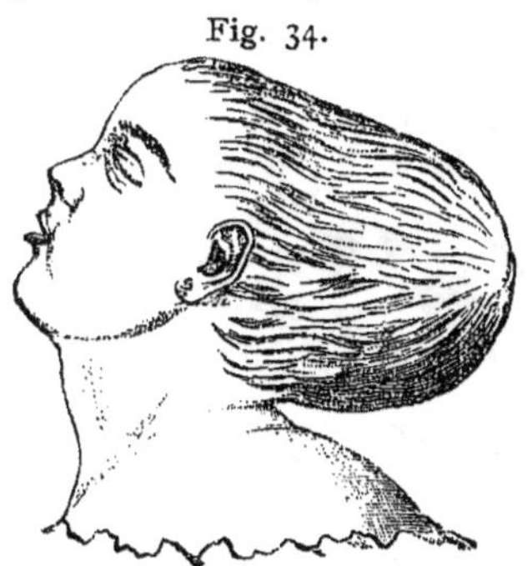

Fig. 34.

Forme de la tête expulsée en présentation de la face.

Très souvent on remarque que la tête se trouve dans une position tout à fait transversale jusque sur le plancher du bassin, et même dans le cas où il existe des rapports du reste tout à fait normaux, le

menton peut également rester en arrière jusqu'au tout dernier moment.
Souvent il se tourne alors subitement en avant, lorsque la femme
presse énergiquement.

Jamais je n'ai observé un dégagement de l'occiput en avant.

Fig. 35.

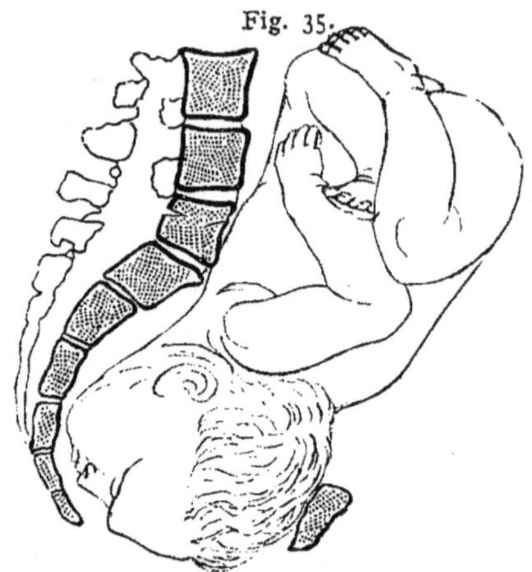

Présentation de la face, menton dirigé en arrière.

Des cas semblables sont excessivement rares, mais décrits
d'une façon si plausible, qu'il n'y a pas de doute qu'ils se soient
présentés. Si dans cette marche de l'accouchement la disparate

Fig. 36.

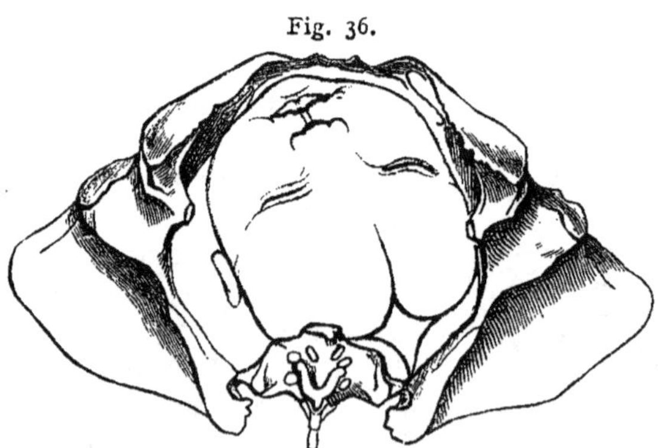

Position de la face au détroit inférieur.

est énorme, un enfant vivant peut néanmoins être mis au monde.
Même à l'évolution spontanée, on a vu, dans le cas de fortes
contractions utérines, des enfants petits rester en vie.

La tête passe facilement l'arcade du pubis. Elle a maintenant beaucoup plus la forme d'un coin que lorsque le gros occiput se trouve en avant.

La face se dégage obliquement, de la même manière que dans les présentations obliques de la tête (voy. Fig. 36); la surface submentale est dirigée parallèlement à une des branches de l'arcade pubienne. La face est-elle expulsée, la tête, souvent encore retenue par les parties molles au niveau des tubérosités pariétales, roule au-dessus du périnée.

Dans les présentations de la face plusieurs motifs conduisent au retardement de l'accouchement, de sorte qu'il y a lieu d'appliquer le forceps. D'un côté les douleurs agissent mal, d'un autre côté le bassin est souvent rétréci.

Présentations du front.

Les présentations du front ont la même étiologie que les présentations de la face, elles ne s'en distinguent que parce que le menton est retenu, et que la grande fontanelle arrive un peu plus bas.

On ne peut pas toujours établir pourquoi dans un cas il se produit une présentation du front, et dans un autre une présentation de la face. Il est très probable que des circonstances imprévues entrent ici en jeu, ainsi surtout l'obliquité de l'utérus. Quoiqu'il en soit, j'ai observé toute une série de présentations du front dans le cas de bassin large, chez des femmes où auparavant l'accouchement s'était fait, et ou plus tard l'accouchement se fit d'une façon tout à fait normale, en présentation de l'occiput. Il n'existe pas de différence entre la primiparité et la multiparité quant à la production de cette présentation.

Le diagnostic de ces présentations est facile à poser quand on fait l'examen alternativement avec les deux mains, et cela parce qu'à l'un des côtés du bassin on arrive aux yeux, aux arcades orbitaires, à la racine du nez et au nez. Par contre, j'ai souvent vu faire des erreurs, parce qu'on n'avait examiné que d'une main. Si alors le doigt n'atteint que la bosse sanguine énorme, on ne peut en effet rien sentir des sutures et des fontanelles, et ainsi le diagnostic est difficile à poser.

Le mécanisme est souvent soustrait à l'observation par l'intervention de l'art.

La tête est presque toujours en position transversale; au niveau du plancher du bassin l'occiput se dirige le plus souvent en arrière, attendu qu'en glissant de la partie latérale étroite du bassin, il trouve place dans la concavité du sacrum. Ou bien la tête trop fortement enclavée et fixée, empêche l'occiput de glisser vers l'arrière. Alors la tête est dégagée en position transversale. D'abord l'œil antérieur et le front se montrent. La mâchoire supérieure — dont la peau porte ici des marques de pression —

Fig. 37.

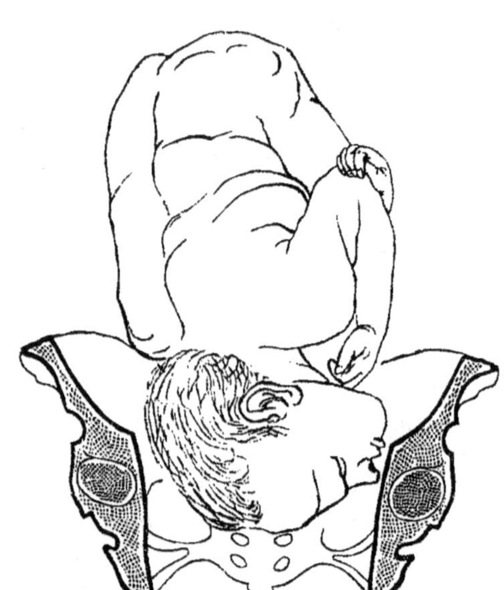

Attitude du fœtus dans la présentation du front position II.

s'appuie fortement contre l'arcade du pubis, l'occiput descend de plus en plus, et se dégage du périnée peu de temps avant la sortie du menton. A cette dernière période de l'accouchement, un mouvement d'élévation ou d'abaissement fait au moyen du forceps, ou une traction très forte exercée sur cet instrument a une grande influence.

La tête expulsée en présentation du front a une forme propre. Le front, qui n'a subi aucune contrepression, fait en quelque sorte saillie à la surface de la tête, tandis que la partie médiane de la suture sagittale, pressée contre des plans osseux, s'est incurvée.

Les accouchements en présentation du front durent très longtemps, parce que les plus grands diamètres et les plus grandes circonférences se présentent au passage du canal génital. Cette longue durée du travail est cause du développement considérable de la bosse sanguine sur la partie qui se présente.

La bosse sanguine se trouvant au front, aux yeux, au nez, donne un aspect tout spécial à la face et à la tête vue de face.

Fig. 38.

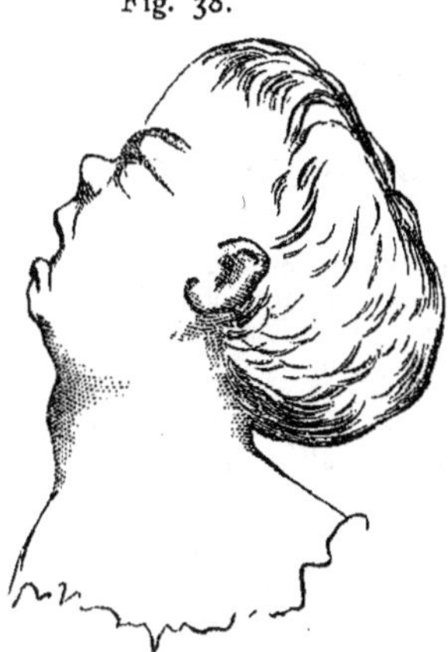

Forme de la tête expulsée en présentation du front.

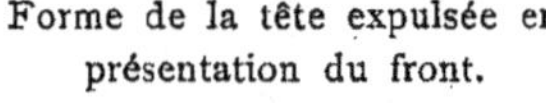

Fig. 39.

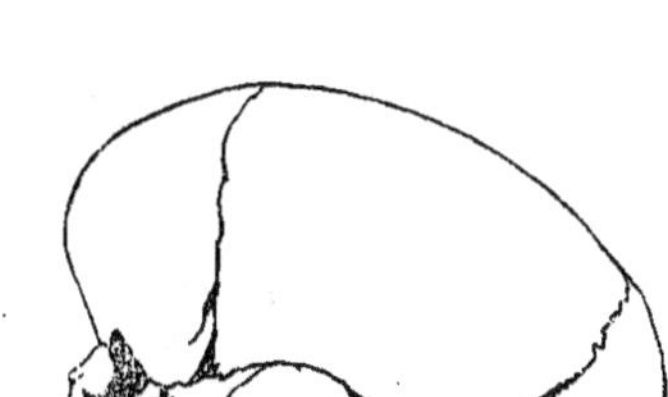

Crâne macéré d'un enfant mort pendant un accouchement en présentation du front.

En avant la tête est haute, la face bleu-rouge est excoriée, l'occiput est en quelque sorte replié sur le dos.

Par suite des grandes résistances, on est souvent obligé de terminer par l'opération. Mais l'opinion ancienne, suivant laquelle il faut dans les présentations du front faire la perforation du crâne, si une transformation en présentation de l'occiput ou de la face est impossible, est certainement fausse. J'ai déjà, malgré de très grandes difficultés, dégagé au moyen du forceps un grand nombre d'enfants vivants qui s'étaient présentés par le front. Il est cependant vrai que le périnée se déchire très facilement dans ces présentations.

Chapitre cinq.

Forceps au détroit inférieur et protection du périnée.

Faiblesse des douleurs. Influence psychique sur les contractions. Examen. Position oblique. Indications du forceps. Dangers pour l'enfant, dangers pour la mère. Oedème. Rigidité de la vulve. Maladies du cœur. Eclampsie. Conditions pour l'application du forceps. Préparatifs. Introduction du forceps. Articulation. Tractions. Rotation de la tête au moyen du forceps. Lésions de l'enfant, lésions de la mère. Rupture du périnée. Protection du périnée, suture du périnée. Perforation et cranioclasie la tête se trouvant au détroit inférieur.

Si la tête a passé la marge du bassin, si sa plus grande circonférence se trouve dans la cavité du bassin, les contractions utérines la poussent vers l'ouverture inférieure fermée par des parties molles. Si l'on songe que chez la primipare, même le doigt qui fait le toucher éprouve de la résistance, que des aponévroses, s'étendant d'une saillie osseuse à l'autre, servent de soutien et de moyen de fixation aux parties molles externes, et que ces parties molles sont elles-mêmes assez fermes, on ne doit pas s'étonner que la tête trouve ici un arrêt que les douleurs ne parviennent souvent pas à vaincre.

Il n'est pas nécessaire de spécifier ces résistances, la tête n'est nulle part arrêtée d'une façon isolée — la partie de la tête qui descend est presque ronde — mais elle doit distendre les parties molles de tous les côtés et les refouler contre le support osseux, pour se former un canal.

Pour cela l'utérus et la presse abdominale doivent agir énergiquement. L'utérus est, à présent, de moindre importance, car l'enfant se trouve déjà à moitié en dessous de la partie de l'utérus qui est en état de développer une force considérable. La presse abdominale a une importance beaucoup plus grande. Elle seule est en état d'opérer le dégagement de l'enfant. Pendant l'intervalle des contractions utérines, la femme peut faire avancer l'enfant. Sans aucun doute l'effort volontaire de la mère et l'effort involontaire de l'utérus marchent ordinairement de pair, de façon que si l'utérus se contracte, la presse abdominale entre également en action.

Si le travail commun ne produit pas ce que, d'après l'expérience, on est en droit d'attendre de lui, nous parlons de faiblesse des douleurs. Cette faiblesse peut être involontaire si l'utérus cesse ses contractions; elle peut également être volontaire si la mère empêche la presse abdominale d'agir convenablement. A cette dernière période de l'accouchement la femme en travail a donc une grande influence sur l'intensité des douleurs. Si d'un autre côté le médecin a de l'influence sur la femme en travail, il pourra augmenter ou diminuer l'activité des contractions. Dans beaucoup de cas on peut en encourageant la femme par la parole, améliorer les douleurs et les rendre régulières. Une primipare p. ex., engagée au moment opportun à presser énergiquement, peut en contractant volontairement la presse abdominale, accélérer l'accouchement et le terminer spontanément. On peut d'un autre côté, en empêchant une multipare à bassin rétréci de presser trop tôt, la préserver d'une rupture utérine et lui épargner ses forces pour le moment où elle doit les appliquer. Si aujourd'hui on ne reste plus auprès d'une femme en travail, en l'encourageant par la parole, pendant 7 jours et 7 nuits comme le faisait de la Motte, il est cependant indubitable que la présence d'un médecin en qui on a pleine confiance, peut produire de grands effets par influence psychique. Il est certain que l'action des douleurs est soumise à des influences psychiques. Ainsi maintes primipares désespérées commencent, dès qu'elles entendent cliqueter le forceps, à presser très fort, alors qu'auparavant cela leur avait semblé complètement impossible. On observe souvent dans les cliniques, que les touchers maladroits et trop souvent répétés des élèves rendent les douleurs plus mauvaises et les font même complètement cesser. L'influence psychique n'est point du tout à mépriser, et mainte vieille accoucheuse expérimentée tient son succès, précisément à l'influence rassurante qu'inspire l'entière confiance qu'on a en sa façon d'agir.

S'il faut examiner le moins possible, il n'en est pas moins vrai qu'à des temps déterminés l'exploration est indispensable. Ainsi surtout — abstraction faite du premier examen fait pour établir le diagnostic — après la rupture de la poche des eaux. Un bras ou une partie du cordon peuvent avoir fait procidence et exiger une intervention immédiate. Si la tête se trouve depuis longtemps dans l'excavation du bassin, alors un examen interne répété est nécessaire, surtout lorsqu'à l'auscultation les bruits du cœur ne s'entendent pas distinctement et ne sont pas d'une fréquence normale. Si p. ex. la femme en travail se jette beaucoup de côté et d'autre, si le dos de l'enfant n'est pas bien situé, ou si le médecin — ce qui peut arriver — n'est pas très fort en auscultation, alors on doit souvent contrôler par le toucher. Avant de laver le doigt avec lequel on a fait le toucher, on doit l'examiner soigneusement, pour voir s'il ne porte par hasard la coloration brun-jaunâtre du méconium. J'ai déjà vu plusieurs fois du méconium au doigt dans des cas d'accouchements complètement normaux, même dans ceux terminés rapidement, et cela sans qu'il me fût possible de découvrir un danger même éloigné pour la vie de l'enfant. Je n'ai pu établir pourquoi précisément dans ces cas l'enfant vint en danger.

Si dans le cas de mauvaises contractions utérines l'accouchement subit un véritable arrêt, ou s'il faut seulement un temps plus long que d'habitude pour que l'occiput arrive en avant, alors le médecin trouvera, s'il fait le toucher pour se rendre compte du motif du retard, la tête en position oblique, et maintes fois, suivant la manière dont elle est engagée dans le bassin, à peu près en position transversale. La petite fontanelle se trouve en arrière ou immédiatement en-dessous de la branche descendante du pubis, l'occiput est en quelque sorte retenu ici, le côté large de la tête se trouve contre la paroi antérieure du bassin, et malgré les contractions, la rotation de l'occiput vers l'avant et le bas ne se fait pas.

Cette position oblique n'est donc pas une position pathologique. Il n'y a que ceci de pathologique, c'est qu'elle dure trop longtemps et que les douleurs sont trop faibles pour que le mécanisme de l'accouchement puisse se continuer. La tête reste trop longtemps dans cette position qui n'est physiologique que pour un temps déterminé. Il ne s'agit donc pas d'un phénomène actif, contraire à la règle générale, de la production d'une position défectueuse de la tête, mais bien d'un phénomène passif, de la persistance d'une période de l'accouchement, c. a. d. de la persistance d'une position de la tête qui existe nécessairement pendant le cours de l'accouchement en question.

Ce ne sont non seulement les mauvaises contractions utérines, mais aussi d'autres conditions qui ont de l'importance quant à la persistance de la position oblique.

Au niveau de la région de la partie la moins large du bassin il peut se produire un enclavement complet de la tête. L'occiput pousse devant lui toutes les parties molles, le vagin, et maintes fois même la lèvre antérieure du col tuméfiée. Par suite, la progression de l'occiput vers l'avant et le bas est entravée. L'occiput n'est pas en état de vaincre la résistance que lui oppose ce bourrelet qui devient de plus en plus volumineux. Plus haut nous avons dit que l'occiput devait descendre et se tourner vers l'avant d'une façon continue, pour pouvoir passer l'arcade du pubis. Par conséquent si l'occiput reste accroché, il doit se produire un retard dans l'accouchement. Ce retard sera surtout considérable si le bourrelet situé devant la tête est volumineux, ou si l'arcade du pubis est très étroite et pas suffisamment recourbée en dehors, car si l'arcade est très large, la tête peut également passer en position oblique.

Le front éprouve de la résistance en arrière, à la région de l'extrémité du sacrum ou un peu plus bas au coccyx. Il n'est pas rare de trouver immédiatement au-dessus de la racine du nez, une rougeur diffuse ou une marque de pression, ces lésions provenant de la résistance éprouvée.

On peut encore pénétrer avec le doigt entre la tête et le périnée, alors que pendant la contraction, la bosse sanguine est peut-être intimement appliquée sur le périnée ; une preuve que ce ne sont pas seulement les parties molles du plancher du bassin qui entravent la progression de la tête. Pendant des heures entières les contractions peuvent ainsi rester sans résultat, et on ne parvient à dégager la tête au moyen du forceps qu'en développant de très grands efforts.

On observe également une telle position oblique chez les multipares, et ici on peut parfaitement constater que cette position de la tête peut mettre un obstacle à l'accouchement. Car il n'est pas rare de voir l'accouchement se terminer rapidement, lorsqu'en introduisant la première branche du forceps, celle-ci agit comme levier sur l'extrémité postérieure du crâne et amène la tête dans le diamètre droit. Une position transversale complète de la tête, de manière que la suture sagittale corresponde au diamètre transverse, est, dans le cas de rapports normaux, à peine possible au niveau du plancher du bassin.

Une position droite absolue de la tête, où l'occiput se trouve en avant à la partie médiane, la suture sagittale complètement dans le diamètre droit et où il n'est possible, au toucher, de faire le diagnostic de la position que par la constatation du chevauchement des pariétaux, est également très rare. Cette position rare de la tête est certainement liée à une arcade du pubis très étroite.

Indications du forceps.

Toutes ces causes d'un ralentissement de l'accouchement ne rendent pas par elles-mêmes une intervention nécessaire, mais à

la rigueur, la terminaison par le secours de l'art n'est indiquée que
lorsque, comme le dit *Boër*: «il survient du côté de la mère où de
l'enfant, ou des deux à la fois, des situations dangereuses qui rendent une accélération de la marche de l'accouchement absolument
nécessaire.»

Nous devons reconnaître que nous ne sommes plus aujourd'hui
ni aussi irrésolus ni aussi sévères que *Boër*. Grâce à la sûreté que
donne l'antisepsie moderne, nous employons un peu plus souvent le
forceps. Si nous savons parfaitement bien que par l'attente tels
ou tels dangers surviennent, mais que pour les éviter nous avons
des méthodes prophylactiques sans danger, il serait absurde d'attendre jusqu'à ce que ces dangers se soient réellement produits.
Celui qui attendrait toujours jusqu'à ce que les battements du cœur
de l'enfant se soient manifestement ralentis, ou bien blesserait la
mère, en opérant en trop grande hâte, ou bien sacrifierait l'enfant,
en opérant trop lentement.

C'est pourquoi nous appliquerons déjà le forceps lorsque la
marche de l'accouchement est arrêtée, c. a. d. lorsque malgré un
temps long, ou malgré les douleurs les plus fortes et la meilleure
coopération de la mère, on ne constate pas de progrès. L'opération habilement exécutée est sans danger, et que de fois, en se
bornant à une expectation pédantesque, n'arrive-t-on pas finalement
à dégager un enfant mort, qu'on aurait certainement pu sauver!

Rien que par des considérations humanitaires on se voit
quelquefois obligé de raccourcir la durée de l'accouchement, lorsque les douleurs sont trop grandes et que le résultat des contractions est trop lent à se manifester. Même de l'état de l'esprit,
de l'énorme excitation nerveuse, qui dans certains cas fait presque l'impression d'une manie, on peut tirer l'indication de faire
bénéficier la femme en travail torturée, du bienfait de la délivrance
immédiate.

Il y a toujours eu de tout temps des médecins qui se décident
plus vite à l'opération que d'autres. Je ne rappelle que le contraste
entre *Ossiander* et *Boër*. Et tout praticien sait que des circonstances
accessoires emportent souvent la balance.

Dans chaque cas en particulier, c'est la conscience de chacun
qui doit décider s'il existe une indication générale pour l'intervention ou non.

Des indications spéciales sont plus rarement le motif d'application de forceps. Je ne considère pas comme exact de diviser
ces indications en absolues et relatives. Il y a une indication ou
il n'y en a pas!

Mais on peut comprendre l'indication de cette façon ci: le forceps doit être appliqué, lorsque pour la mère ou l'enfant il existe ou il y a imminence de dangers, qui exigent la terminaison de l'accouchement.

Dangers pour l'enfant.

Si l'enfant court des dangers, on constate les phénomènes suivants: la poussée avec les pieds ou l'agitation du fœtus, l'expulsion de méconium et le ralentissement des bruits cardiaques.

Si l'on ouvre, sous l'eau, le ventre d'un animal au terme de la gestation et si l'on écrase les cordons ombilicaux au moyen de pinces à clamp, les fœtus restent tranquilles pendant un temps court, puis ils deviennent agités, et après seulement ils font des essais d'inspiration et meurent.

De même, on remarque très souvent qu'avant de mourir les enfants sont très remuants. Certaines mères qui s'observent très scrupuleusement, indiquent même souvent, que l'enfant s'est d'abord remué très énergiquement et qu'ensuite il est devenu complètement tranquille. Un mouvement violent de l'enfant constaté par la joue, en auscultant, ou par la main, en palpant, engagera donc le médecin à ausculter minutieusement.

Un autre effet de la surcharge du sang fœtal par l'acide carbonique, c'est une excitation centrale, qui de son côté conduit à des contractions intestinales et à l'expulsion de méconium. La paralysie du sphincter anal, existant dans l'intoxication, favorise ce phénomène. De même la pression sur la tête peut avoir une certaine action; du moins on remarque souvent, que pendant les applications de forceps il s'écoule du liquide amniotique contenant du méconium, quoique avant et après les bruits du cœur restent normaux.

On doit certainement admettre, qu'une intoxication passagère par l'acide carbonique peut se produire. Elle doit être attribuée à la pression directe ou au tiraillement du cordon ombilical enroulé autour du cou ou se trouvant devant la tête. Quand cette pression cesse, peut-être à la suite d'un mouvement de l'enfant, l'état normal se rétablit. Il n'est pas possible de donner une autre explication pour les cas positivement rares, où l'eau de l'amnios contient du méconium, l'enfant étant bien portant; ou pour ceux où pendant le cours de l'accouchement on constate, au doigt avec lequel on a examiné, la présence d'un peu de méconium, quoique l'auscultation faite immédiatement accuse des bruits du cœur normaux.

5*

Si les bruits du cœur diminuent successivement, sans se remettre pendant l'intervalle des douleurs, les enfants sont en danger d'intoxication par l'acide carbonique. Dans des circonstances sinon normales, ce ralentissement se fait tard, peut-être après que beaucoup d'autres indications ont déjà exigé la terminaison de l'accouchement. Je crois que les applications de forceps faites seulement parce qu'il y a ralentissement des bruits du cœur, sont les plus rares.

Une accélération soudaine des bruits du cœur est également critique. Dans le cas d'auscultation systématique, on peut souvent démontrer que le ralentissement des bruits du cœur est précédé d'une accélération. Il me semble que cette accéleration doit toujours se produire, mais que par suite de sa courte durée elle passe inaperçue, tandis que le ralentissement qui dure jusqu'à la mort se constate plus facilement.

Ceci serait d'accord avec les expériences physiologiques.

Dangers pour la mère.

Si l'accouchement dure trop longtemps, les douleurs peuvent à la fin complètement cesser, car la femme en travail n'est plus en état d'aider en pressant, elle est tellement exténuée et désespérée, qu'indifférente à tous les conseils et à toutes les exhortations, elle ne fait plus aucun effort.

Très souvent aussi l'utérus devient tellement sensible, que la palpation est complètement impossible; il se développe un état qu'on ne peut pas appeler tétanos de l'utérus, mais qui est presqu'équivalant à une douleur faible et permanente. Dans de tels accouchements qui se prolongent outre mesure, il se développe souvent de l'oedème de la vulve, oedème que l'on trouve chaque fois que la tête reste très longtemps dans le bassin.

Alors une forte fièvre est particulièrement critique. Dans le cas d'infection septique développée pendant l'accouchement, on constate une fièvre qui s'élève graduellement, le ventre devient sensible comme au début d'une péritonite. Les contractions peuvent, par suite de l'affection septique de l'utérus, complètement cesser comme dans la rupture utérine. Ces cas sont excessivement défavorables au point de vue du pronostic. Si l'on réussit à exprimer le placenta et si le danger le plus proche est éloigné par la cessation de l'hémorragie, il se développe cependant rapidement une infection septique générale qui conduit à la mort. On observe particulièrement des cas négligés semblables dans la pratique d'accoucheuses malpropres, vieilles, indifférentes, qui se fient aux forces de la nature et qui récusent l'adjonction d'un médecin comme une honte.

Si dans le cas de fort oedème il n'existe pas de fiévre, le danger n'est pas grand. Les fortes dilatations variqueuses des grandes lèvres ne rendent non plus réellement plus difficile le dégagement de la tête. Même le soi-disant thrombus du vagin n'est pas, d'après mon expérience, en corrélation avec les varices des parties génitales externes.

Dans des circonstances rares l'obstacle à l'accouchement réside dans la rigidité de la vulve. Alors la bosse séro-sanguine sort de la vulve par pression, comme précédemment elle sortait de l'orifice utérin, et à chaque contraction le périnée bombe et l'ouverture vulvaire remonte un peu. Avec le doigt on ne peut pénétrer que peu profondément entre la tête et le périnée. L'obstacle à l'accouchement tient seulement aux parties molles: ici de nouveau le plancher du bassin semble bien dilatable in toto, mais la vulve est extrêmement rigide. Si l'on ne recourt pas à l'opération, il se produira certainement une grande déchirure. A l'intérieur le vagin est peut-être déjà déchiré, et si la vulve cède, se rompt, le périnée se déchire jusqu'à l'anus, en un mouvement. En tout cas on fera mieux de dégager la tête au moyen du forceps, après avoir fait éventuellement des incisions latérales, que de laisser l'accouchement se terminer par les contractions violentes.

Nous tirons d'autres indications de l'état général de la femme en travail. Ainsi nous savons que les maladies du cœur ou la dyspnée dans le mal de Bright, les exsudats pleurétiques ou péricardiques conduisent, si l'accouchement dure longtemps, à des troubles de compensation, à la cyanose, à l'imminence de l'oedème pulmonaire et à l'intoxication par l'acide carbonique. Les douleurs d'expulsion sont particulièrement dangereusses.

Aussitôt que les conditions pour l'application du forceps existent, on délivrera donc une femme en travail atteinte de dyspnée avec affection du cœur. C'est ainsi que par une seule traction, j'ai fait l'extraction d'un enfant situé au-dessus du détroit supérieur, chez une femme atteinte d'affection cardiaque et déjà sans connaissance. Après l'accouchement l'état s'améliora bientôt.

Par contre, les femmes phtisiques en travail supportent mieux l'accouchement. J'ai souvent été étonné combien l'acte de l'accouchement était relativement bien supporté par des femmes chez lesquelles

il existait de grands ravages dans les poumons. Je n'ai pas vu
d'hémorragies pulmonaires pendant les douleurs expulsives. Néanmoins on se décidera assez tôt à appliquer le forceps chez une
parturiente phtisique, pour lui épargner autant que possible de
travail et d'épuisement.

Dans l'éclampsie on appliquera toujours le forceps, si on a
l'espoir de terminer ainsi l'accouchement vite et sans danger. L'influence favorable qu'on obtient par l'évacuation de l'utérus est
connue. Mais d'un autre côté on ne doit pas se laisser aller à une
intervention trop hâtive, c. a. d. avant que les conditions pour l'application du forceps ne soient remplies. J'ai vu plusieurs cas où
finalement il était impossible de dire si la mère avait succombé à
l'anémie aiguë, à l'urémie ou à l'empoisonnement par la morphine
et le chloroforme. Comme le plus souvent l'enfant extrait était
mort, il aurait mieux valu faire la perforation et ne pas forcer une
application de forceps, la tête étant au détroit supérieur et les organes génitaux n'étant pas dilatés. L'hypertrophie du col,
développée d'une façon aiguë pendant le travail, empêche souvent la progression de l'accouchement; de sorte que pour écarter le
danger que court par là l'enfant, on doit appliquer le forceps.
Des tumeurs des parties voisines ou de l'utérus rendent de même
souvent les accouchements difficiles. Comme nous le verrons plus
loin, une application de forceps est souvent le procédé le moins
dangereux de terminer l'accouchement dans ces cas, comme aussi
dans le cas de placenta prævia, de procidence du cordon ou de
rupture utérine.

Si une complication se présente pendant l'accouchement, on
doit toujours se poser la question: faut-il intervenir, faut-il terminer l'accouchement? Si la réponse est affirmative et si la période
de l'accouchement permet une application de forceps, cette application est indiquée. Il nous est ainsi possible théoriquement de
trouver un grand nombre d'indications semblables, et dans les anciens traités nous en trouvons indiqué toute une quantité, p. ex.
l'hyperémésie, le prolaps du vagin, la cysto-rectocèle, la mort
subite pendant l'accouchement, les hernies irréductibles, des psy-
choses qui se déclarent, la rétention d'urine dans le cas d'impossibilité de faire le cathétérisme. Une série de ces indications seront
discutées dans les chapitres suivants.

Conditions d'emploi.

Comme conditions d'application du forceps on désigne depuis l'antiquité: le col de la matrice doit être dilaté, les membranes de l'œuf doivent être rétractées au-dessus de la tête, et la tête doit être dans une position propre à permettre l'application du forceps (zangenrecht) c. a. d. se trouver fixée sur le détroit supérieur ou engagée dans l'excavation. Toutes ces conditions doivent être remplies pour la plupart des cas. Néanmoins il faut admettre des exceptions.

Ainsi l'orifice externe déjà complètement dilaté peut se refermer de nouveau, ou il peut ne pas être complètement ouvert, mais tellement mou qu'il n'oppose aucune résistance à la tête. D'un autre côté, dans le cas d'orifice utérin non dilatable on risque de provoquer les plus grandes lésions. Une application de forceps faite inopportunément, peut être cause de mort par hémorragie ou par septicémie, se développant à la suite des énormes plaies contuses produites.

Si les membranes de l'œuf entouraient encore la tête, on détacherait le placenta et on provoquerait une hémorragie. La coïncidence de cette hémorragie avec les tractions démontre son origine. En tout cas, on ne peut s'imaginer le détachement du placenta que lorsqu'il est inséré très bas, car si l'on considère les rapports mécaniques, on ne peut enlever les membranes de l'œuf en tirant, que si la force de traction est dirigée de manière à former un angle avec leur base. Si l'on voulait détacher les membranes de l'œuf par une traction parallèle à leur surface, elles se déchireraient sans aucun doute plus facilement. On n'a qu'à coller deux bandes de papier l'une sur l'autre au moyen d'un peu d'eau, il est presqu'impossible de séparer ces bandes si la force est appliquée parallèlement. Mais si le placenta est inséré très bas, le forceps poussé vers le haut presse les membranes de l'œuf contre la tête, et arrache déjà le placenta de sa base avant qu'on ne commence les tractions. En tout cas cet événement est très rare, d'après ce qu'on peut lire.

Je n'ai pas vu un seul cas où l'hémorragie se produisit indubitablement de cette façon. Il est vrai que j'ai vu quelquefois une forte hémorragie se produire pendant les tractions. Autrefois on indiquait ici comme règle d'enlever le forceps, de contrôler par le toucher, de s'éclaircir sur la cause de l'hémorragie et d'écarter les membranes de l'œuf de la tête. J'ai au contraire terminé l'opération rapidement et j'ai toujours obtenu de bons résultats.

Préparatifs.

Plus haut nous avons parlé en détail des préparatifs pour l'accouchement. Il faut toujours préalablement faire le lavage des parties génitales externes et éventuellement une irrigation. Ensuite l'opérateur — du moins chez une primipare — met dans un vase contenant une solution phéniquée, des aiguilles, de la soie et des ciseaux; il lave encore le forceps, le met dans une cuvette contenant une solution phéniquée, d'où il le retire pour l'introduire dans le vagin mouillé dégouttant, et non pas d'abord essuyé, puis huilé.

Si l'on doit chloroformiser, il faut le faire la femme étant dans le décubitus dorsal habituel; la parturiente ne voit ni n'entend rien des préparatifs et est narcotisée dans la position qu'elle occupe au lit. Aussitôt que la femme est endormie, on la met dans la position obstétricale, c. a. d. en travers du lit (Querbett), le siège sur le bord du lit, les jambes soutenues par des aides ou les pieds sur des chaises.

Je conseille au commençant de choisir la position en travers du lit. On peut facilement constater, par la vue, l'état du périnée; la protection du périnée où des incisions sont faciles à faire; des lavages dans le cas de sortie de matières fécales n'offrent aucune difficulté; la traction sur le forceps peut être exercée dans toutes les directions, et après la délivrance, la région périnéale peut être examinée rapidement et facilement.

Dans la position en travers du lit il faut beaucoup d'aides; au moins trois, dont deux tiennent les jambes et dont le troisième éclaire.

Si on n'a pas ces aides sous la main, on choisit la position dans laquelle la femme est placée obliquement dans le lit (halbes Querbett); une jambe se trouve dans le lit, l'autre est soutenue et les parties génitales dépassent un peu le bord du lit.

Si d'après les prévisions la tête est petite, et s'il s'agit d'une multipare, on peut opérer, la femme étant couchée de son long dans le lit. De semblables tours d'adresse sont fortement à déconseiller au débutant. Il ne réussira peut-être pas à dégager la tête, et alors il devra tout de même faire prendre à la femme la position obstétricale. Rien ne fait plus mauvaise impression qu'un changement de position pendant l'opération. Le médecin paraît incertain, pressé et embarrassé; la confiance se perd. Le vulgaire questionne et critique, la réponse distrait l'opérateur. Le médecin laisse facilement échapper un mot inquiétant ou désobligeant. Tout ceci est facilement évité, si dès le début on choisit la position qui est toujours la meilleure et la plus certaine.

Introduction et articulation du forceps.

L'opérateur saisit, de la main gauche, la première cuiller, la cuiller gauche, la cuiller se plaçant à gauche, ou bien à pleine main, ou comme une plume à écrire. Le manche est tenu à peu près verticalement, un peu penché vers la région inguinale droite.

Fig 40.

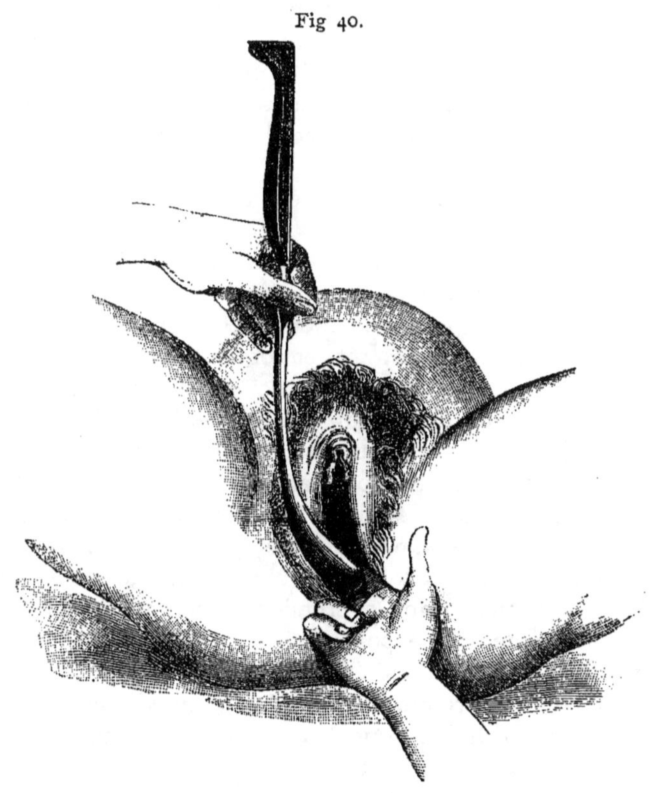

Application de la première branche du forceps.

On introduit ensuite deux doigts dans la vulve immédiatement au-dessus de la commissure postérieure, et on les conduit jusqu'à la plus grande circonférence de la tête. Les doigts suivent le même trajet que celui que doivent suivre plus tard les cuillers du forceps, c. a. d. qu'ils sont dirigés vers l'aile du sacrum, comme s'ils voulaient indiquer la partie la plus profonde de la concavité de la partie supérieure de l'aile du sacrum. Les doigts se touchent de façon à ce que le doigt inférieur se trouve plus vers la partie médiane et proémine par rapport au doigt supérieur. On forme ainsi une espèce de gouttière. On met le bec de la cuiller dans cette gouttière et on le glisse vers le haut en suivant celle-ci. La face interne de la cuiller avance parallèlement à la surface de la tête. Le mors décrit un cercle concentrique à l'occiput, dont le rayon ne comporte pas beaucoup plus de $4^{1}/_{2}$ cm.

Aussitôt que le bec a dépassé la plus grande périphérie de la tête, le forceps avance facilement; souvent une légère pression sur les manches suffit pour provoquer cet avancement. Si pendant cette pression l'extrémité inférieure — le manche — est poussée en arrière, l'extrémité supérieure — le mors — doit venir en avant vers la partie latérale du bassin. Le bec du forceps exécute ainsi une espèce de mouvement spiral.

La deuxième cuiller est glissée vers le haut de la même manière.

Aussitôt qu'on éprouve des difficultés pour l'introduction, on retire quelque peu l'instrument, on relève le manche, et on presse le mors contre les doigts conducteurs. Les commençants abaissent habituellement le manche trop tôt, et cognent par suite contre la tête avec le bec. On évitera très bien ceci en se rappelant constamment que le mors doit décrire un cercle assez petit. Si l'introduction ne réussit pas, cela tient à ce que la tête volumineuse, déjà engagée très profondément, remplit complètement l'excavation. Alors on doit essayer d'introduire la cuiller un peu plus en avant ou en arrière. C'est ainsi que dans deux cas, je dus introduire la cuiller en avant, à l'extrémité du diamètre oblique non occupé par le diamètre fronto-occipital. Dans la première position c'est la deuxième branche, dans la deuxième position la première branche qui souvent cause le plus de difficultés.

Si une cuiller sort plus des parties génitales que l'autre, on la pousse en avant jusqu'à ce que les parties de l'articulation soient exactement vis-à-vis l'une de l'autre.

Si le forceps a été introduit de la façon qui vient d'être décrite, les deux cuillers se trouvent aux côtés des corps des vertèbres sacrées et la face interne des cuillers regarde en dedans et en avant. A présent le forceps doit être conduit vers les parties latérales du bassin, de manière à ce qu'il saisisse la tête et que les parties de l'articulation puissent être emboîtées. Si la tête est en position complétement droite ou presque droite, on se contente d'abaisser fortement les manches. Par cette manœuvre le bord antérieur de la cuiller, se frayant le chemin comme un coin, arrive au côté de la tête. Si l'articulation est encore impossible, on fait, en même temps que des mouvements de levier, un mouvement de rotation et cela de la façon suivante : on tourne l'une vers l'autre les faces internes des manches encore dirigées vers le le bas, pendant qu'on abaisse les manches. Par là, le bord antérieur de la cuiller presse contre la tête et pousse, si la tête n'est pas trop fortement serrée, le diamètre fronto-occipital dans le diamètre droit du bassin. Le résultat est souvent très probant chez des multipares. Si l'obstacle à l'accouchement tient ici à la position oblique, et si un semblable mouvement de levier rectifie la position de la tête, pendant que l'action dynamique du forceps provoque une douleur, la tête est dégagée avant qu'on ne fasse une traction. C'est ainsi que Mme *Lachapelle* dit tome I p. 69 : «Bien souvent le seul effort (tout léger qu'il est) nécessaire pour unir les branches ou pour les décroiser, a suffi, sous mes mains, pour ramener ces branches sur les côtés, et en même temps faire rouler la tête. Quelquefois même le placement d'une branche a suffi pour occasionner cette rotation; enfin, dans le plus grand nombre des cas en tirant simplement sur le forceps obliquement placé, j'ai vu la tête tourner avec l'instrument en même temps qu'elle avançait vers l'extérieur.»

Fig. 41.

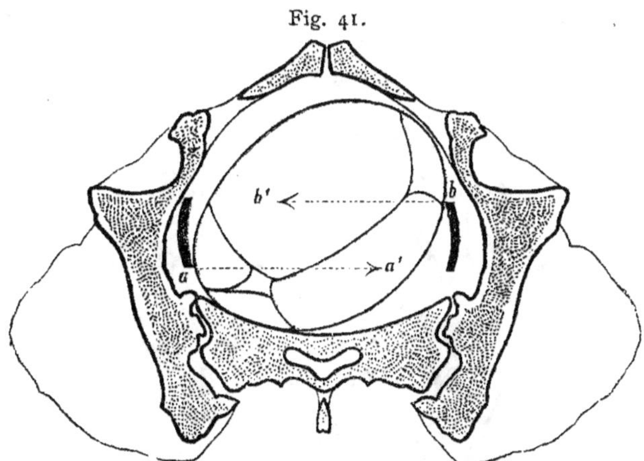

Action automatique directrice du forceps.

La fig. 41. représente la manière en quelque sorte automatique, suivant laquelle le forceps amène la tête en position droite. Si le forceps est introduit sans tenir compte de la position de la tête, alors l'une cuiller se trouve exactement à droite, l'autre exactement à gauche. La cuiller gauche presse par son bord antérieur au niveau de *b* dans la direction de *b'*, la cuiller droite presse en *a* dans la direction de *a'*. Par là, la tête doit être amenée en position droite. Si l'on applique ainsi le forceps, alors avant que la 2ᵉ cuiller ne soit en place, la gauche, la première, doit déjà exercer une pression en *b*. Mainte tête — comme il est dit dans le livre de Mᵐᵉ *Lachapelle* — obéit à cette pression; elle se met en position droite, et ne présente plus alors à l'arcade du pubis le large côté, mais l'occiput. L'action dynamique du forceps, c.a.d. l'excitation aux contractions, produit énergiquement son effet, et la tête mise en bonne position par des mouvements de levier, est pressée au dehors par les douleurs. Ce résultat favorable n'est pas rare chez les multipares. Si l'on introduit également la deuxième cuiller, celle-ci en agissant en *a* amènera de même automatiquement la position droite de la tête. En articulant le forceps et en y exerçant des tractions, on provoquera plus encore le redressement de la tête. Dans beaucoup de cas on n'a pas aussi facile. La tête est placée obliquement et est fixée. Si l'on essaie d'articuler le forceps, les manches largement ouverts indiquent déjà que la tête n'est pas prise par ses régions latérales, et qu'elle n'a pas non plus la moindre tendance à suivre la pression, vers la position droite, du forceps. **Alors la tête ne se tournant pas suivant le forceps, l'accoucheur doit tourner le forceps suivant la tête;** il doit appliquer le forceps obliquement. Le forceps appliqué transversalement peut être amené obliquement.

Fig. 42.

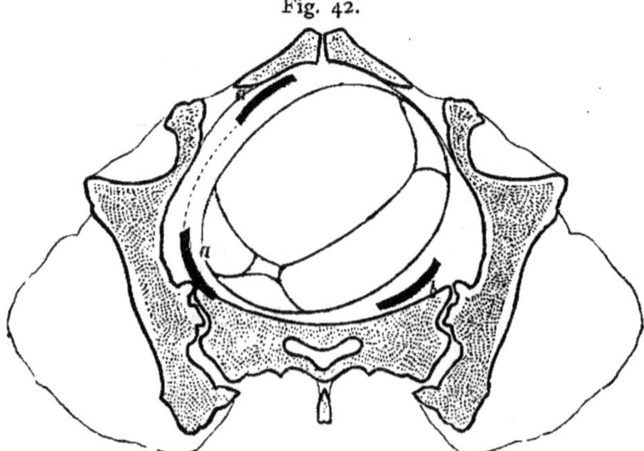

En *a* et *b*: position primitive des cuillers du forceps après l'introduction; la cuiller *b* reste en place. Pour saisir la tête transversalement, la cuiller *a* est conduite vers *a'*.

On voit maintenant — si auparavant la position de la tête ne le faisait déjà pressentir — par le fort écartement des manches du forceps, que la tête est saisie transversalement et qu'ainsi la position droite n'est pas encore atteinte. Si maintenant on extrayait par la force brutale, sans tenir aucun compte de la position de la tête, il faudrait une force énorme et on provoquerait de grandes lésions. Il est assurément beaucoup plus rationnel de tirer en imitant le mécanisme naturel. Mais pour cela la tête doit être bien saisie, le forceps doit être appliqué sur les régions latérales (oreilles) de la tête. Comme la tête se trouve dans un des diamètres obliques, le forceps doit se trouver dans l'autre. Si l'on a ainsi diagnostiqué une première position, on désarticule le forceps et on conduit avec précaution la cuiller *a* en *a'*; la cuiller *b* reste là où elle se trouvait primitivement.

Si l'on ne connaît pas exactement la position de la tête, si l'on n'a pu la reconnaître à cause de la présence de la bosse séro-sanguine, la sensation (comme le dit *Boër*) provoquée à la main par l'instrument n'échappera pas au médecin, c. a. d., en tirant sur le forceps, on sentira comment il veut se placer et comment il s'adapte à la tête. On articule les manches dans cette direction et on aura agi correctement, si en articulant et en tirant à nouveau, les manches sont moins écartés qu'auparavant. Alors on a la preuve certaine que la tête est bien saisie, que le forceps se trouve ainsi appliqué sur les régions latérales de la tête et non sur le front et l'occiput.

Boër cité plus haut dit très bien «En procédant convenablement l'opérateur est le plus souvent déjà averti par la nature, qui par l'abaissement ou l'élévation de la tête qui avance, donne au forceps y appliqué une direction appropriée, et conduit ainsi en quelque sorte les mains de l'accoucheur intelligent».

On peut naturellement, quand il est possible de diagnostiquer exactement la position oblique de la tête, immédiatement amener en avant dans la première position la cuiller droite, dans la seconde la cuiller gauche. Mais il m'a semblé plus pratique d'enseigner et de pratiquer une méthode unique d'application. La mise en position oblique, qui souvent n'exige pas un grand changement dans la position des cuillers, est presque plus facile à exécuter lorsque la cuiller est déjà enfoncée profondément. Car une concordance mathématique de la face intere des cuillers avec la région latérale de la tête, un appui complet des cuillers sur les oreilles, n'existe pas le plus souvent. Le forceps a presque toujours saisi un peu obliquement.

C'est seulement lorsqu'on exerce des tractions que la tête se tourne de plus en plus dans le forceps.

La situation de la tête et du forceps est le plus souvent la suivante: la moitié antérieure de la tête est tellement abaissée, qu'ici le forceps saisit beaucoup plus vers la face qu'en arrière. Pour

presque chaque application ordinaire de forceps au détroit inférieur
dans le cas de présentation du sommet, la marque de forceps
caractéristique est une empreinte du bord du bec sur le frontal antérieur. C'est à ce niveau que la force de traction agit le plus, et une
partie de cette force de traction se transforme en force de pression
et repousse le front plus vers le milieu. L'autre extrémité qui se
trouve sur le côté postérieur de la tête, plus éloignée de la face, à
peu près à la région des oreilles, agit de même. Si à ces deux
points de contact les mors du forceps exercent une pression, la
tête doit, si un mouvement est possible, mieux s'adapter dans la
courbure céphalique du forceps.

Tractions.

Après avoir articulé le forceps, on s'assure par le toucher que
les cuillers se trouvent sur la tête, on fixe les cuillers en tirant sur
les manches, et on essaie, si en tirant fortement la tête est retenue.
Si les manches sont fortement entr'ouverts, s'ils font ressort dans
la main qui opère, et si la distance entre l'articulation et la tête
dépasse la longueur d'un doigt, alors la tête ne se trouve pas
dans la courbure céphalique; le forceps est sur le point de déraper.
Dans ce cas on le désarticule et on repousse les cuillers l'une
après l'autre vers le haut, après avoir préalablement relevé
les manches.

On opèrera le plus facilement en appliquant la main droite
sur l'articulation, le pouce se trouvant en-dessous, les quatre doigts
au-dessus de l'articulation. Dès qu'on relève les manches, on soulève quelque peu la main et on la glisse autour de l'articulation de
manière qu'on puisse, à présent, refouler les manches vers le haut
avec la face palmaire de la main regardant en haut. La main est
ainsi en hyperextension et sa face dorsale forme avec l'avant-bras
environ un angle demi droit. Lorsque les opérations se font, la
femme étant couchée de son long dans le lit, le coude est
appuyé sur le lit; ou si la femme est couchée en travers du
lit, sur le genou de l'opérateur agenouillé sur une jambe. De cette
façon l'avant-bras peut rester en place pendant longtemps, et dans
le cas de fortes contractions se produisant soudainement, il peut
facilement retenir la tête. Avec la main gauche on peut toujours
faire le toucher et s'assurer de la progression de l'accouchement,
ou exécuter les manœuvres nécessaires pour la protection du périnée.

Mais si dans des opérations difficiles on a besoin des deux
mains, la main gauche se met toujours derrière la main droite. S'il
est nécessaire de faire un toucher ou de surveiller le périnée, on

retire la main gauche; la main droite appliquée depuis le commencement sur l'articulation, conserve sa place jusqu'à ce que l'opération soit complètement terminée. De cette façon on évite le changement, toujours gênant, des mains sur le manche, et on ne retient jamais la tête avec la seule main appliquée à l'extrémité inférieure du forceps.

Les mains doivent être placées un peu différemment si l'on emploie le forceps de *Nägele*, voy. fig. 4 page 8. Pour ce forceps les doigts de la main saisissent au dessus des „éperons" de l'articulation, de la façon indiquée dans la fig. 43.

Fig. 43.

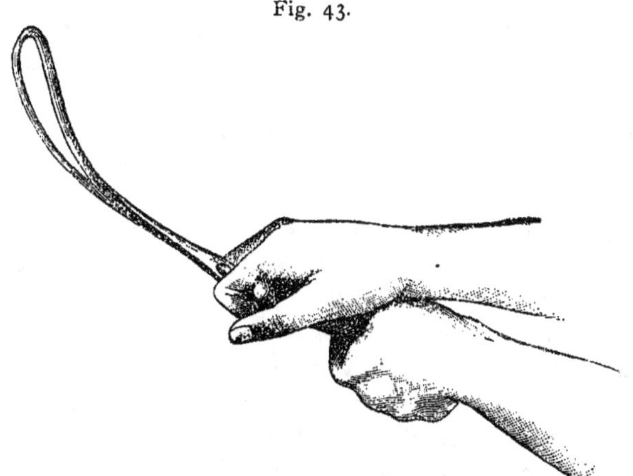

Attitude des mains pour le forceps de Nägele.

J'ai beaucoup employé les deux forceps alternativement. On opère plus sûrement de la manière décrite en premier lieu. On peut plus facilement suspendre à chaque instant la traction, que lorsque avec les avant bras tendus, plus éloigné de la parturiente, on doit développer beaucoup de force à la traction. Néanmoins chacun opérera plus tard comme il l'a appris et comme il l'a beaucoup pratiqué.

La connaissance exacte de la position de la tête acquiert à présent sa signification pratique. Si l'on sait comment la tête doit se tourner ou se tournera, on pourra favoriser le mécanisme. En conduisant les manches vers un des côtés, la moitié de la tête située de l'autre coté est naturellement avancée vers l'extérieur, et plus on abaisse les manches vers le périnée, plus une partie fixée en avant est tirée de la symphise vers le milieu du détroit inférieur du bassin.

La petite fontanelle se trouve-t-elle p. ex. à gauche, alors la
traction pour l'amener vers le milieu doit être dirigée vers la droite
et vers le bas. Les manches doivent donc être conduits dans cette
direction. Si l'on tire de cette façon, la tête est aussi bien descendue que mise en position plus droite; on aide ainsi le mécanisme
normal. Il est certain que cette traction faite toujours dans la
direction voulue, est la méthode de traction qui se rapproche le plus
de ce qu'accomplit la nature.

Les rotations de même que les mouvements de levier, de laté-
ralité, sont faux; dans les rotations on tourne le forceps **sur** la
tête mais pas **avec** la tête. Si l'on faisait tourner la tête avec le
forceps, ce serait encore pis, car on blesserait et on écorcherait le
vagin. Pour le mouvement de levier, il est exact quand il est fait
d'un côté, il correspond alors à la traction dans la direction voulue.
Mais si l'on fait le même mouvement de levier de l'autre côté
cela est faux, parce qu'on s'oppose en quelque sorte au mouvement naturel.

Si l'on ne connaît pas la position de la tête, on essaie d'abord
de tirer droit devant soi, et si l'on n'obtient pas de résultat, on tire
avec précaution une fois à droite, une fois à gauche. On constatera déjà par là quelle est la direction convenable. Par la traction dans cette direction convenable, la tête avance et les manches
du forceps écartés se rapprochent de plus en plus. La direction
de traction pour laquelle on observe ceci est toujours la bonne.
A chaque et après chaque traction, on fait rapidement un toucher,
parce que souvent après la traction on sent une partie de la tête, à
laquelle on ne ne pouvait atteindre auparavant.

Il est certain qu'il est très important de trouver la direction
de traction convenable.

Combien de fois n'ai-je pas vu que des commençants ne par-
venaient pas à faire avancer la tête, en développant une force
colossale, alors que je terminai facilement l'accouchement, en
tirant fortement vers le côté convenable. En n'observant pas exactement la direction voulue, on lutte contre les rapports naturels, en
tirant dans la direction convenable, on aide la nature.

On doit ainsi toujours tirer vers le côté où l'on veut amener l'occiput: se trouve-t-il dans la marge du bassin à gauche, on tire d'abord
fortement vers la droite et un peu vers la bas. S'il se trouve à droite, on
tire de la même façon vers la gauche. Lorsque dans des applications de
forceps difficiles il n'est pas nécessaire de se presser, il est important
de ne tirer que pendant les douleurs et de laisser passer de temps en
temps une contraction, le forceps étant ouvert. Souvent, lorsque la

tête est saisie très obliquement, les manches s'écartent après chaque traction, aussitôt que la main ne comprime plus l'articulation. Plusieurs auteurs, p. ex. aussi Mad. *Lachapelle* et *Boër* (Sieben Bücher pag. 352) conseillent dans des cas semblables, d'appliquer une ligature solide sur l'articulation. Je conseille au contraire, de favoriser plutôt cet écartement des cuillers; à chaque nouvelle articulation la tête est mieux saisie. C'est en fixant la tête au moyen du forceps que l'on empêche souvent la rotation. Si l'on attend pendant quelques contractions, le forceps étant ouvert, l'accouchement avance ordinairement d'une façon rapide et inattendue. Et précisément dans les cas d'application de forceps difficile, on observe souvent qu'après chaque désarticulation et articulation l'instrument saisit mieux, que les manches se rapprochent et que la tête descend. Dans cette désarticulation et articulation, l'effet de levier du forceps, son effet automatique qui dirige la tête en position droite, se fait surtout valoir.

Rotation de la tête au moyen du forceps.

On a divisé théoriquement l'action du forceps en une action dynamique et une action mécanique. On explique l'action dynamique du forceps par ce fait, que son application excite l'utérus à faire de nouveaux efforts plus vigoureux, ce qui est parfaitement juste. Mainte primipare désesperée, qui a déclaré tout effort impossible et qui a renoncé à faire agir la presse abdominale, fait après l'application du forceps de nouveaux efforts, et presse la tête au dehors. D'autre part on a confondu l'action dynamique avec l'action mécanique; comme je l'ai dit plus haut, dès que l'une des cuillers agissant comme levier a donné une position plus droite à la tête, l'accouchement se termine rapidement.

On a divisé de nouveau l'effet mécanique en un effet de traction, un effet de compression et un effet de redressement. Ensuite on a conclu que l'effet de traction — le remplacement du manque de pression d'en haut par la traction vers le bas — était l'effet principal, et qu'on devait bien se garder de comprimer la tête avec le forceps ou d'en changer la position de vive force. On ne peut nier que ces vues ne soient justes. Mais d'un autre côté il est clair qu'une certaine compression se produit en quelque sorte automatiquement. Car lorsqu'on exerce des tractions sur le forceps, la tête est comprimée involontairement. La preuve, ce sont les empreintes, les «marques de forceps» (Zangenmarken) qui se développent dans le cas d'extraction difficile par le forceps. Mais on ne peut tirer une preuve du fait que les manches se rapprochent. Car ce rapprochement prouve au contraire que la tête exécute graduellement entre le forceps le mécanisme physiologique, qu'elle pivote dans le forceps. Les marques doubles de forceps permettent souvent de reconnaître parfaitement que la tête a été saisie, et qu'on y a exécuté des tractions, alors qu'elle se trouvait d'abord en position oblique, puis en position droite.

On a également déclaré que l'effet de redressement, de même que l'effet de compression, n'est pas à rechercher, qu'il est faux et même dangereux. Mais d'autres auteurs, par contre, recommandent de changer au moyen du forceps, une présentation défavorable en une présentation favorable. La présentation qui entre surtout en considération ici, c'est la présentation du sinciput. Nous savons que cette présentation est, par rapport à la déchirure du périnée, d'un pronostic très défavorable. Chez les primipares à parties molles rigides, il est souvent impossible, malgré toutes les précautions, d'éviter la rupture du périnée. Il est vrai qu'ici la préparation de la vulve se fait le moins, car la tête est déjà retenue au-dessus dés parties génitales externes; c'est pourquoi la dilatation graduelle des parties molles, provoquée par une somme d'efforts séparés, manque. Pour conserver également le périnée dans ces conditions, on a appliqué le forceps, et on a fait subir à la tête une rotation autour de son axe vertical, de manière que la petite fontanelle, qui se trouvait en arrière, vint en avant. Cette manipulation est considérée avec raison comme dangereuse. Car celui qui opère maladroitement ou brutalement produira, dans le cas de tête volumineuse, d'espace restreint, des lésions énormes des parties molles. Par cette rotation les parties molles peuvent en quelque sorte être dévidées de leur base, être broyées et déchirées. J'ai vu après des opérations semblables des lésions énormes, qui furent suivies de telles inflammations que les femmes en couches y succombèrent. C'est pourquoi un grand nombre d'accoucheurs, particulièrement les Allemands, ont abandonné l'action de redressement du forceps. *Scanzoni* seul a recommandé sa «double application de forceps». Dans les présentations du sinciput il tournait le forceps — avec la tête — autour de son axe longitudinal, de façon à amener la petite fontanelle en avant. Comme après l'exécution de cette rotation la courbure pelvienne du forceps avait sa concavité tournée en arrière, et que par conséquent cette courbure et la courbure de l'axe du bassin ne correspondaient plus, le forceps était enlevé et appliqué de nouveau. L'opération se faisait ensuite suivant le type d'une application de forceps dans la présentation ordinaire du sommet. De là le nom de «double application de forceps».

Cette méthode exécutée .de la manière que je vais décrire, par une main adroite et prudente, donne d'excellents résultats. Cependant j'ai toujours craint de l'enseigner, parce que le médecin inexpérimenté pourrait occasionner les lésions mentionnées plus haut. Toutefois au lit d'accouchement je me suis si souvent convaincu des avantages de la méthode, que je ne voudrais plus interdire cette rotation.

On doit complètement renoncer à ne faire que la simple rotation de la tête, mais on doit, pendant qu'on pratique la rotation, également exercer de fortes tractions. Je procède de la manière suivante: Après avoir saisi la tête obliquement, ainsi p. ex., dans le cas de présentation du sinciput 2ᵉ position, après que la courbure pelvienne du forceps regarde à gauche, on tire avec force, en abaissant les manches, vers la gauche et l'arrière; par là l'occiput est amené au delà de l'extrémité du diamètre transverse vers l'avant et la droite. Si l'on exécute cette traction rotatoire, on ne met pas seulement la tête en position transversale, mais on descend également l'occiput. Après la traction on n'enlève pas le forceps, mais on le désarticule et on conduit les cuillers, en contrôlant attentivement avec les doigts, l'une après l'autre autour de la tête, de manière qu'à présent le forceps soit dirigé avec sa courbure céphalique vers l'autre côté (côté droit). Si l'une cuiller — la gauche — se trouve tout à fait en avant derrière la symphise, l'autre — la droite — en arrière dans la région de la synchondrose sacro-iliaque droite, on réussit à présent, en donnant une direction convenable à la traction, à amener la petite fontanelle complètement à droite en avant. La question principale dans cette méthode n'est pas seulement de «tourner», mais de tirer vers le bas et le côté opposé à l'occiput en faisant la rotation.

J'ai de cette façon rectifié toute une série de présentations du sinciput, sans que, même dans le cas de têtes volumineuses, le vagin fut déchiré. Il est vrai que l'on ne réussit à opérer de cette façon, que lorsque la tête ne se trouve pas immédiatement derrière la vulve, mais seulement lorsqu'il est possible, même pendant la contraction, d'introduire deux doigts entre la tête et le périnée.

Lésions de l'enfant.

Des lésions de l'enfant provoquées par le forceps peuvent se présenter même dans le cas de bassin complètement normal. C'est ainsi que *Michaelis* (Beob. II pag. 76) rapporte un cas, où deux

fois les os du crâne fœtal avaient été fracturés à la suite d'applications
de forceps, quoique le bassin était large, et où la femme accoucha
la troisième fois spontanément d'un enfant vivant très volumineux.

Fig. 44.

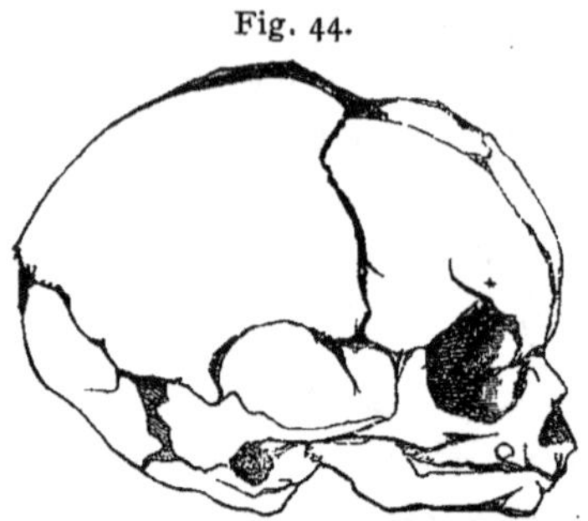

Fracture de l'arcade orbitaire droite, directement provoquée par le forceps
appliqué transversalement.

Un cas semblable est représenté dans la fig. 44. Ces lésions
sont le résultat d'applications de forceps trop violentes, lorsque la
tête est située obliquement ou presque transversalement. Si l'accoucheur prend en considération la position de la tête, s'il applique le
forceps obliquement et s'il tire dans une direction convenable, des
lésions semblables sont impossibles quand le bassin est large. Dans
le cas en question, le forceps avait saisi la tête en position transversale complète, et l'opération avait été terminée en développant
une force considérable.

Outre ces lésions, sur lesquelles nous reviendrons lorsque nous
parlerons du bassin rétréci, les «marques de forceps» sont très fréquentes. Le plus souvent on voit, imprimée par pression, une ligne
s'étendant dans la direction de la grande fontanelle vers l'arcade
orbitaire; plus rarement, et seulement lorsque la tête s'est trouvée
plus obliquement et que l'on a dû exercer des tractions plus fortes,
tout le mors s'imprime sur la peau recouvrant le frontal. Des applications de forceps mal faites peuvent provoquer des plaies comme
celles produites par instruments tranchants, et même dans le cas
où le forceps est bien appliqué la pression peut être tellement considérable, qu'il se développe une nécrose circonscrite de la peau.
Alors les cicatrices adhèrent au périoste. J'ai vu plusieurs enfants,
même des adultes, qui portaient encore au front une petite tache
blanche — la cicatrice adhérente — comme souvenir de la naissance.
De telles lésions ne deviennent dangereuses que s'il existe une épi-
démie de fièvre puerpérale. Dans ces circonstances j'ai vu dans un
cas se développer un phlegmon mortel.

Si le forceps est appliqué tout à fait symétriquement dans le cas de position droite de la tête, on trouve des «marques de forceps» considérables aux tempes. Si la tête est saisie très obliquement, presque transversalement, alors la paupière supérieure peut être complètement perforée par pression au niveau de l'arcade orbitaire tranchante. Le gonflement qui se produit à la suite de cette perforation est facilement pris pour du ptosis.

Très souvent on constate l'existence d'une **paralysie faciale**, depuis le degré le plus léger jusqu'à la paralysie complète. Avant que les cris de l'enfant ne l'aient indiquée clairement, on la reconnaît d'abord à ce que l'œil du côté paralysé est ouvert. Cette paralysie existe toujours au côté de la tête qui s'est trouvé en arrière. Le manque d'une véritable «apophyse» mastoïde facilite l'action du forceps au niveau de la région du trou stylo-mastoïdien. Le pronostic est en général favorable.

L'oreille du côté qui s'est trouvé en arrière présente souvent une sugillation bleue; cette oreille peut même être prise dans la fenêtre du forceps, de manière qu'on ne peut enlever la cuiller correspondante avant la sortie de la tête. On doit connaître cette possibilité, pour ne pas — comme cela est arrivé — provoquer des lésions considérables de l'oreille. *Kilian* mentionne un cas où l'accoucheur avait presque complètement arraché l'oreille. L'enfant mourut.

La compression de la tête fœtale par le forceps n'est pas sans danger, comme le prouvent la mort rapide de l'enfant dans les applications vigoureuses et de longue durée, et l'issue soudaine de méconium même dans les applications de courte durée. A l'autopsie on trouve des épanchements sanguins intra-craniens considérables.

Outre cela le bec peut comprimer le cordon ombilical enroulé autour du cou ou situé au niveau de la nuque du fœtus, et provoquer ainsi la mort de l'enfant. Une extrémité qui se trouve à côté de la tête, et qu'on n'a pas diagnostiquée, peut être saisie en même temps que la tête. Le forceps dérape facilement et on blesse l'extrémité. Parmi les lésions directes on constate souvent des céphalématomes. Ils se développent à la suite du déchirement d'un gros vaisseau pénétrant dans les os. Ce déplacement violent du cuir chevelu·peut se produire spontanément à l'accouchement, mais le forceps peut également provoquer une lésion semblable.

J'ai vu un jour se développer sur chaque pariétal, un grand hématome sous une «marque de forceps».

Lésions de la mère.

Des lésions directes de la mère, perforation de la voûte du vagin, pincement du mince segment inférieur de la matrice, arrachement de l'utérus inversé pris pour la tête d'un second jumeau, ne seront pas produites même par le médecin inexpérimenté s'il agit avec prudence.

La rupture de varices, de même que la formation d'hématomes, sont des phénomènes qui surviennent très rarement en obstétrique. Nonobstant de grandes lèvres variqueuses, de la grosseur du poing, la tête se laisse amener sans danger à travers la vulve, parce qu'il s'agit presque toujours dans ces cas de multipares à parties génitales larges. Une varice crèvera plutôt encore dans le vagin. Des lésions indirectes sont plus fréquentes. Déjà normalement l'anneau régulier de l'orifice utérin est au premier accouchement habituellement divisé en deux lèvres. Cette division est le plus considérable lorsque le forceps est appliqué trop tôt, c. a. d. dans le cas d'orifice utérin non encore dilaté.

Les lésions se produites ainsi sont souvent énormes.

Dans un cas d'éclampsie, j'ai un jour provoqué du côté où se trouvait l'occiput, une plaie sur laquelle je dus appliquer 7 sutures pour arrêter l'hémorragie. C'est une chose connue, que les femmes peuvent succomber à l'hémorragie se produisant à la suite de déchirures provoquées par des applications de forceps trop hâtives. Si l'orifice utérin est très étroit, il en résulte des déchirures sur les deux côtés; ces déchirures s'étendent frontalement dans le cul de sac utéro-vaginal, et conduisent — également lorsqu'elles sont complètement guéries — à une quantité de maux. Dans le cas où l'orifice utérin est plus large, on ne trouve la déchirure que du côté de l'occiput. Toutefois j'ai déjà souvent examiné des femmes qui présentaient une grande cicatrice s'étendant très loin dans la voûte du vagin, et qui cependant avaient accouché spontanément.

Si ces déchirures ne se réunissent pas, elles persistent comme soi-disant déchirures d'*Emmet,* décrites dans les traités de gynécologie.

Outre cela, il se produit souvent des lésions aux régions où les parties molles sont écrasées entre l'arcade du pubis et la tête. Il peut se développer ici, dans le cas de tête volumineuse et de développement d'efforts considérables, des perforations par pression, perforations allant jusqu'aux os. Le vagin tout entier étant tiré vers le bas, il en résulte que très souvent on trouve non seulement de simples trous, mais de grandes plaies toutes droites longues de 3 à 5 cm.

J'ai opéré deux fistules, dans lesquelles la lésion paraissait s'être produite après une application de forceps, le bassin étant large et la tête se trouvant au plancher du bassin. D'après l'exposé de la maladie, il avait existé une cystocèle qui avait été perforée par l'occiput. Du moins la fistule était transversale et se trouvait immédiatement au dessus de l'orifice interne de l'urèthre. La malade déclarait qu'elle n'avait pas uriné pendant toute la durée de l'accouchement; qu'immédiatement après l'extraction de l'enfant il s'était écoulé une grande quantité d'urine, et que la fistule existait depuis ce moment.

Mais même sans plénitude de la vessie, la pression du forceps peut provoquer de grandes lésions. Ceci est le cas lorsque l'occiput se trouve encore en arrière de la symphise et que l'accoucheur, au lieu de tirer vers le bas, pour libérer l'occiput et rapprocher la tête de la situation physiologique, relève le forceps trop tôt. Alors l'occiput est fortement pressé contre la symphise, contre le bourrelet du canal de l'urèthre. Il se développe ici un hypomochlion, et si finalement l'extraction réussit en développant une force considérable, il se produit une grande lésion.

C'est ainsi que j'ai vu un arrachement du bourrelet de l'urèthre avec tout l'urèthre, qui fut en quelque sorte refoulé vers l'extérieur par l'occiput. Je ne doute nullement que cette énorme lésion eût été évitée, si les doigts avaient contenu le bourrelet et si la traction exercée sur le forceps avait été dirigée vers le bas.

Un bassin qui se rapproche du type du bassin de l'homme prédispose à de telles lésions. De semblables bassins, à symphise élevée et à arcade du pubis étroite, se rencontrent et ont naturellement une influence défavorable, en ce sens qu'ils rendent la descente de l'occiput plus difficile.

Si ces grandes lésions sont rares, les ruptures des articulations du bassin sont encore plus rares. Moi même, je n'ai jamais provoqué une telle rupture et je n'ai vu qu'un seul cas de rupture de la symphise pubienne. Il est certain qu'également ici, le motif se trouve parfois dans une méthode d'opérer où le mécanisme naturel n'est pas suffisamment pris en considération, c. a. d. où l'on exerce des tractions continues sur la tête située transversalement ou obliquement, et cela sans amener l'occiput vers le milieu.

En tout cas, il existe également des bassins dont l'appareil ligamenteux est tellement mauvais qu'ils sont prédisposés à être lésés. Pendant le temps de mon apprentissage j'ai — malheureuse-ment — fait des accouchements au forceps, souvent avec un dé-ploiement de force énorme. Cependant je n'ai jamais vu, comme je l'ai dit, une rupture de la symphise pubienne.

Rupture du périnée.

Les lésions les plus fréquentes sont les soi-disant déchirures du périnée, que l'accoucheur intelligent a à tâche de prévenir, surtout dans les cas d'application de forceps. Si la tête se dégage des parties génitales externes, ou si elle en est dégagée par des tractions, on doit protéger le périnée. L'avantage de conserver le périnée est grand, aussi bien momentanément que plus tard, parce que toute plaie constitue une porte ouverte à l'infection, et qu'une déchirure du périnée est souvent la cause d'un grand nombre d'affections gynécologiques.

On doit connaître exactement la cause et le mécanisme d'une rupture du périnée, car ce ne sont que les dangers connus qu'on peut éviter prophylactiquement.

En premier lieu, il existe une prédisposition individuelle quant à la facilité de rupture du périnée. Le périnée se déchire facilement aussi bien chez des parturientes très jeunes que chez des primipares très âgées. La règle, partout admise comme exacte, d'après laquelle le périnée se déchire facilement chez la primipare agée, souffre beaucoup d'exceptions. J'ai déjà accouché des femmes de plus de 40 ans, chez lesquelles le périnée n'opposa aucune difficulté à l'accouchement.

En second lieu, la rapidité de la sortie de la tête a une grande importance. Si une primipare désespérée amène la tête au dehors par une pression continue et en faisant tous les efforts dont elle est capable, si la tête sort en quelque sorte tout d'un coup, le périnée se déchire facilement. Ainsi une rupture du périnée jusqu'à l'anus est possible même dans les accouchements spontanés, quoique ce soit là un fait rare. Mais si la tête avance lentement, si elle dilate progressivement la vulve par un grand nombre d'efforts séparés, si elle étire graduellement le périnée, alors celui-ci court moins de danger.

En troisième lieu, la largeur absolue de la vulve est importante. Les femmes ont des vulves différentes comme les personnes ont des physionomies différentes. Chez les primipares on trouve des orifices du vagin si larges, qu'on peut y introduire sans difficulté toute la demi-main, et d'autres si étroits qu'on peut à peine y introduire, au moyen de deux doigts, la cuiller du forceps. Tout praticien connaît ces grandes différences.

En quatrième lieu, il existe également — laissant complètement de côté le rétrécissement du bassin et l'inclinaison du bassin — une situation différente des parties génitales externes. Chez une femme la vulve se trouve fortement en arrière, chez une autre l'orifice du vagin se trouve immédiatement en-dessous du mont de Vénus. Dans le premier cas la situation de la vulve est favorable pour la sortie de la tête — le périnée est étroit — dans le second cas la tête est en quelque sorte enfoncée dans le périnéc par l'action des douleurs. L'extrémité conductrice n'agit pas comme un coin, en dilatant, mais le périnée large est fortement bombé et se déchire avec facilité.

En cinquième lieu, la largeur de l'arcade du pubis a une grande importance par rapport à la déchirure du périnée. Si l'on examine, par rapport à cette largeur, une grande collection de bassins, on trouvera que l'angle pubien est plus ou moins aigu ou obtus, sans que pour cela ces différences puissent être considerées comme une manifestation partielle d'une anomalie du bassin en général.

En sixième lieu, l'appareil ligamenteux qui tapisse l'angle pubien, c. a. d. qui réunit en haut les branches descendantes du pubis, peut descendre plus ou moins bas. Dans le cas où le ligament pubien inférieur a une grande étendue, ce ligament a la même importance qu'une arcade du pubis très étroite.

La tête ne peut se dégager ou passer l'arcade du pubis, qu'après avoir atteint en descendant, une largeur de l'arcade pubienne correspondante à son diamètre transverse. Par conséquent, si l'arcade du pubis est large, la tête glisse aussitôt autour de cette arcade et ne pousse pas fortement le périnée vers le bas. Mais si l'arcade pubienne est étroite, si la partie supérieure ne permet pas le dégagement de la tête, l'ouverture doit être créée aux dépens de la partie inférieure de la vulve. Ainsi dans le cas d'arcade pubienne étroite, et dans le cas de ligament pubien inférieur large, la moitié postérieure de la vulve doit être beaucoup plus étirée que dans le cas d'arcade du pubis large. Si la vulve est étirée dans le sens transversal — vers la droite et vers la gauche — la rupture doit, dans le cas de résistance du périnée, se produire juste au milieu. Si la partie de la tête qui se trouve en arrière est volumineuse, l'élargissement transversal sera d'autant plus grand et la déchirure du périnée se produira plus facilement. L'occiput se trouvant en arrière provoquera ainsi plus facilement une déchirure du périnée que le front, attendu que l'élargissement produit par l'occiput est beaucoup plus considérable.

En dernier lieu, les parties molles maternelles et la position de la tête ont de l'importance. Ces deux choses doivent être traitées en même temps. Chez les primipares il se produit souvent une tuméfaction de la lèvre antérieure du col ou un refoulement de la paroi vaginale antérieure vers le bas. La tête est trop forte et le vagin trop peu extensible, de manière que la tête et le vagin forment en quelque sorte une masse qui descend en totalité le long du bassin osseux. Le renflement et la tuméfaction entravent la descente de l'occiput. Néanmoins, par suite des douleurs, le mouvement principal de la tête, le mouvement de haut en bas, ne cesse pas. C'est pourquoi la tête descend positivement en totalité, mais l'occiput est retenu en avant. Ces circonstances défavorables se traduisent par la progression insuffisante de la petite fontanelle. Elle doit, lorsque la tête presse sur le plancher du bassin, être assez éloignée de l'arcade du pubis, pour que le rhomboïde décrit par *Nägele* soit engendré. L'arcade du pubis et la suture lambdoïde forment un losange oblique: à la partie inférieure, la petite fontanelle, à la partie supérieure, l'angle de l'arcade pubienne. Dans le cas où la petite fontanelle est retenue à la partie supérieure (l'arcade de pubis étroite et le ligament pubien inférieur de largeur anormale produisent également cet effet) elle reste située très haut. En arrière par contre le front avance. S'il se déclare alors une contraction subite ou si on extrait brusquement la tête au moyen du forceps, le périnée se déchire facilement. La raison en est purement mécanique: la circonférence ou le diamètre (diamètre fronto-occipital) avec lequel la tête passe la vulve est trop grand.

Si l'occiput passe la vulve d'une manière favorable, et si le front se dégage en dernier lieu, les diamètres verticaux entrent seuls en considération: une ligne de 10 — 10¹/₂ cm et une circonférence de tête de 31 cm. Mais si la tête est expulsée l'occiput étant retenu, si le front et l'occiput se présentent en même temps, alors les diamètres longitudinaux de la tête passent à travers la vulve: un diamètre de 12 cm et une circonférence de tête de 34—35 cm passent l'orifice vulvaire. Cette extension est trop considérable. La cause des déchirures du périnée ne se trouve donc en réalité pas en arrière, mais en avant. L'extension excessive de la moitié postérieure de la vulve est le résultat de la rétention de l'occiput par l'arcade du pubis trop étroite, ou par la moitié antérieure de la vulve formant bourrelet.

La tête peut même repousser devant elle toute la partie antérieure du vagin, de manière que sa plus grande périphérie a passé l'arcade du pubis, mais non les parties molles antérieures. Celles-ci sont encore solidement fixées sur l'occiput, peut-être directement en avant de la protubérance occipitale et des tubérosités pariétales. Il est impossible en avant, de pénétrer profondément avec le doigt entre la tête et les parties molles extrêmement distendues. De cette façon le périnée n'est pas seulement exposé par pression directe, mais aussi parce que la partie antérieure du vagin, repoussée vers le haut, étire de son côté le périnée par traction, c. a. d. agrandit encore une plaie qui s'est produite directement. L'occiput participe ainsi activement à la déchirure du périnée.

Mais si au moyen des extrémites digitales on repousse avec force, vers l'arrière et le bas, les parties molles, ces parties glisseront vers la nuque sur le plan incliné formé par l'occiput, et la vulve n'a à présent besoin d'être distendue que d'une quantité égale à la distance existant entre la nuque et le front, et plus de celle existant entre l'occiput et le front.

Jusqu'à présent, nous avons supposé dans nos explications les présentations ordinaires du sommet. Le périnée court plus de danger dans les cas de présentation du sinciput et notamment dans les cas de présentation du front, de la face et de l'extrémité pelvienne.

Lorsqu'il existe une présentation du sinciput, le crâne doit passer la vulve avec une plus grande circonférence, et la vulve est, à sa partie postérieure, fortement distendue dans le sens transversal par le volumineux occiput.

L'occiput est directement enfoncé dans le périnée. Le front étroit peut bientôt, déjà à une hauteur assez considérable, s'engager dans l'arcade du pubis. Cela a-t-il en lieu, la tête est seulement retenue au niveau de l'occiput par les parties molles. Ces parties se déchirent, cédant à la pression trop forte, soit que les contractions utérines agissent très énergiquement, soit qu'on exerce une traction trop énergique sur la tête au moyen du forceps.

Les rapports sont encore plus défavorables dans les présentations du front. La tête se dégage de la vulve avec une circonférence passant autour du menton et de l'occiput, qui pour des têtes volumineuses peut atteindre 36 à 38 cm.

Dans les présentations de la face, le périnée est également plus fortement étiré que dans les présentations occipitales ordinaires. Si on a l'avantage que la face peu volumineuse, sortie en premier lieu, prépare la vulve pour le passage de l'occiput volumineux, il n'en est pas moins vrai que l'occiput se dégage en arrière, et étire ainsi très fortement le périnée dans le sens transversal. Le fait

que le périnée se déchire plus souvent dans les présentations de
la face que dans les présentations de l'occiput, est facile à démontrer par la statistique.

Si l'on observe exactement, on trouvera et on pourra démontrer dans presque tous les cas, plusieurs des causes qui viennent
d'être décrites pour la déchirure du périnée; mais le plus
souvent, il se trouve que l'une ou l'autre cause paraît la plus
importante.

La façon dont se produit la déchirure est différente. La déchirure commence ou à l'intérieur ou à l'extérieur. Dans les grandes
lésions les deux façons se combinent, de manière que le périnée
se déchire à l'intérieur progressivement, et que la peau se déchire
soudainement.

Si nous considérons les parties constituantes du périnée, nous
devons admettre à priori, que la plus grande extension n'atteint
pas précisément la fourchette, de manière que la tête la fende,
quasi comme un coin, d'avant en arrière. Au contraire, déjà plus
haut la résistance que le vagin oppose à la tête est considérable,
et se fait sentir également tout autour de la tête. En outre, la
peau n'entre tout d'abord pas en considération, il est même possible
que le vagin se déchire profondément très haut en arrière, là
où il est le plus étiré, sans qu'on puisse le savoir. Souvent on
sent les couches internes se séparer, alors que la peau et la fourchette restent intactes.

Ces lésions internes sont faciles à constater. Que l'on examine,
par principe, chaque primipare, en introduisant l'indicateur dans
l'anus et le pouce de la même main dans le vagin, et l'on trouvera
souvent que dans le cas de «périnée complètement intact» le vagin
est déchiré jusque tout près du rectum.

De même lorsqu'on opère d'anciennes grandes déchirures du
périnée, il n'est pas rare de voir la cicatrice s'étendre jusque tout
près de la lèvre postérieure du col. En tout cas les déchirures
s'étendent le plus souvent plus haut qu'on ne peut le présumer.

La tête a-t-elle déchiré le vagin, la peau possède relativement
peu de force de résistance. Si la tête se dégage de la vulve avec
son diamètre fronto-occipital, la peau est également rupturée. Ceci se
produit souvent de cette façon ci, pendant la même douleur la tête rompt
tout d'un coup les résistances internes, puis, retenue seulement
par la peau, elle déchire soudainement celle-ci jusqu'à l'anus.

La tête a-t-elle vaincu la résistance du constricteur du vagin
à l'aide d'une incision, d'une déchirure ou sans lésion, elle presse
immédiatement sur la fourchette.

Souvent le périnée n'a que l'épaisseur d'une feuille de papier, il est presque transparent et dur comme le verre, et malgré toutes les précautions et la lenteur observées pour le dégagement de la tête, les faisceaux supérieurs se séparent: nous voyons se développer une lésion. Si le vagin était déjà déchiré auparavant, les deux plaies se réunissent, et après l'expulsion de la tête le périnée forme une plaie béante. La plaie externe reçoit sa direction (directement vers l'arrière) de la plaie interne préexistante.

Il arrive même que la peau et la fourchette restent complètement intactes et ne se déchirent que lors du dégagement des épaules. Le corps est dirigé plus vers le plancher du bassin que vers l'arcade du pubis, à cause de la direction de la symphise. Si en outre l'épaule antérieure est retenue en avant, ou bien directement en avant, ou bien, dans le cas de position oblique — ce qui se présente le plus souvent — à une branche de l'arcade pubienne, l'épaule postérieure descend, et arrive dans la déchirure interne préexistance, qui est cachée aux yeux par la peau intacte. C'est ainsi que le périnée, en apparence encore entièrement conservé, peut se déchirer jusqu'à l'anus, et cela malgré la distension peut-être insignifiante de la vulve. J'ai vu également le périnée se déchirer soudainement, lorsqu'on introduisait la main pour accrocher l'aisselle.

Dans des circonstances favorables, le vagin peut suffisamment se prêter, et la résistance se trouve d'abord à la vulve. Si à présent la tête est dégagée trop rapidement, ou avec des circonférences défavorables, il se produit une déchirure du périnée qui commence à l'extérieur et se propage éventuellement à l'intérieur. Ce sont certainement là les cas les plus rares.

Il se produit encore plus rarement une soi-disant **rupture centrale du périnée**, c. à d. qu'il se développe un orifice entre la commissure postérieure et l'anus.

Le périnée est-il large ou l'arcade du pubis étroite, et la vulve se trouve-t-elle très près de l'angle pubien, l'extrémité frontale du diamète fronto-occipital pénétrera en quelque sorte dans les parties molles déjà tout près du sommet du coccyx, pendant que l'occiput est fixé en avant. Si l'on ne réussit pas à retenir le front, si les parties molles encore épaisses se déchirent avec une trop grande facilité, alors ces parties se disjoignent; il se développe une rupture centrale. Cette rupture peut être si considérable que tout l'enfant la traverse.

Lorsque les cheveux noirs de l'enfant se montrent par l'orifice de la rupture centrale, cela offre un aspect caractéristique.

On distingue différents degrés dans les déchirures du périnée. Primo: des petites, de 1 à 2 cm., n'atteignant que la fourchette et les parties environnantes (1er degré). Secundo: des déchirures s'étendant à peu près jusqu'au milieu du périnée (2me degré). Tertio: des déchirures qui, le sphincter étant conservé, s'étendent jusqu'à ou jusque dans l'anus (3me degré). Dans ce cas le périnée peut être si complètement déchiré, que si après la naissance l'anus se retire de nouveau en forme d'entonnoir, on ne voit pas la fin de la déchirure. Néanmoins l'introduction du doigt dans l'anus démontre que le sphincter situé un peu plus haut est conservé. Quarto: division du périnée inclusivement du sphincter et de la paroi rectale (4me degré).

Les plus petites lésions sont les soi-disant déchirures de la muqueuse. Il n'est pas rare d'observer, lorsqu'on soutient le périnée, que par la pression considérable qu'exerce la tête, rugueuse par les cheveux dont elle est recouverte, une partie de la muqueuse ramollie ou de l'hymen est enlevée et pressée hors du vagin à côté de la tête, sous forme de petits lambeaux déchiquetés.

L'endroit qui est le plus exposé est celui où le périnée est le plus étiré: c. à. d. directement en arrière au niveau du front, et moins vers le deux côtés. C'est pourquoi „l'abrasion" de la muqueuse, dans le cas de périnée étiré, doit être superficielle et se présenter sous forme d'un croissant convexe en bas, les deux sommets se trouvant latéralement tournés vers le haut. Si après la naissance le vagin se replie, le croissant est brisé au milieu et il se développe deux triangles regardant en haut et en avant par leurs angles aigus. Les déchirures peuvent être longues de 3 à 5 cm. De semblables déchirures triangulaires de la muqueuse, très caractéristiques, se rencontrent chez presque chaque primipare et chez beaucoup de multipares. Les mêmes lésions se développent également en avant, mais ici elles sont plus petites.

Ces plaies deviennent particulièrement distinctes, lorsqu'elles se recouvrent d'un enduit, lorsque les déchirures se transforment en ulcérations puerpérales. L'enduit jaune-blanc contraste fortement avec la partie rouge enflammée qui l'entoure. Si le gonflement et l'inflammation augmentent, la forme caractéristique disparaît souvent, les ulcérations s'agrandissent dans différentes directions, et alors plus tard il est impossible de reconnaître encore quelque chose de la forme primitive.

Protection du périnée.

Dans les applications de forceps, comme dans la conduite de l'accouchement spontané, on cherche à éviter la sortie brusque de la tête. On ne laisse pas agir les contractions utérines, on défend à la femme de presser, et on fait l'extraction dans l'intervalle des douleurs pour éviter avec certitude une coopération subite de la mère. La femme en travail est-elle narcotisée, on remarque par les mouvements agités de la parturiente, qu'une contraction va se produire. Si l'on doute, on dit à l'accoucheuse de faire le palper abdominal. Le médecin lui-même, dont les mains sont désinfectées, doit les tenir propres.

Comme à présent on n'a plus besoin de développer beaucoup de force, on conserve une main à l'articulation du forceps pendant que l'autre se tient prête à soutenir ou à assister. C'est ainsi qu'on introduit le doigt dans la vulve et qu'on contourne la tête, non seulement pendant l'intervalle des douleurs, mais aussi pendant les douleurs. Par là, on peut reconnaître si la plus grande distension que peut supporter le périnée est déjà atteinte ou non. Si l'on sent que les parties molles sont dures et inextensibles, si peut-être déjà on constate — pendant l'intervalle des douleurs, où la tête remonte quelque peu — une solution de continuité, on fait une incision. Ce qu'il y a de plus simple, c'est de faire sur le côté où se trouve l'occiput, avec des ciseaux, une incision se dirigeant obliquement vers la tubérosité ischiatique. Cette incision doit avoir une longueur d'environ $2^1/_2$ à 3 centimètres, si l'on veut qu'elle soit de quelque utilité. Si elle est plus courte, le périnée se déchire malgré l'incision. Immédiatement après l'accouchement on ferme la plaie au moyen de 2 sutures. Souvent des parturientes non chloroformisées ne ressentent que peu de chose de cette incision. J'ai pendant des années pratiqué la méthode de *Ritgen*, c. a. d., au moyen d'un bistouri étroit, le doigt servant de conducteur, j'ai incisé immédiatement au-dessus de la commissure postérieure, les tissus durs, tendus comme des cordes. Cette méthode est certainement plus exacte, car la résistance principale ne se trouve souvent pas à l'extrémité externe du périnée. Si l'on fait une grande incision, on incise la peau et la fourchette qui en définitive ne constituent pas du tout la résistance. Néanmoins j'ai trouvé que l'élève comprend plus facilement le but et la signification des grandes incisions, qu'il apprend plus facilement à les faire et à les suturer. Dans le cas où l'on fait des incisions multiples, il se développe autant de portes d'entrée à l'infection, et d'un autre côté on peut suturer rapidement et complètement une grande incision. Ces circonstances plaident certainement en faveur de la grande incision.

Ce qui m'a semblé de mieux à faire au début de la rupture centrale, c'est de diviser au milieu la partie antérieure du périnée par une incision, pour que l'occiput, affranchi autant que possible des résistances, puisse s'élever.

J'ai suivi cette méthode de traitement quatre fois et j'ai conservé la partie postérieure du périnée. La partie antérieure est le plus souvent beaucoup plus petite que la partie postérieure. Les deux lambeaux qui se forment en avant deviennent gangréneux,

Fig. 45.

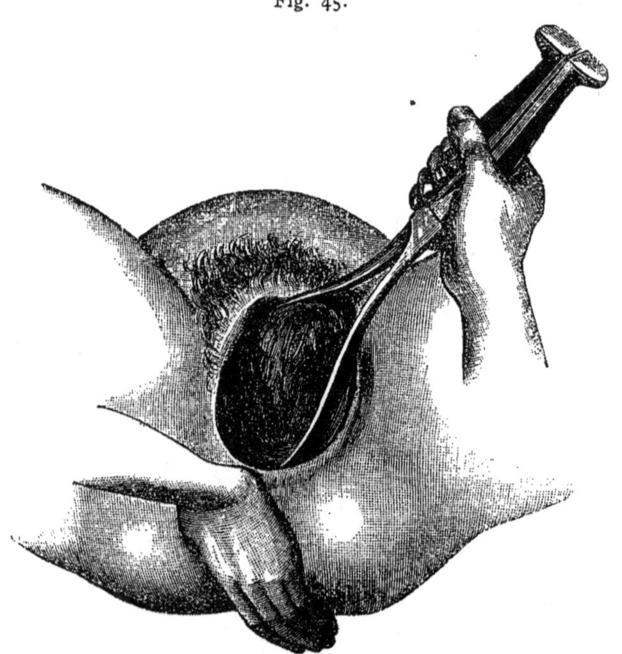

Protection du périnée. La paume de l'une main repousse le front vers le haut, le forceps est dirigé vers le côté pour dégager la tête obliquement.

s'éliminent, et après des mois on remarque à peine la perte de substance.

Si la vulve est si souple qu'on considère une incision comme inutile, alors la question principale est d'extraire la tête suivant le diamètre voulu. L'occiput doit être sorti à un moment où le front se trouve encore à l'intérieur des parties molles. Il faut ainsi que d'un côté tout soit fait pour libérer l'occiput, et d'un autre côté pour retenir le front.

On tire avec le forceps — seulement dans l'intervalle des douleurs — toujours dans la direction de l'axe du bassin, ainsi peu-à-peu horizontalement et en élevant progressivement les manches, jusqu'à ce que la tête se trouve au couronnement (Krönung), c. a. d. jusqu'à ce qu'elle soit assez sortie pour que la petite fontanelle se trouve en avant de la branche descendante du pubis et que la tête ne recule pas dans l'intervalle des douleurs.

A présent, on repousse en arrière le front avec la paume de la main, et on refoule en avant énergiquement les parties molles dans la nuque de l'enfant, au moyen des quatre doigts de l'autre main. Si l'on enlevait déjà le forceps, on repousserait souvent de nouveau la tête et on devrait faire une nouvelle application. Pour éviter ceci je faisais auparavant la manœuvre de *Ritgen*, c. a. d. j'introduisais deux doigts dans le rectum et je les accrochais derrière les arcades orbitaires. Cette manœuvre n'avait pas pour but de dégager la tête, mais bien de l'empêcher de reculer. Le danger de l'infection — puisque l'on ne peut pas complètement désinfecter le rectum avant la manœuvre — et le danger de léser l'intestin défendent cette manœuvre d'après les idées modernes.

C'est pourquoi j'ai souvent fait tenir prudemment les manches du forceps par l'accoucheuse ou un assistant, et j'ai ensuite amélioré la position de la tête, c. a. d. j'ai pressé sur l'occiput, refoulé les parties molles maternelles vers la nuque, et en même temps poussé le front vers le haut au moyen de la paume de la main. La tête est-elle un peu plus dégagée des parties molles de l'arcade du pubis, elle ne peut plus reculer. On enlève avec précaution le forceps, et par là également on diminue le volume de la tête. Puis on prend à pleine main l'occiput, on le presse alternativement vers la droite et la gauche, pendant que l'autre main vient en aide en poussant sur le front. On peut de cette façon refouler la tête vers le haut, l'enlever du périnée et ainsi contribuer beaucoup à la conservation des parties molles maternelles.

Hohl a décrit une manœuvre qui répond en quelque sorte à nos exigences. Le forceps étant encore appliqué, il pressait fortement l'occiput vers le bas avec deux doigts, et recherchait à obtenir par là le dégagement de l'occiput avant celui du front. Au dernier moment il tournait également le forceps vers le côté. Comme il croyait que le bord tranchant de la cuiller pouvait

léser le périnée, il voulait amener le côté plat des cuillers sur le
périnée. Ceci n'est pas exact en vérité, mais il m'a semblé également qu'il y avait de l'avantage à faire exécuter à la tête, au
moment où le front va franchir le périnée, la rotation qu'elle exécute normalement après sa sortie, voy. fig. 45. On obtient par
là deux avantages: en premier lieu, l'occiput, dirigé un peu obliquement, peut glisser plus facilement en haut le long de l'arcade
pubienne; et en second lieu, le front se dégagera un peu à côté
de la ligne médiane. L'extension la plus forte n'atteint pas ainsi
la ligne médiane du périnée, la ligne la plus exposée, mais bien
plus le tiers postérieur d'un des côtés du vagin. Je crois par là
encore contribuer beaucoup à la conservation du périnée.

La méthode décrite se compose ainsi en réalité de deux ma-
mœuvres, repousser en avant les parties molles derrière l'occiput,
et augmenter en arrière la flexion de la tête, par pression exercée
sur le front.

Fig. 46.

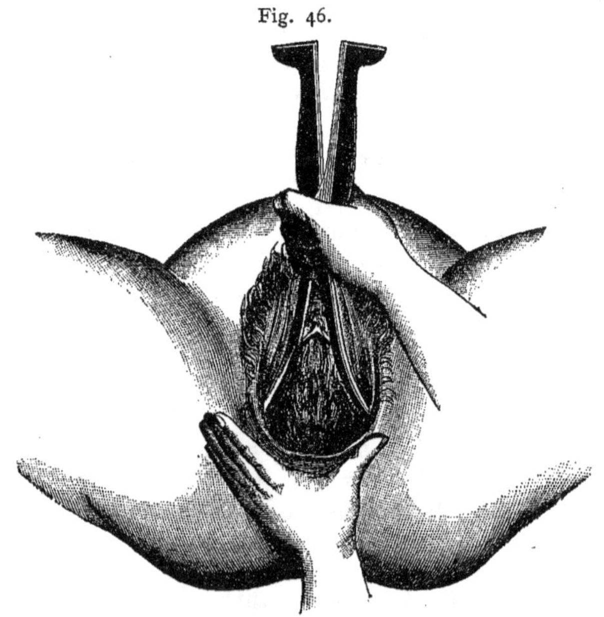

Protection du périnée par rapprochement des parties molles vers le milieu.

Si la position de la tête est favorable, on tient la main comme
il est indiqué dans la fig. 46, c. a d. qu'on applique le pouce et les quatre
doigts sur le périnée de façon à ce qu'au-devant d'eux on n'aperçoive plus que la fourchette. Le pouce et les doigts compriment

les parties molles, les retiennent, pour opposer de la résistance à la forte rotation transversale.

La période de la délivrance est-elle passée, on peut le mieux examiner les parties constituantes du périnée dans le décubitus latéral. Dans cette position on a l'avantage que le sang provenant de plus haut, coule vers la symphise, de sorte qu'il est facile de bien examiner le périnée. S'il était impossible de s'orienter par la vue, on devrait pénétrer avec le doigt dans l'anus et dans le vagin.

Si l'on constate une rupture du périnée, on en fait la suture. On irrigue la périnée, l'assistant — toute personne peut suffire ici — attire fortement la fesse supérieure, on irrigue encore les parties molles avec une solution d'acide phénique, puis on les éponge avec de la ouate.

On suture seulement lorsque l'utérus s'est bien contracté. Si l'on met l'accouchée dans le décubitus latéral alors que l'utérus est mal contracté, il se développe facilement des hémorragies considérables et le massage du fond utérin est à peine possible dans cette position. Si l'hémorragie est forte, on doit suspendre la suture.

Il serait également désirable de laisser s'arrêter l'hémorragie parenchymateuse de la plaie périnéale, avant de procéder à la réunion. Mais cela n'est le plus souvent pas possible, puisque dans les grandes déchirures il se déclare, par l'écartement de la plaie faite pour l'application des sutures, immédiatement une nouvelle hémorragie. Somme toute, on pourra opérer plus facilement si l'on procéde à la réunion seulement une demi-heure postpartum. Immédiatement avant de faire la réunion on doit nettoyer la plaie, c. a. d. couper les débris de tissus, débarrasser la plaie du méconium, des débris de membranes de l'œuf, des caillots sanguins, écarter les poils du périnée ou les couper, et dans le cas de surface ou de bords de plaie irréguliers, égaliser ceux-ci.

Ce qui convient le mieux pour suturer, c'est la soie, néanmoins on peut également employer le fil et le catgut.

Dans la pratique privée, on fait le mieux en enfilant deux aiguilles à un fil; on noue le fil à l'aiguille au moyen d'un nœud simple, pour que l'aiguille ne tombe pas. On écarte fortement la plaie, et on la suture en commençant par la partie la plus profonde. Souvent la plaie a une profondeur de 4 à 5 centimètres. On prend autant de tissu que possible, mais on ne sort avec l'aiguille qu'à une petite distance du bord de la plaie, de manière que dans la profondeur les fils se trouvent éloignés l'un de l'autre d'environ 4 à 5 cm, tandis qu'à la périphérie ils sortent éloignés

7*

d'un centimètre au plus des bords de la plaie. De cette manière
on évite que les bords se recoquillent, et les surfaces de la plaie
sont bien accolées dans la profondeur. Il ne se forme pas de
poche. Le plus souvent 2 sutures profondes suffisent pour amener
la réunion de la plaie dans la profondeur. On peut encore appliquer 4 à 5 sutures cutanées, mais si l'on doit se presser, par ex.
s'il se déclare une nouvelle hémorragie, on peut omettre cette suture superficielle.

Dans ces derniers temps, on a recommandé d'accoler la plaie
dans la profondeur au moyen de la suture continue. Dans cette
méthode, on évite également l'écartement de la plaie dans la profondeur. Mais cette suture n'est pas facile à faire. Il est notamment difficile de tirer le fil toujours avec une force égale, et on
accole souvent des parties qui ne s'adaptent pas parfaitement l'une
à l'autre. Néanmoins une plaie périnéale non infectée guérit si
facilement, qu'on obtiendra des résultats favorables avec n'importe
quelle méthode. L'ancienne suture à points séparés est la plus
simple et la plus facile à apprendre.

On soupoudre le périnée suturé avec de l'iodoforme, on frotte
cet iodoforme dans les bords de la plaie, notamment dans les trous
des piqûres, et on met dans la fente vulvaire une bande de gaze
à l'iodoforme plusieurs fois repliée. Le traitement au moyen de
compresses humides donne de meilleurs résultats dans le cas de
lésions considérables. Le pansement sec serait parfait s'il pouvait
rester en place. Les mouvements de l'accouchée à l'urination, à la
défécation, les loochies sanguines etc. dérangent le pansement, le
rendent plus petit et empêchent ainsi que la plaie reste constamment couverte. Alors une infection peut facilement se produire. C'est pourquoi dans de grandes ruptures et dans le cas où
l'hémorragie ne cesse pas complètement — cette hémorragie provenant des plaies contuses du vagin peut précisément ici durer
pendant plusieurs heures — je conseille d'appliquer sur la vulve
une compresse mince, souple, d'environ 20 cm de longueur et
8 cm de largeur et trempée dans une solution d'acide phénique
à 3 % ou une solution de sublimé à 1: 3000. La compresse recouvre en haut le mont de Vénus, et en bas l'anus. Je puis
certifier que cette méthode de traitement simple a donné des résultats excellents. Toute tuméfaction est évitée, et lorsque le périnée
ne se gonfle pas, c'est le signe le plus certain pour la réunion par
première intention.

On trouvera l'exposé de de cette méthode dans mon livre
„Grundzüge der Pathologie und Therapie der Wochenbettkrank-

heiten". Je signale encore pour finir, que même dans les plus grandes déchirures du périnée, je ne fais pas d'irrigations du vagin. Mais s'il se déclare de la fièvre, les choses changent de face: le traitement local de l'affection puerpérale entre en droit.

Perforation et cranioclasie, la tête se trouvant au détroit inférieur.

Dans le cas de parties molles rigides, surtout chez les vieilles primipares, il n'est pas rare que l'enfant meure avant qu'on se décide à appliquer le forceps. Ou bien on constate — appelé trop tard par l'accoucheuse — que l'enfant est déjà mort. Dans l'éclampsie l'enfant meurt aussi parfois, peut-être bien à la suite du traitement avec les narcotiques qui ont pour effet d'abaisser fortement la pression sanguine. Puis l'enfant meurt quelquefois pendant l'opération. Nonobstant les fortes tractions exercées sur le forceps, l'accouchement avance si lentement, qu' on ne réussit pas à opérer assez vite pour sauver l'enfant. S'il en est ainsi, si pour un motif quelconque l'enfant est mort, il est naturellement sans importance que la tête de l'enfant reste intacte ou non. Si l'on songe que dans des cas semblables (parties molles rigides ou mauvaise position de la tête), il se produira certainement de grandes lésions du vagin et du périnée, et que par là on nuit à la mère sans rendre aucun service à l'enfant, il sera certainement avantageux de perforer la tête située très bas, immédiatement derrière la vulve. J'ai vu plusieurs cas malheureux, où le médecin, augmentant toujours ses efforts, avait finalement extrait un enfant mort, en produisant des lésions énormes des parties molles maternelles. Que gagne-t-on par là? Ne vaut-il pas beaucoup mieux faire abstraction de toute application de forceps, ou cesser immédiatement une application commencée, dès que l'enfant est mort? Une perforation se fait maintenant très facilement. Si on enlève en outre les branches du forceps, et si l'on enfonce le cranioclaste dans l'ouverture faite par le perforateur, ce qui par suite de la facilité avec laquelle on arrive à la tête n'offre pas de difficultés, l'extraction est une opération facile et sans danger. Après la perforation, on exerce des tractions lentes; la matière cérébrale s'écoule, les os du crâne se superposent et il est facile de conserver le périnée et d'éviter aussi toute lésion interne. Ce serait être à cheval sur les principes d'une façon impardonnable, si l'on voulait, parce que en général quand la tête est profondément engagée on ne fait pas la perforation, faire courir à la mère le danger de grandes lésions, sans qu'on puisse espérer aucun avantage. La conséquence pratique de cette manière de voir, c'est qu'on doit, également pendant l'opération, ausculter avec énormément d'attention. Aussitôt qu'il est possible de diagnostiquer avec certitude la mort de l'enfant, on renonce à l'extraction au moyen du forceps, et on fait immédiatement la perforation et l'extraction au moyen du cranioclaste.

Je fais de préférence cette opération dans le décubitus latéral.

Chapitre six.

Présentations de l'extrémité pelvienne et extraction.

Division. Etiologie. Diagnostic. Mécanisme.
Enfant vivant ou mort. Traitement. Dégagement des bras. Conduite à tenir dans le
cas de position dorso-postérieure de l'enfant. Extraction de la tête. Protection
du périnée. Lésions de l'enfant. Généralités sur les fractures, fractures des extrémités inferieures, des extrémités supérieures de la clavicule. Ruptures de nerfs
et de muscles. Difficultés spéciales. Remarques sur la forme de la tête.

Division.

Nous distinguons les présentations du siège et les présentations
des pieds.

Si dans les présentations du siège le dos se trouve à gauche, on
a la première position; s'il se trouve à droite, la seconde position.
On distingue également la position *a*, où le dos est en avant et la
position *b*, où le dos est en arrière; mais presque toujours le dos
arrive en avant. Il en résulte que le plus grand nombre d'accouchements en présentation du siège se terminent en position *a*.

Fig. 47.

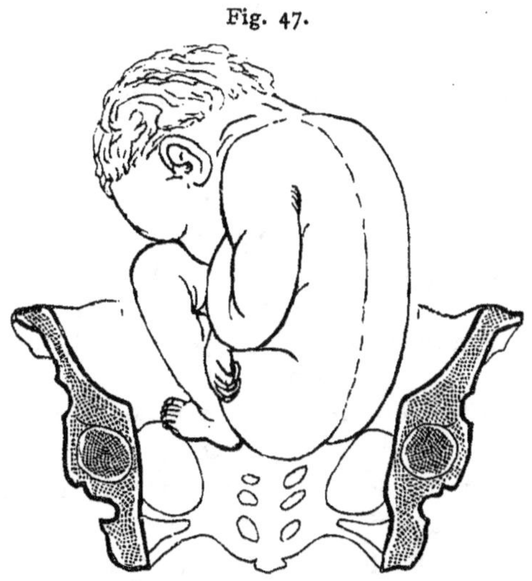

Présentation du siège, première position.

Si les deux jambes se sont défléchies, de manière qu'on
trouve les pieds dans l'orifice utérin comme «extrémité conductrice»,

ou qu'on les aperçoive dans le vagin ou devant la vulve, nous parlons de présentation complète des pieds. Dans le cas de procidence d'un pied, de présentation incomplète des pieds. Cette présentation est de nouveau distinguée d'après la position des pieds.

Fig. 48.

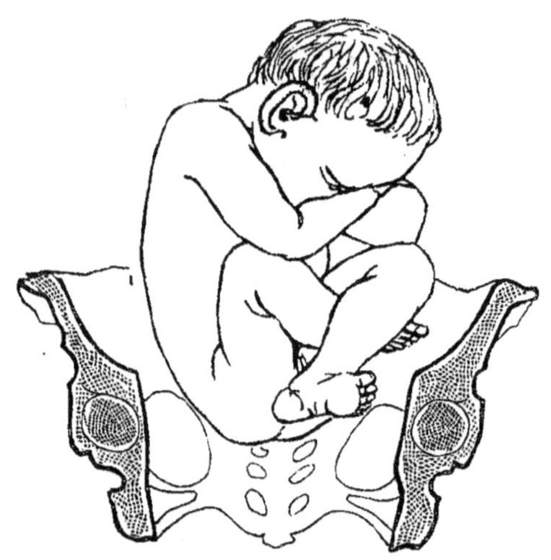

Présentation du siège 2ème position.

Il y a ainsi:
　　Présentation complète des pieds, position I, dos à gauche
　　　　　　　　　　　　　　　　　　　　　　　　　II, „ à droite.
Ensuite:
　　Présentation incomplète des pieds, position I, avec procidence
　　　　　　　　　　du pied antérieur,
　　Présentation incomplète des pieds, position I, avec procidence
　　　　　　　　　　du pied postérieur,
　　Présentation incomplète des pieds, position II, avec procidence
　　　　　　　　　　du pied antérieur,
　　Présentation incomplète des pieds, position II, avec procidence
　　　　　　　　　　du pied postérieur.

Un genou peut également se présenter. D'après des observations dignes de foi, le genou peut se trouver en bas primitivement ou secondairement, c. a. d. que l'enfant replie la jambe primitivement étendue. Les présentations des genoux sont rares et n'ont pas d'importance, on abaisse le pied et on a ainsi une présentation des pieds.

Dans toutes ces positions on peut par l'addition de *a* ou *b*, indiquer la situation du dos en avant ou en arrière. Les désignations de positions dorso-antérieures et dorso-postérieures peuvent également être employées.

Etiologie.

Les recherches les plus minutieuses et les plus étendues renseignent peu sur l'étiologie des présentations du siège en général. C'est pourquoi nous sommes obligés de considérer l'apparition de ces présentations comme accidentelle.

On doit se représenter la transformation d'une autre présentation en une présentation de l'extrémité pelvienne, de la manière suivante; dans une présentation oblique où l'extrémité pelvienne est située le plus bas, les douleurs amènent une présentation droite, dans laquelle le siège, qui se trouvait primitivement en bas, reste en bas. On pourra difficilement trouver pourquoi dans le cas spécial, la présentation oblique primitive, avec siège en bas, a existé.

En général, il semble d'après la statistique, que la présentation de l'extrémité pelvienne se produit plus facilement chez les multipares que chez les primipares.

D'un autre côté, on sait que les enfants morts, nés avant terme et mal conformés, sont souvent expulsés en présentation du siège. Sur 100 accouchements d'enfants morts, on rencontre 30 présentations de l'extrémité pelvienne, alors que sur 100 enfants nés vivants, on trouve en moyenne 4 présentations du siège.

La transformation des présentations de la tête en présentations de l'extrémité pelvienne, se produit de la façon suivante chez les fœtus morts. Le fœtus mort n'a pas la force de réagir contre une pression; il s'affaise pour autant que ses formes le permettent. Les jambes et les bras pendent sans résistance et le liquide amniotique peut, en s'écoulant, aussi bien entraîner ces membres que le cordon ombilical le plus souvent œdémateux, épais. Les douleurs peuvent également d'abord presser le siège vers le bas et le faire passer à côté de la tête dans la marche ultérieure de l'accouchement. Une aussi forte flexion est impossible chez l'enfant vivant par suite de sa faculté de résistance.

Si l'enfant a une tête difforme, celle-ci ne trouve pas au détroit supérieur du bassin un aussi bon point d'appui qu'une tête bien conformée. C'est ainsi que p. ex., un hydrocéphale s'éloignera facilement de la marge du bassin, et cet éloignement est le premier phénomène de la transformation en une présentation de l'extrémité pelvienne.

Diagnostic.

Le diagnostic se fait souvent par l'examen externe seul.

Si l'on sent à la partie supérieure de l'utérus une partie volumineuse, parfaitement ronde, dure et mobile, et si cette partie manque au-dessus de la symphise, on doit songer à une présentation de l'extrémité pelvienne. La tête est le plus souvent si mobile, qu'on peut en quelque sorte la jeter d'une main à l'autre et la mesurer très commodément au moyen du compas, ou du moins en évaluer facilement le volume.

Il est possible de se tromper à l'examen externe. Dans les présentations de la tête, la moitié supérieure du dos se trouve en haut ou un peu sur le côté, et souvent on sent cette moitié comme une partie parfaitement ronde et dure, comme si c'était la tête. A l'examen externe, l'absence d'une partie fœtale au détroit supérieur n'est pas absolument concluante non plus, puisque chez la primipare la tête peut déjà se trouver dans le bassin avant le début des douleurs. Ensuite, dans le cas où il existe beaucoup de liquide amniotique, des parois abdominales lâches et un enfant petit, l'extrémité pelvienne du fœtus peut être si mobile, qu'on croit avoir la tête entre les mains. Alors qu'inversément dans le cas de parois abdomniales rigides, de liquide amniotique en petite quantité et d'enfant volumineux, il est impossible d'arriver à constater, par la palpation, la mobilité de la tête de l'enfant se présentant par le siège.

On évite le mieux les erreurs en faisant l'examen combiné. Si l'on abaisse la tête en déprimant avec force les parois abdominales immédiatement au-dessus de la symphyse, on peut facilement sentir la tête et en tout cas la différencier d'avec le siège. Dans des cas semblables, on se tire toujours d'affaire par cette méthode combinée.

Dans les présentations du siège, la partie qui se présente se trouve, au début de l'accouchement, plus haut que la tête dans les présentations de la tête. Au toucher on sent les tubérosités de l'ischion et le sommet du sacrum avec la surface dure du sacrum au-dessus. La face antérieure de l'enfant est principalement caractérisée par la mollesse de la face inférieure des cuisses.

Comme l'anus et les parties génitales ne se trouvent au centre du bassin qu'après l'engagement du siège dans le bassin, il en résulte que l'on peut à peine atteindre ces parties dans le cas d'orifice utérin étroit. Du reste il n'est en général pas aisé de sentir l'anus d'un enfant vivant.

J'ai vu prendre le scrotum, qui souvent pend entre les jambes, pour le cordon ombilical prolabé.

Fig. 49.

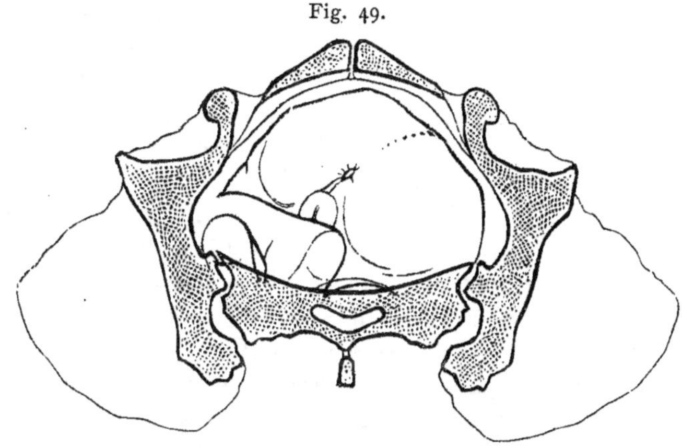

Présentation complète du siège (position I a) engagée dans l'excavation. A droite, on arrive avec le doigt jusqu'aux talons.

Dans les présentations des pieds on ne sent souvent absolument rien avant la rupture de la poche des eaux. Le siège se trouve un peu sur le côté, et l'isthme du bassin est vide, du moins là où l'on peut facilement en faire l'exploration. Mais si pendant l'intervalle des douleurs, on glisse le doigt dans différentes directions sur la poche, en la refoulant un peu vers le haut, on sent soudainement un coup qui souvent est lancé avec une rapidité et une force surprenantes. Ce coup ne peut provenir que du pied de l'enfant. Le diagnostic est ainsi fait.

Si l'eau de l'amnios s'écoule prématurément et si, dans le cervix étroit, tubulaire, on sent une «petite partie», alors le diagnostic est souvent aussi important que difficile. Si la petite partie est un pied, on l'attirera pour fixer la présentation. Une telle manipulation, faite au début de l'accouchement, serait par contre une faute d'art si le coude se présentait. Si d'après la probabilité, on peut admettre que le talon se trouve plutôt dans l'orifice utérin que le coude, il faut néanmoins que tout doute soit aplani.

Les différents point suivants serviront à éclaircir le diagnostic.

Les malléoles se trouvent un peu au-dessus du talon, tandis que les condyles se sentent dans une même ligne avec l'olécrane.

Les condyles de l'humérus sont beaucoup plus aigus et plus petits que les malléoles. On sent ainsi au pied deux saillies obtuses, massives et peu élevées, et entre les deux un sillon; en descendant un peu, on arrive au talon. Au coude on sent les deux condyles, plus saillants mais pas aussi massifs, par conséquent plus pointus, et entre les deux l'olécrane obtus. Si l'on réussit à introduire le doigt un peu plus haut, alors le diagnostic est facile. Les bords durs du pied diffèrent tellement des bords mous de l'avant-bras et du bras que tout doute est bientôt levé. Chez l'enfant vivant le dos du pied se trouve contre le tibia. Une confusion entre la main et le pied, lorsque réellement on touche des doigts de pied et des doigts, est chose à peine possible. La main fermée ne laisse, par sa forme, s'élever aucun doute. Plusieurs fois, j'ai senti très distinctement les tendons extenseurs du dos de pied.

S'il existe une présentation des genoux, il y a dans le bassin tant d'espace a côté des jambes fléchies, qu'on peut facilement les toucher presqu'en totalité. Le diagnostic est très facile à poser, et cela se fait en général beaucoup plus vite par l'analyse des formes, au moyen du toucher, que par la recherche de la rotule, très peu caractéristique, ou de ses ligaments.

Si pour la conduite de l'accouchement, il était d'une importance capitale de connaître très exactement la partie qui se présente et s'il était impossible de poser le diagnostic, il resterait encore l'anesthésie chloroformique. Avec la demi-main on réussira toujours à faire le diagnostic, si par l'extérieur on fixe et on presse l'enfant vers le bas.

Mécanisme.

Les diamètres de la tête sont si grands, qu'elle ne peut passer le canal génital dans une direction quelconque. Elle est si dure, et sa faculté de configuration est par suite si faible, qu'elle ne peut pas s'emboîter dans un diamètre quelconque du bassin. En outre, elle est fixée au tronc d'une manière si mobile, qu'elle exécute des mouvements isolés auxquels le tronc ne prend point part, et inversement le tronc pourra se mouvoir d'un quadrant, sans que cette rotation du tronc ait une influence sur la tête. Les choses sont tout autres dans les présentations du siège: l'extrémité pelvienne est molle, compressible, sa faculté de configuration est grande; le siège pourra être pressé vers le bas dans n'importe quel diamètre. Et le tronc doit communiquer ses rotations au siège, car un mouvement isolé du siège sans que le tronc y participe est aussi impossible, qu'une rotation de l'enfant en totalité sans participation de l'extrémité inférieure du tronc, c. a. d. du siège. Si nous tenons compte de tout cela, nous observerons une grande variété dans les mouvements, et souvent nous ne pourrons comprendre et nous expliquer les rotations subites ou graduelles, que lorsque nous les concevons comme solidaires des rotations de l'enfant en totalité.

Tout ce qui a été dit s'applique encore bien plus aux présentations des pieds qu'à celles du siège. Si les jambes se sont défléchies et si elles se trouvent dans le canal pelvien, le siège, à présent peu volumineux, pourra être pressé ou tiré dans le bassin suivant toutes les directions. Si dans ce cas le dos arrive toujours en avant, nous l'expliquons par un mécanisme qui se produit plus haut dans l'utérus, c. a. d. que le dos, rendu convexe par l'effet des contractions, se dirige vers la partie antérieure, là où il existe le plus d'espace dans l'utérus.

On remarque souvent chez des enfants petits, que le siège, en descendant considérablement par une seule douleur, se tourne soudainement à travers toute la cavité du bassin. La cavité pelvienne ne peut pas provoquer cette rotation, car même dans la position primitive le siège peu volumineux avait assez d'espace pour descendre, et les plans inclinés ont une influence beaucoup moins considérable sur le siège mou, si toutefois l'enfant n'est pas très volumineux, que sur la tête. Dans le cas concret, il est même souvent impossible de s'expliquer chaque mouvement du siège.

La genèse des rotations devient encore plus obscure, lorsque par des tractions exercées pendant l'intervalle des douleurs, l'effet produit par la nature est interrompu ou modifié. C'est précisément à la suite d'essais intempestifs d'extraction qu'il se produit des conditions défavorables. Si l'accoucheur a essayé, par ex., d'amener en avant et à gauche, le dos situé à gauche et en arrière, alors que l'intention de la nature était d'amener le dos en avant et à droite, en passant au devant du promontoire, alors les deux rotations ne réussissent ni l'une ni l'autre: le dos reste en arrière.

D'un autre côté le dos peut soudainement venir en avant par un mouvement solidaire de l'enfant.

Que le dos se trouve en avant ou en arrière, les hanches s'engagent dans un diamètre oblique. Il n'existe pas une espèce d'obliquité de *Nägele*. Au contraire, à l'engagement dans le détroit supérieur, la hanche postérieure est le plus souvent la plus profondément située. Plus tard la hanche antérieure arrive plus bas que la hanche postérieure. Comme la paroi antérieure du bassin est basse, on sent très distinctement la hanche antérieure. Chez les primipares on peut même déjà arriver dans le pli de l'aine avec l'extrémité du doigt, alors que la hanche postérieure se trouve encore très haut. Quand la parturiente est couchée, l'enfant se trouve presque verticalement dans le bassin.

Chez les multipares, l'accouchement, qui n'est à présent retardé que par la résistance des parties molles, se fait, sous l'influence de fortes contractions utérines, le plus souvent d'une façon rapide jusqu'au moment du dégagement des bras. Chez les primipares par contre, cette période de l'accouchement dure souvent très longtemps.

Chez les multipares le siège passe à travers la vulve facilement dilatable, en position droite ou oblique, comme il se trouvait dans le bassin, et même quelquefois en position tout à fait transversale.

Chez les primipares les parties molles jouent encore un grand rôle.

Si le dos se trouve primitivement en avant, il se tourne un peu vers l'arrière, jusqu'à ce que le plus grand diamètre des hanches corresponde au plus grand diamètre — d'avant en arrière — du vagin.

A présent l'enfant doit se prêter à un mouvement complètement inaccoutumé, à une flexion latérale, qu'il n'a pas encore exécuté dans cette étendue à l'intérieur de l'utérus. Il se produit ainsi un rapprochement entre la hanche antérieure et l'épaule antérieure.

Si le siège se trouve sur le périnée et si l'enfant est descendu par l'effet des contractions utérines, les parties molles élastiques repoussent le siège vers le haut dans l'ouverture de l'angle de l'arcade pubienne. Les douleurs poussent l'extrémité pelvienne vers l'orifice de sortie, le long de la paroi postérieure du canal, pendant que contre l'arcade du pubis viennent s'appuyer successivement des points de plus en plus élevés de la hanche antérieure. Celle-ci n'est pas fixée, comme si autour de ce point de fixation supposé le siège exécutait un mouvement de rotation, mais elle avance également et se dégage plus tôt que la hanche postérieure. La direction qu'elle prend est indiquée, chez une parturiente couchée, par une ligne qui tient le milieu entre l'horizontale et la verticale, un peu penchée vers le côté où se trouve le ventre de l'enfant Plus les parties molles sont rigides, plus la direction de cette ligne se rapproche de la verticale.

Après la hanche antérieure c'est l'anus qui glisse au-dessus du périnée. Aussitôt après sa sortie le méconium s'écoule en plus grande quantité qu'auparavant. Cette issue du méconium était empêchée, peu de temps auparavant, par le plancher du bassin qui était intimement appliqué sur l'anus. Très souvent aussi l'urine s'écoule en un jet fort, et ce fait se produit plus vite chez les garçons que chez les filles. Ni l'un ni l'autre de ces phénomènes n'a de l'importance au point de vue du pronostic.

Le siège est pressé vers le haut, et la flexion latérale de l'enfant devient de plus en plus forte. Si l'on observe sans intervenir, on voit que le dos est poussé de plus en plus profondément dans l'un des côtés du bassin et que le sacrum se dirige, comme déjà au début, vers la face ventrale de l'enfant. Souvent il semble que les pieds soient retenus en haut. Immédiatement après le dégagement des hanches, souvent déjà pendant leur sortie, le dos se tourne plus vers l'avant. Le périnée rigide, pas autant étiré par le siège que par la tête lorsque celle-ci vient en avant, presse l'enfant vers l'angle de l'arcade pubienne. Souvent le dos se tourne encore vers le côté, lorsque les épaules s'engagent dans le bassin. Comme les épaules remplissent un diamètre oblique, elles obligent tout l'enfant à suivre cette rotation.

Dans les **positions dorso-postérieures** il se présente de petites anomalies dans le mécanisme. Le dos de l'enfant arrive en avant, ou bien au côté où il se trouvait primitivement; ou bien il passe au devant du promontoire et arrive en avant à l'autre côté du bassin: cette dernière rotation est la plus fréquente.

La première rotation est bien en grande partie provoquée par le tronc fœtal. Le dos tend à se mettre dans la moitié antérieure de l'utérus, la partie la plus concave et la plus spacieuse, et il choisit le chemin le plus court. Dans le cas d'un siège volumineux un tant soit peu fixé, l'influence du dos peut devenir illusoire et le tronc peut suivre les rotations du siège. Ces rotations se feront d'après les résistances du bassin.

Si le dos se trouve par ex. en arrière et à gauche, la hanche droite, postérieure, se trouve, notamment lorsque la convexité du dos est grande, déjà dans l'autre moitié du bassin. A la descente de l'enfant, cette hanche postérieure arrivera en avant au côté du bassin où elle est située, et comme elle se trouve à droite en arrière, elle se tourne vers la droite et l'avant par le chemin le plus court. Par suite de l'attache fixe du sacrum avec le dos, ce mouvement devient un mouvement solidaire, c. a. d. que le dos, situé en arrière et à gauche, arrive en avant et à droite.

Entre ce mode double, il peut exister une espèce d'antagonisme: pendant un temps, il peut être incertain si le mouvement isolé du siège se changera en un mouvement solidaire du tronc, ou inversément si la rotation isolée du tronc se changera en un mouvement solidaire de l'enfant en totalité, la moitié supérieure du tronc entrainant l'inférieure. J'ai pu observer exactement cette particularité, en contrôlant pendant longtemps, au moyen du doigt appliqué sur le siège, chaque mouvement pendant et très peu de temps après les contractions utérines.

Au passage de la vulve, le siège se trouve déjà au dégagement, lorsque le dos se trouve tout à fait sur le côté. Il ne se tourne donc pas vers l'arrière pour le passage de la vulve, comme dans les positions *a*.

Si l'on peut considérer le mécanisme décrit comme étant le mécanisme régulier, je renvoie néanmoins aux premières propositions de cet aperçu. Il se présente souvent des irrégularités. Une seule loi a de la valeur: c'est qu'on doit considérer comme régulier le mécanisme dans lequel le dos arrive en avant. Chez les primipares également le siège passe souvent la vulve — peut-être plus souvent qu'en position droite — en position oblique ou transversale. Même des sièges très volumineux ne se placent pas toujours en position droite.

Dans les **présentations des pieds**, complètes ou incomplètes, le mécanisme est le même que dans les présentations du siège. Il n'y a que ceci de spécial: les rotations sont, comme nous l'avons indiqué plus haut, encore plus souvent irrégulières.

Si c'est le pied antérieur qui se présente, celui-ci a tant d'espace qu'il peut à peine exercer une influence sur le mécanisme, mais si le pied postérieur se présente, alors on observe très souvent les rotations les plus surprenantes.

Les contractions utéro-abdominales poussent le pied postérieur contre les résistances postérieures. Il en résulte que ce pied glisse presque toujours vers l'avant, de sorte que finalement c'est l'autre hanche repliée qui s'adapte dans la concavité du sacrum.

Pour finir nous ne devons pas oublier, que dans aucune autre circonstance on n'opère aussi souvent prématurément que dans les présentations des pieds. Et si l'accoucheur n'exerce aussi qu'une traction minime dans le but d'améliorer les douleurs, cette traction est en état de masquer l'action de la nature. Si on ne provoque pas aussitôt une fausse rotation, il n'en est pas moins vrai qu'on rend facilement impossible une rotation naturelle commencée. La procidence d'un pied est pour beaucoup d'accoucheurs une trop grande tentation à hâter l'accouchement.

L'accouchement se fait-il tout spontanément, les bras sont pressés contre la poitrine. Les coudes se dégagent d'abord, ensuite le menton situé entre les bras ou immédiatement au-dessus de ceux-ci. Maintes fois aussi l'avant-bras se trouve devant la face; mais le coude se trouve toujours en dessous de la plus grande périphérie de la tête. La tête se dégage le diamètre fronto-occipital étant presque parallèle au diamètre longitudinal de l'enfant, ou ne formant avec lui qu'un angle aigu de peu de degrés.

J'ai vu le mécanisme décrit, dans des cas peu nombreux où les circonstances permettaient (enfant mort, état favorable de la parturiente) d'attendre l'accouchement spontané dans les présentations du siège, et de n'entreprendre la moindre manœuvre dès le début de l'accouchement. La tête fut soudainement et rapidement pressée au dehors dans cette attitude fortement fléchie. Naturellement les bras ne pouvaient se replier vers le haut. Les choses doivent être tout autres, si l'on excerce des tractions sur le tronc. Si en même temps une force quelconque ne presse pas fortement les bras contre le tronc, et ne maintient pas la tête énergiquement fléchie sur la poitrine, l'enfant est, comme sur le bassin artificiel sans utérus, en quelque sorte tiré d'entre les bras qui restent à la partie supérieure. La tête, sur la moitié postérieure de laquelle la traction agit, doit rester en haut avec sa moitié antérieure, qui heurte contre la paroi du bassin.

Enfant vivant ou mort.

Avant d'intervenir, il est très important de déterminer s'il s'agit d'un enfant vivant ou mort. L'enfant est-il mort, on n'a naturellement à prendre en considération que la mère. Il est permis alors à l'accoucheur de mutiler l'enfant, si par là il peut procurer un avantage quelconque à la mère. C'est ainsi que chez des enfants morts, j'ai déjà appliqué le cranioclaste sur le siège pour extraire prudemment et graduellement le fœtus. On a aussi proposé, pour faire l'extraction, d'introduire le doigt ou un crochet dans l'anus.

Les signes de mort de l'enfant se divisent en ceux qui démontrent que l'enfant est déjà mort pendant le cours de la grossesse, et où par conséquent il se présente déjà mort à l'expulsion, et en ceux qui sont à interpréter comme symptômes du décès inter partum ou de mort pendant l'opération.

L'enfant est-il mort pendant le cours de la grossesse, l'anamnèse renseigne le plus souvent un frisson, une semaine à 15 jours avant l'accouchement; la parturiente ne sent plus les mouvements de l'enfant et l'accoucheur n'entend plus les bruits du cœur. A l'examen, le ventre est étonnamment mou et on ne sent pas bien les „petites parties“. Naturellement on ne sent pas non plus des mouvements de l'enfant. En palpant plus attentivement la tête, on peut démontrer de la crépitation des os du crâne; il est complètement faux que ce signe prouve l'existence d'un hydrocéphale. J'ai souvent pu démontrer le phénomène de la crépitation des os chez des enfants morts se présentant par le siège, alors que ce phénomène peut manquer pour les os d'un hydrocéphale vivant.

Si à l'examen interne on sent l'anus, on y pénètre facilement; la résistance du sphincter manque. En outre chez les enfants morts depuis longtemps, il n'y a pas d'issue de méconium. Plus tard seulement, dans le cas de forte compression dans la cavité du bassin, du méconium peut s'écouler. Mais la règle c'est qu'à l'expulsion, les enfants morts depuis longtemps sont peu souillés par le méconium au niveau de l'anus. Par contre, l'eau de l'amnios est souvent colorée par le méconium, de manière que tout l'enfant participe à cette coloration.

Un signe très important et facile à démontrer, est fourni par les lambeaux de peau de fœtus. Par la macération la peau se détache, ou est facilement enlevée du siège par les doigts, lorsqu'on fait le toucher.

Si le doigt qui touche enlève de la peau et si celle-ci est amenée au dehors, le diagnostic différentiel entre des lambeaux de membranes de l'œuf et de la peau du fœtus est facile. Cette dernière montre une disposition en crible, c. à. d. qu'elle est pourvue de petits orifices là où étaient implantés les poils; elle est ponctuée.

Il est vrai que j'ai déjà trouvé de la peau semblable attachée aux doigts quoiqu'il existât des bruits du cœur. Il s'agissait d'un enfant atteint de syphilis congénitale. Une grande syphilide bulleuse se trouvait précisément sur le siège.

Si l'enfant meurt seulement pendant l'expulsion, il est souvent particulièrement remuant avant que les bruits du cœur ne cessent. L'expulsion de méconium ne prouve rien, puisque dans toutes les présentations du siège il s'écoule du méconium par suite de la compression. Si les jambes de l'enfant se présentent, on pourra facilement constater si l'enfant vit, en chatouillant la plante des pieds; l'enfant fléchit et étend alternativement le pied et quelquefois aussi il le retire. Ce retirement est même décrit comme motif étiologique pour les présentations du genou. On ne peut pas oublier que dans le cas de tumeur dure produite au pied par l'accouchement, ainsi dans le cas d'infiltration œdémateuse, les muscles perdent leur faculté de mouvoir le pied.

Si à l'extraction on a les jambes entre les mains et si l'enfant arrive en danger de mort, on sent un mouvement particulier des jambes, comme si l'enfant voulait retirer celles-ci hors des mains de l'accoucheur. L'enfant se replie vers le ventre, exécute un mouvement respiratoire dyspnéique sans effet: il respire prématurément. Si l'on sent ce mouvement de l'enfant, également décrit comme convulsion, il est nécessaire d'intervenir promptement. Au dégagement des bras, et à la traction exercée sur le menton pendant l'extraction de la tête, on peut également sentir souvent les tentatives de respiration. On les constate davantage encore lorsque le doigt est introduit profondément dans la bouche: l'enfant suce en quelque sorte le doigt. Tous ces signes qui prouvent que l'enfant ne reçoit plus assez d'oxygène de la mère, sont des indications pour terminer l'accouchement. D'un autre côté, on ne peut pas opérer trop hâtivement. L'enfant est certainement gardé en vie lorsqu'on opère de la façon habituelle.

Traitement.

Pour l'extraction la mère doit être couchée en travers du lit (Querbett). Les jambes sont écartées, de manière que l'accoucheur soit libre dans ses mouvements. La vulve dépasse un peu le bord du lit. Lorsque la parturiente est couchée de son long dans le lit, l'extraction est impossible, parce que dans les différentes manipulations le tronc de l'enfant doit être fortement abaissé. En Angleterre on fait également l'extraction, la mère se trouvant dans le décubitus latéral.

Les présentations de l'extrémité pelvienne sont un noli-me tangere, aussi longtemps que le siège dégagé n'offre un appui commode pour l'extraction. L'extraction ultérieure des bras et de la tête est avant tout le motif pour lequel on ne peut intervenir. Jamais dans les présentations du siège ou des pieds, le bras ne se relève dans la nuque, lorsqu'on fait l'extraction avec prudence, lentement et seulement pendant les douleurs. Plus la moitié inférieure se dégage lentement et naturellement, plus aussi on a de chances pour la moitié supérieure. La méthode qui remplit le mieux les deux indications, c'est la méthode expectante, c. à d. une méthode dans laquelle, par principe, on n'intervient que lorsque le siège se trouve à la vulve. C'est pourquoi également l'abaissement prophylactique d'une jambe, autrefois recommandé, est une manœuvre fausse.

Il n'y a que lorsqu'une indication se présente pour hâter l'accouchement, qu'on peut faire quelque chose pour interrompre la marche naturelle.

Il est vrai que c'est précisément la présentation du siège qui met le plus à l'épreuve la patience de l'accoucheur. Pendant des heures entières on observe, et on sent au toucher, qu'à chaque douleur le siège est presque au dégagement et que toujours après il se retire. Dans des cas semblables on applique la méthode la plus inoffensive, l'**expression**. Il est certain que lorsqu'on applique l'expression d'une façon méthodique et adroite, conjointement avec l'influence psychique sur l'activité des douleurs, on obtient souvent de bons résultats. Dans les présentations du siège, la méthode de *Kristeller* est un moyen excellent pour hâter l'accouchement.

Le siège est une partie du tronc et il subit l'influence de la pression exercée sur celui-ci, tandis que par la pression exercée sur l'extrémité pelvienne du tronc, nous n'obtenons pas d'influence réelle sur la tête. C'est pourquoi dans les présentations de la tête, cette manœuvre n'est suivie d'effets visibles qu'après la sortie de la tête. L'observation directe montre que l'on peut faire descendre le siège par le procédé de *Kristeller*. Déjà lorsqu'on presse sur le fond utérin avec la main à plat, le siège avance un peu. S'il se retire après, cette pression augmente néanmoins les contractions utérines; ce n'est souvent qu'après cette pression que les contractions prennent le caractère de douleurs expulsives. C'est pourquoi cette méthode doit toujours être appliquée dans les présentations du siège. C'est la meilleure méthode pour provoquer des contractions utérines, et c'est en même temps une méthode directe de délivrance.

Si par là on n'arrivait pas au but, et si une indication spéciale exigeait la terminaison de l'accouchement (éclampsie, ralentissement des bruits du cœur de l'enfant, effet nul des contractions utérines, durée trop longue de l'accouchement, fièvre commençante, procidence et compression du cordon ombilical) on déterminera d'abord quelle est la situation du siège. Se trouve-t-il encore au-dessus du détroit supérieur, on peut abaisser une jambe. On atteint le plus facilement la jambe antérieure; souvent par hasard, on arrive également à la jambe postérieure. Le choix de la jambe n'a pas pas une grande importance.

La saisie de la jambe est énormément facilitée par le décubitus latéral. On couche la parturiente de manière à ce que le ventre de l'enfant regarde en bas; par là la tête descend, le siège remonte et les jambes qui se trouvent contre la face ventrale de l'enfant sont facilement accessibles. L'accoucheur choisit toujours la main dont la paume se trouve vis-à-vis du ventre de l'enfant. Si l'on pousse cette main ou des doigts de cette main vers le haut, on doit arriver à la région des pieds. On peut exécuter cette opération au moyen de deux doigts.

Les choses se présentent autrement quand le siège, avec les jambes repliées vers le haut, se trouve déjà engagé dans le bassin. Alors on ne peut plus utiliser la jambe comme point d'application de la traction, on ne peut plus l'abaisser. On doit chercher un autre point d'application. Ceci est très simple lorsque l'enfant est mort. On accroche un doigt dans l'anus ou bien on saisit le siège au moyen du cranioclaste, on applique la partie fermée dans l'anus et la partie fenêtrée sur le sacrum. De cette façon on tient solidement l'enfant et on peut l'extraire lentement.

Le crochet mousse n'est pas aussi inoffensif. On pousse le crochet vers le haut, le long du dos, son extrémité étant tournée vers la face ventrale de l'enfant, et on le conduit autour de l'enfant, parallèlement à lui et toujours étroitement appliqué sur lui. De cette façon l'extrémité du crochet arrive d'elle même sur la face ventrale. La rotation si difficile, presque impossible à faire dans l'espace restreint, manque dans cette méthode d'application. Puis on abaisse le crochet, pendant qu'un doigt de l'autre main en recherche l'extrémité entre les jambes. Le crochet se trouve-t-il dans le pli le l'aine, on tire en bas dans la direction de la ligne conductrice avec l'une main, tandis que l'autre main reste toujours à l'extrémité du crochet. Quand le siège est au dégagement, on tire directement en haut. On doit éviter d'exercer une traction, avant que l'on ne soit certain que le crochet est bien appliqué. J'ai opéré plusieurs grandes fistules qui avaient été provoquées par le crochet. Même dans un cas on avait provoqué une fissure longue de 8 cm, s'étendant de l'orifice utérin interne jusqu'à l'orifice externe du canal de l'urèthre!

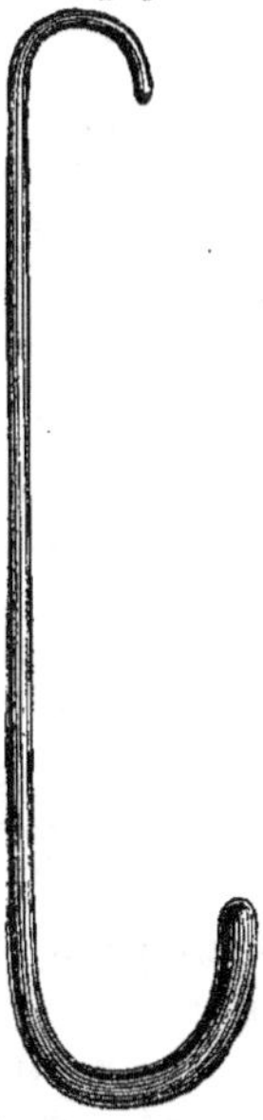

Fig. 50.

Crochet mousse.

Si l'enfant vit on ne peut pas appliquer le crochet mousse; le danger de fracturer la jambe au moyen de cet instrument est trop grand. Outre cela, nous avons une quantité de procédés qui conduisent également au but et qui sont beaucoup moins dangereux.

Il serait inexact d'essayer de hâter la marche de l'accouchement, par l'accrochement incomplet du doigt dans la hanche antérieure non encore dégagée. Le mouvement du siège qui prépare la progression de l'accouchement, c'est le mouvement vers l'avant et vers le haut. Mais si au niveau de la région du pli de l'aine nous pressons vers le bas et vers l'arrière, car de traction il est peu question, nous luttons directement contre la nature. Et à l'époque où il est possible d'accrocher la hanche, les douleurs expulsives sont plus fortes, et la progression de l'accouchement est plus constante et plus rapide. Alors il est préférable de presser le siège vers le haut au moyen de la face palmaire de la main. Accrocher la hanche postérieure avant le dégagement du siège, est chose impossible. Par suite de cette impossibilité d'aider manuellement lorsque le siège se trouve encore complètement engagé dans le bassin, on a, de tout temps, décrit des manipulations dont l'usage ne s'est jamais généralisé, excepté parmi quelques partisans. Ceci est par ex. le cas pour le forceps pour le siège et l'application du forceps ordinaire sur le siège, deux procédés qui trop souvent déjà ont été jugés d'une façon défavorable pour que nous en parlions ici.

Mais une chose qui réussit bien, même lorsque le siège se trouve au détroit supérieur, c'est de passer un lacs sur la hanche antérieure.

On enroule un lacs souple pour version, de façon que le diamètre du rouleau soit à peu près aussi épais que le doigt. On prend ce rouleau, le côté avec l'extrémité du lacs étant dirigé vers l'enfant, entre les surfaces tournées l'une vers l'autre des extrémités de l'index et du médius. La main étant en hyperextension et sa face palmaire longeant l'enfant, on va avec ces deux doigts vers le haut, entre la symphise et la hanche. Quand on a pénétré à une certaine hauteur, on peut lâcher un doigt pour se convaincre à quelle région on se trouve. Le rouleau qui est serré ici ne peut descendre. Si ce doigt sent le pli de l'aine, dont on connaît déjà la situation par le toucher fait antérieurement, on y fourre le rouleau dont le côté étroit passe le plus souvent devant. Il est inutile et impossible de donner une direction déterminée au rouleau. Comme dans le pli de l'aine il existe une résistance moindre qu'aux parties environnantes, il est facile d'y introduire le rouleau, et cela déjà à une époque où l'on peut au plus arriver dans le pli avec la première phalange du doigt. A présent on cherche entre les jambes de l'enfant. Si l'on arrive ne fut ce qu'avec l'ongle au rouleau, on réussit à le faire descendre en grattant, en pressant et en frottant. Toute cette manipulation peut se faire sans difficulté dans le décubitus dorsal, et j'ai toujours réussi à la faire. L'avantage principal du rouleau, c'est que pour abaisser le lacs on se tire d'affaire avec un doigt. Si l'on doit tirer, deux doigts sont nécessaires. En outre si l'on tire le lacs sur l'aine de l'enfant, la peau de cette région peut en quelque sorte être sciée. C'est ainsi que j'ai vu un jour, heureusement chez un enfant mort né, la peau sciée dans une étendue de 1 cm. Le lacs attaché à un cathéter élastique avait été tiré à travers le pli.

On peut à présent exercer prudemment une traction vers le bas. Habituellement son meilleur et premier effet, celui que je je désire surtout obtenir, c'est l'amélioration des douleurs. Une "extraction„ réelle de l'enfant faite de cette manière sans l'intervention des douleurs, laisserait certainement des marques de pression (Druckmarken) considérables et dangereuses. En outre je prends la précaution d'aller, alternativement avec les deux indicateurs, en avant et en arrière, aussi profondément que possible dans le pli de l'aine, pour relâcher et relever le lacs après la traction. La traction ne se fait que pendant la contraction utérine.

Lorsque la hanche antérieure est presqu'au dégagement, j'ai toujours obtenu un bon effet sur la progression de l'accouchement en exerçant des tractions. Il est vrai que bientôt on pourrait pénétrer dans le pli de l'aine avec la première phalange du doigt, mais au lieu d'exercer une traction dirigée vers le haut et l'avant, on n'exercerait qu'une pression vers l'arrière. Au moyen du lacs par contre, on tire la hanche antérieure au dehors presque verticalement en haut, en même temps on cherche, par traction ou par pression, à diriger la hanche postérieure en haut, à la dégager du périnée. Par là la rotation se produisant en-dessous de l'arcade du pubis est favorisée de la même façon, que lorsque dans les présentations de la tête on repousse le front en haut par le rectum.

Même dans le cas de traction insignifiante, j'ai vu des marques de pression, faciles à prévoir, la peau étant si délicate à cette régionci. Jamais je n'ai constaté de suites fâcheuses résultant de l'application de cette méthode; mais on remarquera la grande prudence avec laquelle j'applique cette manœuvre.

On a également recommandé de passer le lacs sur les deux hanches. Ceci est possible lorsque le siège se trouve mobile au-dessus du détroit supérieur, mais alors on fait mieux d'abaisser une jambe. Si le siège est complètement engagé dans le bassin, alors il est plus facile et il vaut en tout cas mieux de passer un lacs sur la hanche antérieure.

Le siège est-il complètement dégagé, on accroche les deux doigts indicateurs chacun dans un pli de l'aine, et on tire vers le haut de manière que le dos devienne concave. Par cette manœuvre les pieds se dégagent d'eux mêmes, ils tombent au dehors. Je considère comme superflu de dégager les jambes; en pliant fortement l'enfant vers le haut, on abaisse très fort les jambes, en tout cas jusqu'au-dessus du genou, de manière qu'une légère pression les dégage. Déjà depuis plusieurs années, je n'ai, par principe, ni enseigné ni pratiqué le dégagement des jambes.

Extraction dans les présentations des pieds.

Si les pieds se présentent, il est nécessaire, avant de faire l'extraction, d'examiner si l'orifice externe est dilaté. On ne peut faire l'extraction que lorsque l'orifice utérin est dilaté ou facilement dilatable.

Le cervix doit naturellement, même lorsqu'il a été complètement dilaté, s'appliquer sur les jambes après l'écoulement des eaux; il revient sur lui même et n'est dilaté à nouveau que par le siège s'engageant graduellement. Mais on pourra dans ce cas facilement en démontrer la dilatabilité. Si au moyen de deux doigts on pénètre très haut jusqu'au-dessus de l'orifice utérin interne, et si l'on tire ou si l'on refoule l'orifice utérin vers le bassin osseux, vers l'extérieur, d'abord à droite puis à gauche, on établit facilement s'il y aura encore de la résistance ou non. S'il n'existe pas de résistance on peut immédiatement faire l'extraction. Mais si l'orifice utérin est dur et inextensible, on attend aussi longtemps que possible, en contrôlant attentivement les bruits du cœur. Les contractions utérines conduisent à un élargissement graduel du cervix, de sorte que même sans l'effet mécanique dilatateur du siège, l'orifice utérin est plus mou après que les douleurs ont agi longtemps. Dans des cas semblables on ne doit pas tirer prématurément sur les pieds, pour hâter l'accouchement. On peut, sans contredit, facilement provoquer par là des contractions utérines. On observe souvent que chaque traction exercée sur la jambe provoque une contraction utérine, c. a. d., qu'en descendant le siège excite le segment inférieur de la matrice et qu'une douleur s'ensuit, tout à fait comme lorsqu'on étire l'orifice utérin au moyen des doigts. Dans ce cas la contraction fait descendre le siège, et le dégagement des bras et de la tête offre les plus grandes difficultés par suite de l'étroitesse de l'orifice utérin. L'accoucheur trop pressé est sérieusement puni: l'orifice utérin étroit peut rendre tellement difficile l'extraction de la moitié supérieure de l'enfant, que les bras sont fracturés, le cou est lésé, l'enfant meurt, l'orifice utérin se déchire, et il se déclare une hémorragie mettant la vie de la mère en danger. Combien n'ont pas amèrement regretté d'avoir fait l'extraction prématurément, sans aucune indication!

Une attention particulière est nécessaire lorsque l'anamnèse renseigne l'écoulement prématuré des eaux. La dilatation de l'orifice utérin est souvent très insuffisante, surtout lorsque l'eau de l'amnios s'est écoulée avant le commencement des douleurs. C'est pourquoi il n'est nullement juste de tirer immédiatement sur toute jambe qui se présente, au contraire, on ne peut exercer des tractions que lorsqu'il est à prévoir que l'orifice utérin n'opposera plus de résistance. Nous reviendrons encore sur les difficultés produites par un orifice utérin trop étroit.

Pour ce qui regarde la technique, les pouces se placent, pour l'extraction, toujours sur le mollet de l'enfant. Lorsque les mollets sont dirigés en arrière, la main de l'opérateur se trouve d'abord avec la paume dirigée en haut. La main droite a saisi le pied droit, la main gauche le pied gauche. On fait l'extraction de manière que le dos de l'enfant arrive en avant. Si cela offre des difficultés, on ne doit pas forcer, mais on essaie de faire la rotation en avant, dans l'autre moitié du bassin. L'enfant, dans le mécanisme naturel, fait aussi bien la rotation à travers un quadrant qu'à travers trois quadrants. Si p. ex., le dos se trouve en arrière à gauche, on essaiera d'abord de l'amener directement en avant à gauche. Si cela ne réussit pas facilement, on l'amènera en arrière à droite, puis en avant à droite. Le dos, aussitôt que l'on a trouvé la direction de traction convenable, arrive souvent tout d'un coup, sans aucun effort exercé par l'accoucheur, rapidement en bas et en avant. Une bonne méthode également, c'est que l'assistant ou l'accoucheuse comprime le ventre, fasse une tentative d'expression. On lâche les jambes et on observe quelle rotation elles exécutent lorsqu'on exerce une forte pression d'en haut. On fait l'extraction dans cette direction.

Lorsqu'il y a procidence d'un pied, les deux pouces se trouvent l'un en-dessous de l'autre sur le mollet. Aussitôt que le siège est au dégagement, on abaisse, s'il y a procidence de la jambe postérieure, c. a. d. dans le cas de traction sur la jambe postérieure, fortement la main qui opère: par là la hanche antérieure descend, on peut accrocher le doigt en avant, tourner définitivement le dos en avant et continuer alors l'extraction. Si l'on a saisi le pied antérieur, on le relève fortement, pour glisser de la même manière l'indicateur dans le pli de l'aine postérieur.

L'enveloppement des jambes de l'enfant, tant pratiqué autrefois, se fait moins souvent aujourd'hui. Depuis qu'on ne se salit plus les doigts avec de l'huile, la main a assez de fixité sur des jambes non enveloppées. L'idée d'après laquelle l'enfant découvert respirerait plus vite que l'enfant enveloppé dans des linges chauds, est certainement une vue plutôt théorique, eu égard à la rapidité avec laquelle se fait toute l'opération. En tout cas, toutes les manœuvres peuvent être mieux exécutées lorsqu'on peut contrôler par la vue.

A mesure que la jambe se dégage, les pouces appliqués sur les mollets saisissent de plus en plus haut, de façon que l'extrémité du pouce et toute la main se trouvent tout près de la vulve. Mais si la cuisse est saisie à pleine main, et si en saisissant plus haut on atteignait le ventre, on laisse les mains en place. L'opérateur peut développer une force considérable, sans nuire à l'enfant, lorsque ses mains tiennent les cuisses bien embrassées.

On pourrait produire des lésions, en laissant agir sur le ventre la force que l'on développe en empoignant. En médecine légale on admet qu'une parturiente, en s'aidant personnellement, peut, en empoignant le ventre de l'enfant et en le tirant au dehors des parties génitales, provoquer une rupture du foie de l'enfant. En outre les mains n'auraient pas, à beaucoup près, un appui aussi ferme sur le ventre que sur les cuisses.

A cette époque de l'opération une complication provoquée par le cordon ombilical, le soi-disant chevauchement de l'enfant sur le cordon, peut nécessiter une intervention opératoire. Si le cordon se trouve entre les jambes de l'enfant, on doit le rabattre au-dessus de la hanche supérieure; cette manipulation n'échoue jamais, si l'on fléchit l'enfant latéralement vers le haut.

Même dans le cas où le cordon ombilical est situé normalement, il est de règle de contrôler les pulsations avant de faire le dégagement des bras. Comme la circulation placentaire reçoit l'impulsion du cœur infantil, les pulsations sont les plus fortes au niveau de l'ombilic; souvent même elles sont très fortes à ce niveau, tandis qu'à 5—6 cm au-dessus de l'insertion, on ne les perçoit plus. Naturellement la pulsation disparaît à chaque tiraillement, qui de son côté a pour résultat de replier le cordon au niveau de l'ombilic.

Si le cordon est trop tendu, on attire quelque peu le bout placentaire. Si cela ne réussit pas et si l'on craint une rupture du cordon, on doit le couper pendant que l'accoucheuse comprime le bout fœtal. Une ligature double pourrait, parce qu'elle demande trop de temps, mettre la vie de l'enfant en danger. Le bout maternel du cordon est suffisamment comprimé par l'enfant, même jusqu'après la naissance de la tête. Immédiatement post partum on saisit ce bout et on y applique une ligature, pour conserver ainsi au placenta, l'hyperhémie et la tension nécessaires à son expression.

Dégagement des bras.

Si la progression de l'accouchement dépend en plus grande partie des contractions utérines, si l'opérateur n'a fait l'extraction que pendant les douleurs et si l'accoucheuse ou l'assistant a serré énergiquement l'utérus contre l'enfant, alors la tête s'engage dans le bassin dans son attitude primitive, le menton sur la poitrine, en refoulant les bras devant elle. Ou bien la tête passe facilement tout d'un coup devant le promontoire, lors de la pression exercée sur l'épaule postérieure pour le dégagement des bras. Dans d'autres circonstances la tête arrive dans le bassin, quand pour le dégagement du deuxième bras on amène celui-ci d'avant en arrière dans la concavité du sacrum. Dans tous ces cas, les bras se trouvent en dessous et pas à côté de la tête. La poitrine et les coudes se trouvent immédiatement au-dessus du périnée. Cette situation favorable des bras est la règle chez les primipares, lorsque l'accouchement a été traité d'une manière expectante. Si l'on a l'espoir ou la conjecture que les bras sont situés favorablement, on va, avec une main quelconque, directement vers le haut en longeant le ventre de l'enfant, pendant que l'on attire les jambes de l'enfant et qu'on les relève. Déjà par la dernière manipulation les bras tombent souvent au dehors. S'il n'en est pas ainsi, on saisit l'avant-bras et avec lui on descend le bras. Par là, le second bras se trouvant accidentellement en dessous de l'autre se dégage en même temps. Si cela n'a pas lieu, on dégage immédiatement l'autre bras avec la même main. Il est naturellement possible que cette situation favorable des bras, n'existe pas; alors il ne faut pas perdre une seconde de temps. On va immédiatement avec la main sur le dos de l'enfant et on fait le dégagement de la façon décrite plus loin.

Les mauvaises situations des bras se présentent chez les multipares, et ce lorsqu'on a fait l'extraction pendant l'intervalle des douleurs. La traction exercée sur le corps n'agit que sur celui-ci, les bras sont d'abord mûs par traction indirecte agissant par l'intermédiaire des épaules, aussi doivent ils rester en haut ou se relever, comme on dit, lorsqu'il existe de l'espace à côté de l'enfant. Ceci est le cas pendant l'intervalle des douleurs, parce qu'alors l'utérus se détend.

D'un autre côté un orifice utérin rigide ou une marge du bassin étroite peut retenir les bras en haut, de sorte que malgré les contractions utérines qui pressent les bras contre l'enfant, le tronc est néanmoins tiré d'entre les bras et descend débarrassé d'eux.

Les positions des bras les plus vicieuses et les plus défavorables se présentent, lorsqu'on a exécuté avec l'enfant des mouvements compliqués dans un espace restreint. Ainsi particulièrement dans les versions difficiles. Ici le bras, en quelque sorte fixé à la paroi utérine, ne peut suivre les mouvements de l'enfant, c'est pourquoi il arrive sur le dos. Dans les extractions où le dos est tourné à l'excès, on doit également s'attendre à des dégagements de bras difficiles.

Le deuxième bras est particulièrement difficile à dégager, lorsque après l'extraction du premier, du postérieur, la tête remplit complètement le bassin et presse le bras antérieur contre la symphise. Même dans le cas de bassin large, le dégagement peut alors être impossible.

D'après ces explications il est clair, que les positions défavorables des bras ne sont pas à considérer comme un hasard, comme un malheur, contre lequel personne ne peut rien. Ici rien n'est absolument le fait du hasard. Celui qui opère avec hâte aura souvent affaire à des dégagements de bras difficiles. Toute position des bras a son étiologie, et le médecin est la cause des positions vicieuses, alors que peut-être aussi, par suite de la nécessité de hâter l'accouchement, il devait sciemment prendre cette faute à sa charge. Les bras sont situés d'une manière très défavorable particulièrement dans les cas de version difficile, d'évolution entravée, ou de rotations imprévues, exagérées, de l'enfant lors de l'extraction.

Au premier degré de dégagement difficile des bras, ceux-ci ne se trouvent pas en dessous de la face mais devant la face, ou bien au côté de la tête dans la région temporale, mais néanmoins dans la moitié du bassin vers laquelle la face est tournée. La cause de cette position des bras a été discutée.

Comme règle générale on doit retenir ceci: **Dans le dégagement des bras, la face palmaire de la main qui opère doit toujours se mouvoir dans un cercle concentrique à l'enfant.** On ne doit jamais essayer d'amener la face antérieure de la main dans une position telle, qu'elle forme un angle quelconque avec la surface du fœtus; les bras de l'enfant doivent de même toujours être dégagés en longeant le fœtus.

C'est toujours le bras postérieur qui est d'abord dégagé et cela de la façon suivante. Le côté radial du doigt indicateur de la main qui opère, est placé à côté des apophyses épineuses de la colonne vertébrale de l'enfant. On trouve cette région sans aucune perte de temps, en promenant le doigt sur le dos du fœtus. Avec la demi-main, et les doigts étant fortement pressés l'un contre l'autre, on remonte le long de la colonne jusqu'à ce que les extrémités des doigts atteignent la hauteur des épaules.

Maintenant les jambes de l'enfant sont relevées à l'extrémité antérieure du diamètre oblique, dont l'épaule à dégager occupe l'extrémité postérieure. La traction exercée sur les jambes se fait toujours de façon que le tronc de l'enfant s'éloigne de l'endroit où la main de l'opérateur doit pénétrer dans le bassin. C'est pourquoi l'enfant qui pend naturellement au dehors de la vulve, facilite l'introduction de la main pour aller à l'épaule; mais lorsque les extrémités des doigts de la main qui opère se trouvent à hauteur de l'épaule de l'enfant, alors on facilite considérablement la manipulation ultérieure, en relevant le tronc, c. à. d. en le tirant vers le côté opposé. On cherche, au moyen des extrémités digitales, à pousser le bras vers le côté et vers le bas; dans cette manœuvre la face palmaire de la main tourne concentriquement autour de l'épaule. Le bras de l'enfant est-il assez abaissé pour pouvoir être embrassé par les extrémités des doigts, on le descend complètement par pression ou par traction. Le coude apparaît à peu près au milieu de la grande lèvre de l'autre côté. La main de l'opérateur décrit ainsi, avec le bras à dégager, un cercle concentrique à l'enfant,

La main qui a fait le dégagement, ne lâche pas le bras, la partie humérale du bras (Oberarm). Elle le place immédiatement de manière à former un angle droit avec l'axe longitudinal de l'enfant abaissé fortement au moyen de l'autre main, et décrit avec lui un cercle de manière à amener la face dorsale de l'enfant de l'un côté, ainsi par ex. d'en avant à gauche, vers l'autre côté, en avant à droite. Par cette manœuvre le bras non encore dégagé arrive dans la région spacieuse de l'autre synchondrose sacro-iliaque, vers l'arrière, dans la concavité du sacrum. Souvent la seconde épaule decend beaucoup par là, et même dans le cas de bassin large, la tête passe immédaitement la marge du bassin lorsqu'on fait cette rotation. Le second bras est ensuite dégagé de la même manière que le premier.

Je ne voudrais pas renoncer à cette manœuvre qui opère la rotation du second bras vers l'arrière. Il est vrai que dans des circonstances favorables, la seconde épaule est déjà poussée vers la partie postérieure lorsque la main qui opère pénètre entre elle et le bassin. La pression que l'on exécute ainsi involontairement sur l'épaule, et qui est facile à augmenter, pousse la seconde épaule vers la partie postérieure. Mais cette rotation vers l'arrière se fait presque plus vite en relevant le premier bras, On ne doit pas oublier non plus, nous l'avons dit plus haut, que par la rotation la tête passe souvent la marge du bassin et amène le second bras, se trouvant en dessous d'elle, jusque tout près du périnée.

Très souvent le dégagement des bras est plus difficile. Dans ce cas le bras ne se trouve pas devant la face, mais il est directement relevé et se trouve un peu en arrière de l'oreille de l'enfant. Ainsi le bras ne se trouve pas à côté du front étroit, mais bien à côté de la volumineuse moitié postérieure de la tête, et il est par conséquent plus difficile à mouvoir. Il n'est pas rare même que le bras soit pour ainsi dire enclavé. Si, méconnaissant la cause de la fixation du bras, on tirait simplement sur les jambes pour abaisser le membre supérieur et le rendre plus facilement accessible, la tête et le bras seraient au contraire encore plus fortement pressés l'un contre l'autre et contre le bassin.

Dans des cas semblables, on doit toujours faire le dégagement avec la demi-main ; et même lorsque les extrémités des doigts n'arrivent pas jusqu'à l'épaule, on introduit hardiment toute la main. Il vaut mieux faire le dégagement très haut avec toute la main que d'abaisser l'enfant de manière que l'épaule vienne plus bas. On ne peut exercer des tractions énergiques sur les jambes, que lorsque les extrémités des doigts pressent sur le bras. Mais s'il est possible d'exercer la pression sur le bras, si l'on peut même exercer la pression dans le pli du coude, alors une traction énergique exercée sur les jambes, dans la direction opposée au bras à dégager, facilite considérablement la manipulation interne. La pression interne et la traction externe doivent, en s'entr'aidant en quelque sorte, conduire au but à atteindre. Si l'on est parvenu à faire passer le bras par pression entre le promontoire et la tête, s'il a passé la face, alors le dégagement complet est facile. Mais si on augmente la pression exercée sur le bras, nonobstant que le coude soit encore fixé en haut, le bras se fracture.

Le dégagement du deuxième bras offre le plus souvent moins de difficultés, parce que après le dégagement du premier, le tronc est situé plus bas et qu'on a gagné plus d'espace. Néanmoins le second bras est souvent aussi difficile à dégager, en général même il est plus souvent fracturé que le premier. Le motif des difficultés qui se présentent est différent. Souvent à la version on fait exécuter à l'enfant une rotation considérable autour de l'axe longitudinal, à une époque où l'espace intra-utérin est très restreint et où les extrémités sont fortement pressées contre la paroi utérine. Si l'on meut alors le fœtus, on abaisse bien l'extrémité pelvienne, tandis que les bras, en quelque sorte imprimés dans la paroi utérine, sont retenus par celle-ci.

Ou bien à l'extraction, le médecin a fait avec l'enfant des rotations précipitées, arbitraires, à la suite desquelles le tronc à été dégagé d'entre les bras, de manière que ceux-ci, ou un de ceux-ci est resté en place, pendant que le ventre de l'enfant était dirigé vers l'autre côté. Le bras ne se relève pas activement dans la nuque, comme on le dit, mais on fait passer le tronc devant le bras, de façon que celui-ci arrive dans la nuque. Souvent on peut déjà pronostiquer cette position du bras.

Lorsque le bras est en bonne situation, l'omoplate se trouve immédiatement contre les côtes, lorsque le bras se trouve derrière la tête, l'angle inférieur de l'omoplate s'écarte des côtes et se déplace vers le côté. On sent plus distinctement l'omoplate. Si des difficultés se présentent au dégagement du premier bras, on peut en conclure que le bras antérieur s'est également „relevé". Alors on fait abstraction de la rotation immédiate autour de l'axe longitudinal, et on va, le tronc étant complètement abaissé, avec la demi-main le long de la partie antérieure du dos jusqu'au bras, on presse l'épaule vers l'arrière, tandis qu'on ne relève les jambes, auparavant saisies, que lorsque le bras a été amené par pression jusque devant la face de l'enfant. Si l'on tournait le tronc sans agir sur l'épaule, il exécuterait un mouvement isolé, ou bien la tête passerait devant le bras relevé en avant, de manière que celui-ci arriverait complètement dans la nuque.

Si néanmoins cet événement fâcheux s'était produit après une rotation artificielle, on tâchera de délivrer le bras en faisant exécuter au dos une rotation en sens contraire. On ne doit jamais espérer réussir à refouler le tronc dans le bassin, et pouvoir ainsi libérer le bras. On n'obtiendra de résultat, qu'en introduisant la demi-main aussi haut que possible; cette introduction n'est possible en avant, qu'en abaissant fortement le tronc.

Si les doigts doivent saisir un bras, qui dans le cas de ventre en besace se trouve au-dessus et en avant de la symphyse, l'avant-bras de l'accoucheur presse fortement sur le périnée. Celui-ci peut alors, même chez une multipare, être déchiré jusque dans le rectum.

En général on doit se tenir à ce principe-ci: il vaut mieux pénétrer aussi haut que possible avec toute la main que de chercher à abaisser les bras par des rotations ou des tractions.

Si de cette façon il était impossible d'arriver au but, on pourrait abaisser le bras le long du dos. Dans cette manœuvre le bras est presque toujours fracturé.

Quoique je savais, que je craignais et que je pronostiquais cela il m'est souvent arrivé — la première fois sans intention — de conserver le bras. Le plus souvent l'épaule se trouve encore au-dessus du détroit supérieur dans des cas semblables. Le thorax encore vide d'air n'est pas très volumineux. Si on refoule l'enfant, dans la direction du diamètre transverse, dans l'une des moitiés de la marge du bassin, l'autre moitié offre assez d'espace pour permettre la descente du bras de l'enfant.

On utilise le diamètre transverse, notamment favorable dans le cas de bassin rétréci, en abaissant directement le bras vers le côté. Je fus moi-même d'abord étonné que de cette façon on réussit à conserver le bras. Je suppose toujours que les épaules se trouvent encore au-dessus du détroit supérieur. Aussitôt que le coude de l'enfant butte contre la ligne innominée, on abaisse prudemment le coude par pression. On pourrait penser, que par cette manœuvre la clavicule aurait dû se fracturer ou du moins se détacher du manubrium ou de l'acromion, mais ceci ne fut pas le cas non plus.

Naturellement je ne recommande cette manœuvre que lorsqu'il serait impossible d'éviter une fracture expresse du bras.

Une trop grande mobilité du tronc donne également lieu à des difficultés. En exerçant une pression sur l'une des épaules, celle-ci dévie immédiatement jusqu'au delà du milieu vers l'autre côté du bassin, tandis qu'en haut la tête s'appuie énergiquement contre le promontoire, et que le bras est peut-être retenu au niveau du poignet. Dans des cas semblables le soi-disant «dégagement au moyen de la main contraire» est un procédé excellent. Les doigts de la main correspondante au bras à dégager ne sont pas assez longs, pour arriver jusqu'au coude par la face dorsale. On devrait conduire la main par deux quadrants du bassin de l'un côté à l'autre. Par contre, par la face thoracique, par en-dessous, on réussit facilement, en suivant le côté externe du bras, à accrocher l'index dans le pli du coude et à dégager ainsi le bras.

Dans ce dégagement par la main contraire, pour dégager le bras droit de l'enfant p. ex, l'accoucheur introduit la main gauche, la face palmaire étant dirigée en haut contre la poitrine de l'enfant. On ne va pas avec les doigts entre le bras et l'enfant, mais bien par dessus le bras, on recherche le coude, on y accroche les doigts et on tire vers le bas et vers le milieu.

Naturellement, cette manœuvre est également possible, lorsque dans les positions les plus favorables des bras, la tête ainsi que les bras croisés sur la poitrine se trouvent déjà dans l'excavation (voyez page 123).

On rencontre rarement des difficultés pour le dégagement du second bras, lorsque la tête se trouve déjà profondément engagée. Néanmoins il est possible qu'on ne puisse dégager le bras, quoiqu'il soit facilement accessible. Même pour le second jumeau il m'est une fois arrivé de ne pouvoir amener au devant de l'occiput, le second bras situé complètement dans la nuque. Dans des cas semblables on doit extraire la tête, un bras n'étant pas dégagé. Le bras causant la difficulté se trouve toujours en avant, et dans l'angle pubien il y a assez d'espace pour le recevoir. Si on laisse le bras exactement en avant, si l'on applique les mains au-dessus des épaules et dans la bouche, et si l'on extrait la tête le plus souvent située transversalement, on sera étonné de la facilité de le manœuvre. Dans le premier cas que j'ai eu à traiter, j'avais essayé pendant longtemps de dégager le bras. Au moment où je voulus faire un nouvel essai avec la main contraire, l'accoucheuse amena au dehors sans grand effort, la tête avec le bras non dégagé, en exerçant des pressions sur le ventre.

Procédé à suivre dans les positions dorso-postérieures.

Une autre difficulté peut se présenter pour le dégagement des bras, lorsqu'à l'extraction le dos reste en arrière. Cet événement malheureux est toujours à attribuer à l'accoucheur quand le bassin est normal. L'extraction trop hâtive pendant l'intervalle des douleurs, qui déjà favorise le relèvement des bras, et qui est, comme nous le verrons plus tard, également défavorable pour le dégagement de la tête venant la dernière, empêche la rotation naturelle de se produire. Ceci est notamment le cas lorsque après la version, on fait l'extraction avant de savoir quelle est la présentation des pieds existante. Si l'on tire fortement sur les jambes, alors que peut-être l'enfant est situé tout autrement que ne permet de le supposer la direction des pieds que l'on tient encore depuis la version, de semblables positions défavorables se produisent. En tout cas ce sont là des événements très rares.

Par contre dans le cas de bassin rétréci, le dos peut à la version se trouver primitivement en arrière. Alors il n'arrivera en avant que lorsque le siège trouve assez d'espace. Mais si le détroit supérieur est tellement aplati, que le siège en quelque sorte enclavé doit être descendu par des tractions, le dos primitivement dirigé en arrière reste en arrière.

Dans les cas où je ne réussis pas à amener le dos en avant, où les bras se trouvaient ainsi entre la symphyse et la tête, en avant ou sur les côtés de la face, j'essayai d'abord d'arriver vers le haut jusqu'au coude, en pénétrant le long de la face thoracique. Cette manœuvre ne fut pas suivie de succès; elle n'aurait pu réussir que si les deux bras avaient été engagés dans la cavité du bassin jusqu'au-dessus des coudes. Or dans les positions dorsopostérieures que j'ai eu l'occasion de voir, les bras étaient précisément relevés.

Si on va le long de la poitrine on peut bien refouler le coude vers l'arrière, mais si on voulait l'abaisser, on devrait accrocher, au moins avec un doigt, en arrière et au-dessus du bras pour l'amener par pression d'arrière en avant et vers le milieu. Les rotations autour de l'axe longitudinal n'ont également pas d'utilité. Il est vrai qu'elles amènent le dos à une autre région, mais on ne réussit pas, par cette rotation, à déplacer les bras fixés entre la branche horizontale du pubis et la tête. C'est pourquoi j'ai souvent appliqué avec succès la même manœuvre que celle employée dans le cas ou le dos est situé en avant, c. a. d. que le tronc étant fortement relevé, je vais par en-dessous au-dessus de l'épaule, la face palmaire de la main étant dirigée vers le dos de l'enfant. Pour cette manœuvre j'emploie toujours toute la main. Aussitôt que je suis arrivé à l'épaule, j'abaisse le tronc autant que possible et je le dirige vers le côté opposé au bras à dégager. De cette façon il est possible d'exercer sur le bras, au moyen de l'extrémité de l'index et peu-à-peu avec la demi-main, une pression d'arrière et de côté vers l'avant et vers le milieu. Le bras ainsi conduit vers le milieu, se trouve bientôt horizontalement et peut alors facilement être dégagé en abaissant le coude. La demi-main décrit ainsi un cercle concentrique à l'enfant. La main gauche se trouve d'abord dans la région sacro-iliaque droite et se tourne, en dégageant le bras droit, vers l'avant et la droite. En outre les jambes sont d'abord tirées fortement vers la gauche et le haut, et après vers la gauche et le bas. Ensuite on introduit la main droite en arrière et à gauche, on la tourne vers la gauche et l'avant, pendant que l'autre main tire les jambes de l'enfant d'abord vers la droite et le haut et puis vers la droite et le bas.

Ici également, je considère comme très important d'introduire toute la main, d'aller très haut avec force et rapidité, et de ne tirer sur les jambes, que lorsqu'on a atteint le bras.

Extraction de la tête.

Avant de procéder à l'extraction de la tête, une chose très importante c'est de dire à l'accoucheuse, à l'assistant ou même faute de mieux à une personne quelconque, d'exercer des pressions à l'extérieur quand on le commande. Avant d'exercer des tractions, on désigne à quel endroit au-dessus de la symphyse, et dans quelle direction les pressions doivent être exercées. On ne doit pas presser directement de haut en bas, mais plus d'avant en arrière, comme si l'on voulait amoindrir la tête par pression et la pousser contre et en dessous du promontoire. Si l'on devait expliquer tout ceci au moment de l'intervention, on n'en aurait souvent pas le temps, ou la personne désignée ne serait pas prête et l'accoucheur a besoin de ses deux mains. C'est pourquoi on doit avoir déjà pris toutes ses dispositions pour la pression à exercer par l'extérieur, avant de commencer l'extraction.

Pour l'extraction de la tête venant la dernière nous avons deux indications à remplir. Primo, nous devons tâcher de remplacer la pression insuffisante d'en haut; ceci se fait par remplacement direct (pression par l'extérieur) ou indirect (traction sur le tronc). Secundo, nous devons amener la tête dans une position telle, que les plus petits diamètres traversent le canal pelvien.

Si un accouchement se fait spontanément, le menton est toujours pressé contre la poitrine; nous devons donc admettre que c'est là l'attitude naturelle de la tête, et l'imiter artifiellement. Au point de vue théorique, la forte flexion de la tête se recommande déjà, parce que le diamètre le plus long, le diamètre fronto-occipital, et par suite les plus grandes périphéries de la tête n'entrent pas du tout en considération, c. à. d., que les extrémités du diamètre fronto-occipital se terminent librement et ne heurtent pas.

Toutes les manœuvres qui ont été inventées dans le cours des siècles, tendent involontairement ou volontairement à répondre aux deux indications décrites.

C'est ainsi que d'après *Smellie*, la tête est fléchie par une pression sur les côtés du nez faite avec l'une main, et par une pression sur l'occiput faite avec les doigts de l'autre main. La main appliquée sur la face, presse celle-ci vers le bas; tandis que la main appliquée sur l'occiput, pousse celui-ci vers le haut. Cette manipulation seule ne provoque pas la sortie de la tête, elle ne répond qu'à l'indication d'amener la tête en position convenable. Une pression exercée par l'extérieur doit venir à l'aide.

D'autres accoucheurs accrochent le doigt dans la bouche et amènent ainsi la tête en position favorable. Dans la soi-disant manœuvre de *Prague*, par contre, on fait complètement abstraction de la rectification de la position de la tête, et on exerce une traction très forte. Deux doigts sont accrochés au-dessus de la nuque, et au moyen de l'autre main on tire fortement sur les jambes en les relevant. Ce qu'il y a d'irrationnel dans cette manœuvre, c'est qu'on néglige de considérer la position de la tête; la tête est-elle par ex. placée tout à fait transversalement, il est à peine possible d'arriver à la dégager. Il est surtout fautif de recommander cette manœuvre pour tous les cas, attendu qu'elle ne donne de bons résultats que lorsque la tête est profondément engagée dans l'excavation.

La manœuvre de *Veit* a mis toutes les autres hors d'usage. C'est chose connue que cette manœuvre, que nous allons décrire, était appliquée avant *Veit*; je possède moi-même d'anciens ouvrages illustrés dans lesquels elle est exactement représentée, déjà longtemps avant que *Veit* ne l'ait recommandée. Mais qui, à cause de cela, voudrait désigner la manœuvre autrement que «la manœuvre de *Veit*»? Elle doit tout de même avoir un nom, et puis *Veit* a effectivement le mérite d'avoir généralement introduit cette manœuvre.

La manœuvre de *Veit* tient de celle de *Smellie*, la rectification de la position de la tête; et de celle de *Prague*, la forte traction des doigts placés en crochet au-dessus des épaules. Elle remplit ainsi les deux indications.

Cette manœuvre s'exécute de la manière suivante: on introduit immédiatement dans la vulve, en longeant la poitrine de l'enfant, la main avec laquelle on a fait le dégagement du dernier bras, tandis que de l'autre main on place l'enfant de façon qu'il chevauche sur l'avant-bras de la main introduite. Les doigts de la main introduite dans les parties génitales recherchent la bouche, qui se trouve souvent en avant, souvent sur le côté et quelquefois aussi déjà tout à fait en arrière.

Si l'on a accroché les doigts dans la bouche, alors une traction exercée sur la mâchoire inférieure suffit dans les cas faciles, pour rapprocher le menton de la poitrine. Cette traction se fait de façon à amener la face complètement en arrière dans la concavité du sacrum; le menton est ainsi tiré vers la partie médiane. A présent, on pénètre avec deux doigts de l'autre main entre la nuque et la symphise, et, le menton étant tenu fixé sur la poitrine, on exerce une forte traction.

Dans les cas difficiles, où il faut développer plus de force, on peut pousser les doigts jusque sur la base de la langue, ou les appliquer aux deux côtés sur la mâchoire inférieure.

Souvent, lorsque la face est plus tournée vers l'avant, on arrive tout juste dans un des angles de la bouche; dans ce cas également on réussit encore à tourner la face vers l'arrière.

La question principale c'est de n'accrocher les épaules qu'après avoir rectifié la position de la tête, et de n'exercer des tractions avec la main placée sur la nuque, que lorsque la main située dans la bouche tient le menton fixé.

D'anciens accoucheurs déjà blâment la traction prématurée sur le tronc, parce que l'occiput est abaissé par là. On ne doit pas espérer pouvoir approcher le menton par une forte traction sur les épaules, au contraire, par cette manœuvre il est souvent relevé et s'accroche au niveau de la ligne innominée.

L'effet de la traction sur le menton est ainsi opposé à l'effet de la traction sur les épaules. Nous sommes malheureusement obligés pour chaque naissance en présentation du siège, de faire agir la force par l'intermédiaire de la colonne vertébrale, et aussitôt que faire se peut, nous devons chercher à réparer ce défaut, c. à. d., rétablir la position naturelle du menton sur la poitrine.

Ceci est particulièrement important lors de l'extraction de la tête hors de la vulve.

Il se développe des difficultés lorsque la face n'est pas facilement accessible. D'abord la bouche peut être fortement dirigée vers le côté. Si le doigt arrive à l'occiput ou à la région située en arrière de l'oreille, le plus court c'est d'immédiatement changer les mains. Car il est plus difficile et il faut plus de temps pour aller p. ex, avec les extrémités digitales de l'arrière à droite jusque tout à fait à gauche, que de changer vite les mains et d'introduire l'autre main.

Ce qui est très important dans ces cas-ci, c'est la pression exercée par l'extérieur. Souvent, lorsque la tête se trouve au-dessus du détroit supérieur, on sent distinctement le front et l'occiput par l'extérieur, et on peut mieux et avec moins de danger que par l'intérieur, tourner la tête par une pression exercée sur l'une de ses moitiés. Si l'on a bien instruit l'accoucheuse, ou si on a l'assistance d'un collègue, on fait presser fortement vers le bas et l'arrière, à gauche ou à droite suivant que le sinciput se trouve à droite ou à gauche. Combien de fois cette pression, qui provoque si facilement la rotation, n'est-elle pas oubliée, alors que l'accoucheur parvient avec peine, en se luxant pour ainsi dire les mains, à produire la traction efficace par la bouche. Si de cette façon on ne réussit pas non plus à amener la face vers l'arrière, on introduit la demi-main et on presse, avec force, l'occiput vers le côté. Peut-on — comme cela est également recommandé — accrocher au-dessus de toute la face, ou pousser contre elle, alors la traction dans la bouche combinée avec la pression par l'extérieur conduit mieux au but.

Si tout ceci est impossible, il s'agit le plus souvent de cas dans lesquels la face ne regarde pas seulement en avant mais aussi en haut. Si le menton est accroché au-dessus de la symphise, et si en arrière l'occiput est descendu en dessous du promontoire, de manière qu'en faisant le toucher en arrière de l'enfant, on atteigne la petite fontanelle, il est impossible d'arriver dans la bouche et de provoquer une rotation. Le doigt n'arrive que jusqu'au niveau du larynx de l'enfant. Dans ces cas, j'enseignais et je procédais auparavant, d'après les auteurs, de la manière suivante: «On favorise le mécanisme naturel, en plaçant les doigts en crochet sur les épaules et en relevant et en tirant, aussi fortement que possible, les jambes de l'enfant vers le ventre de la mère. Si la mère ne presse pas en même temps avec force, une pression par l'extérieur est absolument nécessaire pour la réussite de cette manœuvre. On pourrait appeler cette manœuvre une «manœuvre de *Prague* renversée». Il est rare que des enfants soient extraits vivants de cette façon; ce n'est pas la manœuvre elle-même, mais bien les circonstances et complications qui l'ont finalement rendue nécessaire, qui en sont la cause».

Je ferai remarquer que j'ai souvent appliqué cette manœuvre; j'ai même deux fois extrait un enfant vivant. Néanmoins on ne peut nier que la manœuvre est difficile à exécuter et qu'elle exige un développement de force considérable. Lorsque la tête vient la dernière, il y a également à distinguer si elle se trouve dans l'excavation, ou si elle est située au-dessus du détroit supérieur. Lorsque la tête est profondément située, on pourra facilement la dégager. Si elle a la position décrite plus haut, la «manœuvre de *Prague* renversée» conduit rapidement au but. Dans les cas où j'ai dégagé des enfants vivants, le mérite principal devait être attribué à la pression exercée par l'extérieur. Chez les enfants petits le menton se trouve parfois fortement pressé sur la poitrine. Ceci est en tout cas très rare, mais j'ai cependant réussi plusieurs fois à accrocher immédiatement en arrière de la symphise dans la bouche, lorsque la face était dirigée en avant et extrait ainsi l'enfant mort. Je n'ai jamais fait l'extraction d'un enfant à terme vivant, avec tête fléchie regardant en avant.

Si la tête se trouve encore au-dessus du détroit supérieur, si le menton est largement accroché au-dessus de la symphise et si un segment seulement de l'occiput se trouve en-dessous du promontoire, il faudrait une force énorme pour dégager manuellement la tête au moyen de la manœuvre de *Prague* renversée, ici seule possible. Je ne crois pas que cette méthode d'extraction puisse être faite sans provoquer de grandes lésions; c'est pourquoi, après plusieurs tristes expériences, j'ai dans des cas semblables immédiatement appliqué le forceps. Il est sans contredit exact que dans les cas ordinaires, le forceps et la manœuvre de *Veit* s'excluent. Si le forceps est appliqué immédiatement après le dégagement des bras, on parviendra facilement à extraire des enfants vivants; mais si pour juger ou bien plus encore pour condamner le forceps, on cite les cas dans lesquels il a été appliqué après que toutes les méthodes manuelles avaient été épuisées, on ne trouvera pas d'enfants vivants mentionnés. Le forceps ne rend pas la vie à un enfant mort. Mais si nous n'appliquons le forceps que dans les cas où la tête se trouve au-dessus du détroit supérieur avec la face dirigée en l'avant, nous ferons plus facilement l'extraction que manuellement. Dans le cas de bassin large, le menton peut également s'accrocher derrière la symphise; et alors il n'existe aucun moyen qui réussisse aussi bien que l'application du forceps.

On emploie dans ces circonstances un long forceps, parce qu'on doit arriver assez haut. Le tronc de l'enfant est relevé, puis on introduit toujours la demi-main, et si c'est nécessaire toute la main, parce qu'ici il est plus difficile de protéger l'orifice utérin que lorsque la tête vient la première. Si le forceps se trouve sûrement dans l'orifice utérin, il n'existe pas de difficultés pour l'articulation. On doit bientôt relever les manches, attendu que l'on veut faire entrer dans le bassin la partie de la tête située en arrière. Dès la première traction on relève les manches jusqu'à ce que l'occiput roule au-dessus du périnée.

Protection du périnée.

Tout praticien sait que dans les accouchements avec présentation du siège, le périnée des primipares court beaucoup de dangers. Les déchirures dangereuses du périnée, se prolongeant jusque dans le rectum, se présentent non seulement dans les applications maladroites de forceps ou dans les efforts de pression déraisonnables de la mère, mais surtout dans les accouchements avec présentation du siège.

Que de fois n'a-t-on pas finalement, quand l'enfant se mourait, inconsidérément provoqué une rupture du périnée, et que de fois n'a-t-on pas dégagé un enfant mort, par crainte de provoquer une déchirure du périnée.

Cette protection directe du périnée aide naturellement aussi peu ici, que dans les présentations de la tête. Tous nos efforts

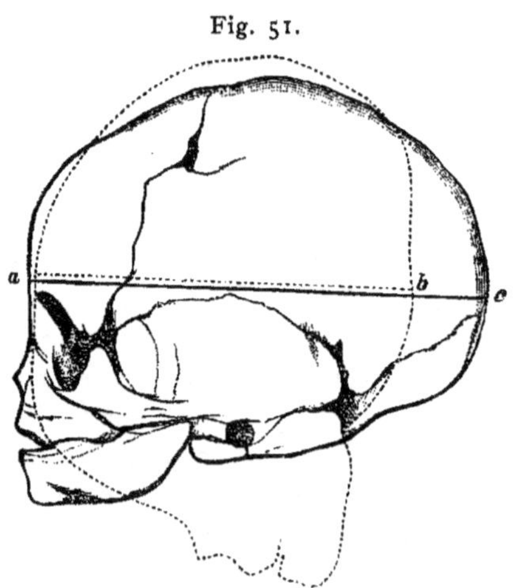

Fig. 51.

doivent tendre à amener par le détroit inférieur, des circonférences de la tête, qui par leur grandeur peu considérable favorisent la conservation du périnée.

Il est vrai qu'également alors les chances ne sont pas grandes, car l'élargissement de la vulve ne peut s'effectuer avec autant de lenteur que dans les présentations de la tête. Il faut opérer rapidement, aussi le danger de provoquer une déchirure du périnée est-il en général considérable. C'est pourquoi l'accoucheur doit d'autant plus soigneusement éviter tout ce qui augmente ce danger.

Pour démontrer la grande différence entre la circonférence de la tête dans le cas où le crâne est fortement fléchi et dans le cas où il se trouve plus droit, j'ai intercalé la fig. 51. Si l'extraction est mal faite, la vulve doit être distendue d'une quantité égale à la distance entre *a* et *c*; tandis que si la tête est fléchie, l'orifice vulvaire n'a besoin d'être distendu que de *a* à *b*, ainsi d'une quantité considérable *b c* en moins.

Deux choses sont possibles:

Ou bien la tête est maintenue fixée contre le thorax, comme dans l'accouchement naturel spontané; alors l'occiput, du moins l'extrémité du diamètre fronto-occipital, fait librement saillie vers le haut, ne butant nulle part contre les os. Les circonférences verticales, de hauteur, entrent seules en considération (fig. 51 *a b*). La tête exécute une rotation, tandis que la nuque est pressée très en haut dans l'angle de l'arcade du pubis. Les doigts situés au-dessus de la nuque représentent plutôt un hypomochlion, pendant que les doigts situés dans la bouche amènent lentement, par traction, la face au-dessus du périnée, fig. 52. On sent distinctement que l'extraction du diamètre bi-pariétal oppose des difficultés. La vulve s'allonge, on extrait en quelque sorte la tête comme hors d'un tube élastique qui la maintiendrait.

Les conditions sont tout autres, lorsque d'une manière fautive on a tiré l'occiput dans le bassin, comme cela arrive si souvent intentionellement ou sans intention (fig. 53). L'occiput se trouve le long de la paroi antérieure du bassin, et est amené directement en avant parce qu'on dirige le menton vers le milieu. Si maintenant on fait l'extraction, l'occiput est pressé contre la symphise et on n'emploie pas utilement l'arcade du pubis. Le plus long diamètre de la tête traverse la vulve, l'extension d'avant en arrière comporte 5 à 6 cm de plus que dans la méthode d'extraction précédente. Cette extension est trop considérable. Le périnée se rupture, aussi bien si l'on opère rapidement que lentement. Le menton coupe ou fend les parties molles. Chez une primipare on reconnait particulièrement cette rupture, à la facilité et à la rapidité avec lesquelles la tête se dégage après la sortie de la face. La résistance se produisant à l'extraction de l'occiput manque, puisque le périnée a déjà été déchiré auparavant. Le plus souvent on ne perçoit pas la rupture même, vu que à l'intérieur les parties molles se séparent graduellement.

Les figures 52 et 53 représentent le dégagement fait exactement et le dégagement fait inexactement.

Dans la fig. 53 on voit la face encore élevée, la main supérieure de l'opérateur seulement appliquée et insuffisamment accrochée. Le diamètre de la tête qui passera la vulve est le long diamètre fronto-occipital.

Fig. 52.

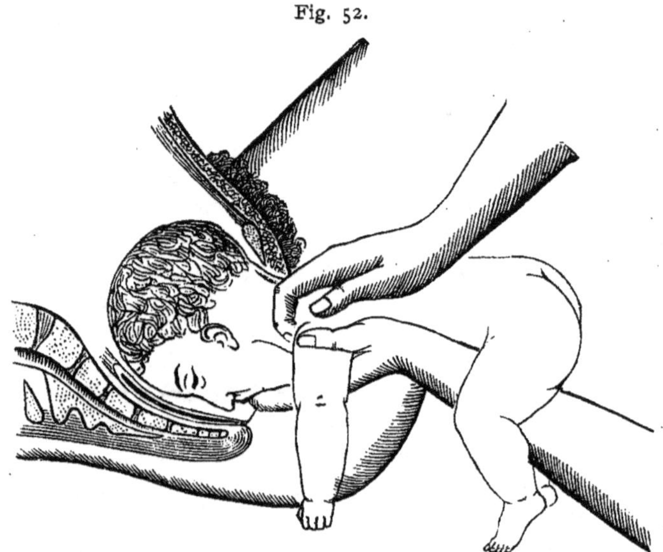

Position exacte de la tête pour le passage de la vulve,
l'occiput fait saillie vers le haut.

Par contre, dans la fig. 52 le doigt est profondément introduit dans la bouche et la main supérieure est bien accrochée. La tête a subi une rotation autour de l'axe transversal, la face est dirigée en bas et au lieu de la ligne *a c* (fig. 51 pag. 136) c'est la plus courte ligne *a b* qui est amenée à travers la vulve.

De tout ceci nous tirons la conclusion, que dans la manœuvre pour vaincre la résistance du périnée, les doigts placés au-dessus de la nuque doivent rester assez inactifs. S'ils ont peut-être dû exercer de fortes tractions pour amener la tête dans la marge du bassin, ils ne servent en dernier lieu qu'a aider, par la rotation de la face palmaire vers le haut, au dégagement de la tête hors de la vulve, dégagement exécuté principalement par l'autre main.

Les doigts introduits dans la bouche doivent d'abord, sans tirer la tête in toto vers le bas, tourner le crâne autour de l'axe transversal. Lorsque la face est visible à la vulve, on peut même faire une pause. J'ai souvent fait respirer l'enfant dans cette position, ce que l'on obtient rapidement par l'aspersion d'eau froide.

Si l'on éprouve une résistance considérable pour le dégagement de l'occiput, et dans notre méthode la résistance doit être la plus forte à ce temps de l'opération, alors le périnée est conservé. Si après la sortie de la moitié antérieure, la moins volumineuse de

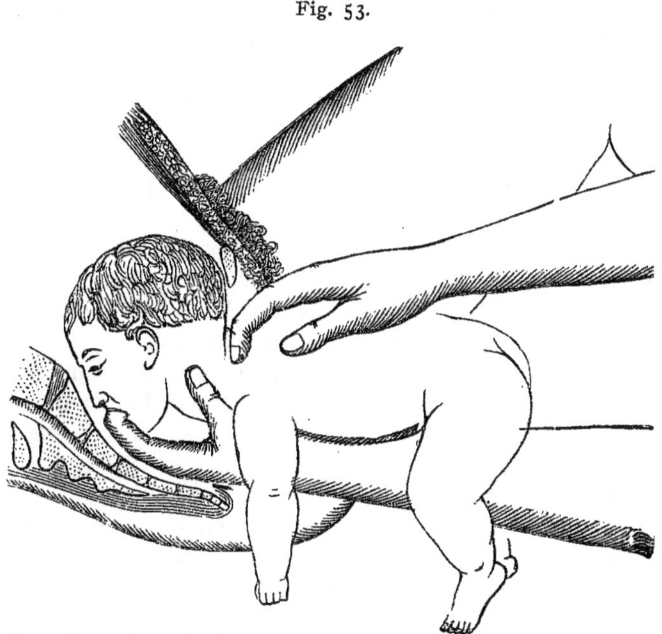

Fig. 53.

Mauvaise position de la tête pour le passage de la vulve, l'occiput est pressé contre la symphise.

la tête, la moitié postérieure volumineuse tombe en quelque sorte hors de la vulve, alors le périnée est déchiré.

J'ai aussi quelquefois essayé de laisser de côté les doigts accrochés au-dessus de la nuque et de n'extraire la tête que par le menton. Je voulais par là faciliter le relèvement de l'occiput.

Imitant la méthode d'extraction de la tête dont nous avons parlé au chapitre «forceps et protection du périnée», on peut également ici, après la sortie de la face, exercer des tractions en soulevant le menton alternativement plus vers la droite ou vers la gauche, et dégager ainsi graduellement la tête. La parturiente peut, en pressant, souvent aider très favorablement.

Lésions de l'enfant.

A l'extraction de l'enfant il se produit un grand nombre de lésions, qu'on doit connaître, pour les éviter prophylactiquement, pour les communiquer immédiatement aux proches, et pour les traiter exactement.

Le praticien ne doit jamais oublier d'examiner soigneusement l'enfant, immédiatement après la naissance. S'il trouve un défaut quelconque à l'enfant, particulièrement une lésion qui s'est produite à l'accouchement, c'est un devoir et une prudence d'en prévenir les parents. Il est clair que les fractures sont également bientôt reconnues par le vulgaire. Si le médecin n'a pas informé les parents de cet événement malheureux, s'il n'a pas fait espérer une guérison rapide etc., alors il peut être sûr que la lésion ne lui sera jamais pardonnée, et que les racontars du vulgaire nuiront beaucoup à sa réputation médicale.

En général, disons le immédiatement, les fractures donnent chez l'enfant un pronostic excellent. L'homme adulte gêne la guérison par des mouvements, et il est impossible que sans porter préjudice à sa santé, il reste ou soit tenu aussi tranquille qu'un enfant nouveau-né. Il serait tout à fait impossible d'appliquer chez l'adulte des bandages aussi simples que ceux qui suffisent chez les nouveaux-nés. Chez l'enfant on ne donne à la cuisse que l'attitude qu'elle a conservée pendant des mois dans l'utérus, aussi cette fixation n'altère-t-elle pas la santé de l'enfant. En outre l'enfant grandit très rapidement, surtout dans les premiers temps. Par suite la formation du cal et la consolidation se font à peu près en la moitié du temps qu'il faut chez les adultes.

D'un autre côté, au point de vue théorique, il semble défavorable de ne pouvoir appliquer chez l'enfant des appareils inamovibles. Les bains sont une nécessité dans l'hygiène de l'enfant. Si même on appliquait des bandages amovibles, et si on changeait ceux-ci après le bain, la difficulté pratique serait cependant grande. Il est difficile de bien couper et de bien appliquer des attelles pour les petites extrémités. Il sera impossible au médecin de renouveler le bandage après chaque bain. Et si l'accoucheuse le renouvelait, on n'aurait aucune certitude que l'appareil ne serait ni trop peu ni trop serré. Dans le premier cas il n'aide à rien, même des dislocations sont tout particulièrement favorisées par un bandage appliqué maladroitement. Dans le second cas la chose est encore bien plus dangereuse. J'ai vu dans un cas de fracture du bras, se développer de l'atrophie et une main en forme de griffe, à la suite de l'application d'un appareil cartonné et ouaté qui avait été trop serré.

C'est pourquoi on doit renoncer aux appareils fixes. Cela n'est absolument pas défavorable. Si journellement après le bain le linge est enlevé, et si par l'application d'un nouveau linge le bras ou la jambe est quelque peu bougé, cela n'entrave pas la consolidation. Si le bras reste immobile pendant $23^3/_4$ heures, des mouvements prudents pendant 15 minutes ne nuisent pas. Il se peut même que ces mouvements favorisent la formation du cal, par l'irritation des extrémités des fragments.

Pour toutes les fractures on pourra, en bonne conscience, donner le meilleur pronostic aux parents. Même les fractures de la clavicule, que chez l'adulte le chirurgien ne parvient que très rarement à guérir sans déplacement, guérissent chez le nouveau-né, qui tient les bras constamment tranquilles, étendus vers le bas, sans laisser aucune trace.

Pendant dix ans et même plus j'ai pu observer des enfants, et je puis affirmer que la trace de toute fracture ou dislocation produite à l'accouchement disparaît par la croissance.

Lésions des extrémités inférieures. J'ai vu, un jour, une fracture de la jambe immédiatement au-dessus des malléoles. D'après la description de l'opérateur, après une version sur un pied, l'évolution avait été particulièrement difficile. Pour sauver l'enfant, on avait exercé, dans différentes directions, de fortes tractions et des rotations sur la jambe sortant à peine de la vulve. L'enfant mourut peu de temps après la naissance, et on trouva les deux os de la jambe fracturés immédiatement au-dessus des malléoles. On a souvent observé des fractures de la cuisse; elles ont une genèse différente. C'est ainsi que le crochet mousse, le doigt, le lacs même peuvent en prenant leur point d'appui sur le fémur, fracturer celui-ci. Ou bien l'une des cuisses croisant l'autre est fracturée, parce qu'en l'attirant elle rencontre la résistance de l'autre cuisse juste à son milieu, et se casse ici à l'endroit le plus faible. Il est certain que des fractures se produisent à la suite de mouvements de rotation avec les jambes. J'ai pu dans quelques cas observer distinctement que l'élève pratiquant, sans tirer fortement, fractura, rompit par torsion le fémur à la rotation de la cuisse, rotation faite dans le but d'amener le dos de l'enfant en avant.

Le diagnostic est facile à poser: l'enfant ne meut pas la jambe
fracturée, on sent de la crépitation et on constate directement la
solution de continuité.

La meilleure méthode de traitement est celle indiquée par
Credé. La cuisse est, pendant 15 jours, fixée au ventre au moyen
d'un linge passant par le creux poplité. J'ai traité de cette façon
quelques fractures semblables. Elles guérissent sans aucun raccourcissement ou sans aucune perturbation fonctionnelle ultérieure.

Des luxations se présentent également. Un cas particulièrement intéressant a été communiqué par *Göschen*. L'accoucheuse
avait provoqué la luxation du fémur. *Dieffenbach* ne put poser le
diagnostic exact chez l'enfant agé de $1^1/_2$ an. Ce ne fut que lorsque l'enfant avait 4 ans que le diagnostic fut fixé comme suit:
luxatio femoris in partu acquisita. A l'âge de 14 ans la patiente
fut traitée par *Langenbeck*, qui réussit la réduction et guérit complètement la malade.

Dans ces circonstances on est facilement injuste à l'égard de
l'accoucheur. J'ai plusieurs fois vu des enfants, à la présentation
desquels les parents me communiquèrent indignés, que le médecin
avait «maltraité l'enfant». Et il s'agissait d'une soi-disant luxation
congénitale, dans laquelle la cavité articulaire et la tête du fémur
manquaient complètement.

Lésions à la ceinture omo-claviculaire. Les fractures du bras,
indépendamment de celles qui ont été provoquées de propos déli-
béré, se présentent souvent aussi à contretemps. Ceci se produit
ordinairement de la manière suivante: comme nous l'avons décrit
plus haut, l'avant-bras ou même l'extrémité inférieure du bras est
fixée entre la tête et la marge du bassin, Le bras doit passer
entre le promontoire et la tête pour que le coude arrive à l'autre
côté du bassin. S'il est facile de provoquer cela sans danger,
lorsque la main qui dégage peut agir par pression au niveau du
coude, ce sera d'autant plus difficile lorsqu'on ne pourra presser
que sur la partie supérieure de l'humérus, et qu'en outre la tête
aura été fortement tirée contre le promontoire. L'humérus se casse
aussitôt que cette pression devient trop forte sur le milieu du bras,
même si sans toucher à celui-ci, on ne fait que pousser l'épaule
vers l'autre côté du bassin. Maintenant qu'une nouvelle articulation
a été créée, il est très facile d'abaisser le bras. L'avant-bras n'a
pas besoin de passer entre la tête et le promontoire, mais il descend
en ligne droite.

Le diagnostic de la fracture est facile à poser. Le meilleur symptôme est la functio laesa et la crépitation. La première atteint tout le bras, mais pas les doigts qui réagissent normalement quand on les touche. Ensuite l'enfant crie lorsqu'on fait subir des rotations au bras fracturé.

Outre les fractures, il se présente également des décollements des épiphyses à l'acromion, à l'omoplate, et surtout au bras. Les épiphyses sont encore très grandes et pas trop fortement adhérentes, ce qui favorise une divulsion. En outre la diaphyse de l'humérus est excessivement courte, il en résulte que le diagnostic différentiel entre la fracture et le décollement de l'épiphyse de l'humérus est très difficile. Heureusement qu'au point de vue du traitement cela n'a aucune importance. De même les divulsions épiphysaires à l'omoplate ou à l'acromion ne sont souvent à diagnostiquer avec probabilité, que par l'endroit où existe la plus grande douleur; mais elles ne sont pas à constater d'une façon certaine.

Traitement. On doit d'abord donner au bras lésé, par une traction modérée sur la main, le plus possible la forme du bras normal. Comme nous l'avons déjà fait remarquer plus haut, les bandages inamovibles sont trempés et gâtés par le lavage ou le bain qu'on ne peut négliger. En-dessous de l'appareil il se développe alors des affections de la peau qui ne sont pas sans danger. En outre, un bandage semblable ne peut être appliqué avec fixité, on ne peut pas lui donner des points d'appui fixes pour produire l'extension de l'humérus fracturé, car par la pression sur les nerfs du creux axillaire, le bras devient facilement atrophique et parétique.

Si le bras placé à angle droit est fixé sans aucun appareil au thorax, la consolidation de la fracture se fait bientôt, et cela sans danger pour la contracture des doigts, parce que l'enfant peut faire de petits mouvements avec la main et les doigts. Ordinairement on croit sentir pendant la guérison une très grande masse de cal, mais l'examen attentif montre qu'on a affaire à une dislocation.

La dislocation dépend tout d'abord de l'importance de la lésion primaire; habituellement elle est peu considérable et se produit de la façon suivante: le coude appuie contre les fausses côtes molles, et est, par suite de sa fixation au thorax, quelque peu repoussé en dedans, tandis que l'extrémité supérieure de la fracture de l'humérus est, par les excursions du thorax, quelque peu repoussée en dehors. Il se forme ainsi au niveau de la fracture une dislocatio ad directionem, un angle obtus ouvert en dedans.

La diaphyse peut également se détacher, et il peut se former à l'épiphyse une espèce de luxation de la diaphyse. C'est caractéristique, comme dans tous les cas semblables la croissance ultérieure corrige complètement cette dislocation. Par le traitement simple qui vient d'être décrit la restitutio in integrum est la règle.

J'autorise toujours de baigner de tels enfants comme les autres. Le bandage reste appliqué dans le bain. Vers la fin du bain, on relâche prudemment le bandage dans le bain. On lave le creux axillaire et le thorax au moyen d'une éponge molle. L'enfant est mis sur le lit et essuyé. Avant de l'habiller le bandage est rajusté.

La clavicule est fracturée aussi bien au dégagement des bras qu'à l'extraction de la tête. Si l'accoucheur glisse la main vers l'épaule de l'enfant, et si l'espace est restreint, l'épaule est comprimée vers la partie médiane du fœtus à peu près dans la direction de la clavicule; la fracture au niveau du tiers externe de cet os s'ensuit. L'opérateur n'a ainsi absolument pas besoin de toucher la clavicule; rien que par pression sur l'épaule elle se fracture, de même que l'adulte se fracture la clavicule en tombant sur l'épaule.

Egalement au dégagement des bras la clavicule peut se fracturer, lorsque par le bras poussé vers le milieu, la même pression est exercée suivant la direction de la clavicule.

Ensuite il se produit des fractures, parce que les doigts de l'accoucheur brisent la clavicule par pression directe, lorsque la tête doit être tirée à travers la marge du bassin en déployant une force considérable. Les extrémités des doigts situés au-dessus des épaules pressent incorrectement sur la clavicule, et la séparent d'une de ses attaches ou la fracturent. Une pression trop forte sur l'épaule peut également, par l'abaissement de l'extrémité externe de la clavicule, séparer l'extrémité interne de ses attaches. Mais le plus souvent ces attaches sont trop fortes, et il se produit une fracture du tiers externe. Ordinairement c'est la clavicule postérieure qui se fracture, parce que c'est ici que la pression ou la traction agit le plus fortement.

Le pronostic de ces fractures est favorable. Les bandages ne servent à rien. Je fixe le bras du côté lésé immédiatement à la poitrine au moyen d'un morceau de toile triangulaire, souple, ou au moyen de quelques tours de bande fixant également l'avant bras. L'enfant est baigné avec ce bandage. Après le bain le bandage est enlevé et renouvelé. La fracture de la clavicule est ainsi traitée de la même façon que la fracture de l'humérus.

Des lésions de nerfs, de grandes ruptures de muscles, des paralysies par tiraillement de la moëlle épinière, des hémorragies dans le canal des vertèbres dorsales et des solutions de continuité de la colonne vertébrale sont d'un pronostic beaucoup plus défavorable.

Il se présente ici des lésions d'importance différente. D'abord une paralysie passagère dépendant de déchirure musculaire, d'hémorragie. C'est le plus souvent le bras postérieur qui est parétique, l'enfant meut bien mais ne lève pas le bras. Après 3 à 7 jours la parésie a disparu. Il pourrait également s'agir dans ces cas d'une pression directe sur les nerfs, car dans la pression sur le facial, il se présente aussi des paralysies passagères.

Il se produit en outre des hémorragies plus considérables souscutanées, inter- et intramusculaires. On trouve toujours à l'autopsie d'enfants dont l'extraction s'est faite avec difficulté, des ecchymoses sous cutanées et cela même lorsqu'on n'a pas employé une grand force. Ces lésions ont alors la signification d'une forte contusion.

On observe également de grands hématomes. C'est ainsi que j'en ai constatés quelques uns en avant, d'autres sur le côté du cou, en dessous ou dans le sterno-cleïdo-mastoïdien. Ils se produisent surtout lorsqu'on exerce sur la tête en même temps des rotations et des tractions, de manière que par la tension de l'un des sterno-cleïdo-mastoïdiens celui-ci est étiré et déchiré. Un torticolis permanent peut indubitablement en être la suite.

Des ruptures étendues de nerfs et de muscles sont d'un très mauvais pronostic. Les enfants dont le cou a dû être tellement tiraillé que toute la musculature s'est déchirée, meurent le plus souvent, cependant j'ai vu deux fois, que les enfants furent encore ranimés à la longue.

Le pronostic est ici très défavorable. Le diagnostic se tire de la paralysie et de l'atrophie des bras, déjà distincte à la fin de la première semaine. Cette atrophie ne se produit ni aussi rapidement, ni aussi fortement dans les fractures et les décollements des épiphyses. *Küstner* a prouvé que l'hyperpronation de l'avant-bras est à rapporter à la divulsion des épiphyses et non à une lésion des nerfs.

Je me permets de renvoyer le lecteur à la monographie de *Küstner* sur ce sujet, monographie qui contient un grand nombre d'observations et d'expériences probantes.

Les lésions de la tête, qui sont toujours le résultat de disproportions entre la tête et le bassin, seront traitées lorsque nous parlerons du bassin rétréci.

Difficultés spéciales.

Très souvent on sent dans le vagin un ou deux pieds, à une époque où l'orifice utérin est encore incomplètement dilaté. Dans les présentations des pieds, l'écoulement prématuré des eaux a lieu encore plus souvent que dans les présentations transversales. Maint mauvais accoucheur a dans des cas semblables occasionné des malheurs. Si les douleurs cessent, si l'accouchement n'avance pas et que l'accoucheur veut gagner du temps, il tire, sans tenir compte de l'état du col, sur les jambes de l'enfant, dans l'espoir d'avoir bientôt fini. Mais quelle ne sera pas sa désillusion! Il est vrai que l'enfant descend rapidement, mais aussitôt qu'il est question du passage des épaules, les bras sont retenus par l'orifice utérin étroit. Le dégagement des bras ne réussit que difficilement dans le cervix souvent encore tubulaire. Ensuite l'orifice utérin s'applique sur la base du crâne. On ne peut arriver dans la bouche que difficilement. Si l'on tire prématurément sur le tronc, le menton se redresse et on ne peut plus du tout l'atteindre. L'enfant arrive en danger d'asphyxie, il exécute des mouvements convulsifs avec les jambes, l'accoucheur tire avec une force brutale et entraîne l'enfant au dehors. Peut-être l'enfant vit-il encore, avec le bras et la clavicule fracturés ou avec de grandes ruptures musculaires; peut-être est-il mort ou profondément asphyxique. Mais on n'a pas le temps de s'inquiéter de l'enfant. Car immédiatement après la sortie de la tête, apparaît un flot de sang qui prouve l'existence de la grande déchirure du cervix. Combien de médecins n'ont pas dû payer l'intervention trop hâtive, par la mort de l'enfant et la lésion du col qui met la vie de la mère en danger.

Autrefois on interprétait mal des cas semblables; on parlait d'hémorragies par suite de spasmes de l'utérus et on s'étonnait que malgré que l'utérus fût dur, l'hémorragie continuât.

Mais si l'orifice utérin ne se déchire pas facilement, il peut, comme je l'ai déjà vu, être tiré jusque devant les parties génitales externes de manière que l'orifice externe bleu-rouge se trouve en dessous et en dehors de la vulve. Dans un cas même l'enfant glissa alors rapidement au dehors, l'orifice utérin et le périnée immédiatement superposés se déchirèrent simultanément dans une grande étendue. L'orifice utérin peut également être si intimement appliqué sur la tête, qu'on réussit à peine à le refouler vers le haut par-dessus de la tête.

Il est vrai qu'il existe des cas où l'on doit prendre tous ces dangers sur soi, et où l'on est forcé de les affronter sciemment. Lorsque dans les présentations transversales p. ex, les eaux s'écoulent prématurément, l'accouchement peut durer pendant des jours, sans que l'orifice utérin ne se dilate. Si l'on attend encore, le col ne s'élargit ni ne se ramollit pas beaucoup, les douleurs manquent. Mais il peut se développer de la fièvre et l'enfant peut mourir. Il ne reste plus rien à faire, malgré les mauvaises chances, que de pratiquer la version et l'extraction. Ou bien il s'agit d'un bassin rétréci. Les eaux se sont déjà écoulées avant le début des douleurs. Il y a procidence du cordon. Heureusement pour l'enfant, comme rien ne presse sur le segment inférieur de la matrice, les douleurs manquent. Le médecin arrive à ce moment. La parturiente le supplie de sauver l'enfant, parce que probablement plusieurs déjà sont morts intra partum. Sachant bien qu'on provoquera peut-être une grande déchirure, on se décide, à contre cœur, à faire la version et l'extraction. On prévoit la difficulté, néanmoins si l'on ne veut pas sacrifier l'enfant, on doit risquer de produire la lésion. Souvent en faisant prudemment l'extraction, on réussit à éviter la déchirure, mais il existe également des utérus qui se déchirent avec une grande facilité.

La question principale c'est de ne pas faire passer simplement la tête par traction à travers l'orifice utérin en le déchirant, mais de dilater manuellement le col. Pendant qu'une main se trouve dans la bouche, 2 à 4 doigts de l'autre main sont glissés tout autour de la tête, excepté sur le côté de la face. Les doigts sont poussés le plus haut possible le long de la tête, et tandis que les extrémités digitales s'appuient contre le crâne, on recourbe les doigts, de cette façon on remonte en quelque sorte l'orifice utérin par des mouvements de levier, en dilatant et en poussant. Je le répète encore, dans le sillon de la racine du nez il se développe une grande résistance, mais aussitôt qu'on réussit à refouler au moyen des doigts l'orifice utérin au-dessus du front, la tête se dégage rapidement. Si pour ce refoulement du col au-dessus des plus grandes périphéries de la tête, on procède avec prudence, il n'est pas rare de pouvoir éviter la déchirure. On doit seulement éviter toute forte traction sur l'enfant. En tout cas, chez les enfants vivants l'orifice utérin se déchire plus facilement que la tête ne s'arrache. Par contre, chez les enfants morts, particulièrement chez ceux nés prématurément, la tête est souvent détachée. Je traiterai cette complication de l'accouchement dans le chapitre de l'avortement.

Si la tête détachée se trouve encore à l'intérieur de l'utérus, il faut opérer d'une façon combinée. D'abord la main externe empoigne l'utérus et le presse aussi profondément que possible dans le bassin. Puis la main interne cherche, en pénétrant dans l'orifice utérin, à déterminer quelle est la partie de la tête qui se présente. En s'aidant par l'extérieur et en exerçant des pressions au moyen de deux doigts de la main se trouvant à l'intérieur, on réussit facilement à tourner la tête de façon à amener la face en bas. On accroche alors avec deux doigts dans la bouche, et on fait l'extraction sur la machoire inférieure. S'il n'est pas possible de bien s'aider par l'extérieur, la machoire inférieure s'échappe et l'on est obligé de chercher un autre point d'appui sur la tête. Je n'ai extrait que des têtes détachées d'enfants macérés, qui par forte pression exercée par l'extérieur se dégageaient facilement. En tout cas, s'il existait des difficultés, il faudrait appliquer le cranioclaste n'importe où, soit en l'enfonçant dans la bouche ou dans le trou occipital.

Dans le cas d'orifice utérin non dilaté notamment, l'extraction prudente au moyen du cranioclaste est certainement la méthode la moins dangereuse.

Je prie le lecteur de consulter les chapitres sur l'avortement et le bassin rétréci.

Remarques sur la forme de la tête.

Hecker dit (Ueber die Schädelform bei Gesichtslage, p. 50): «Je n'ai aucune notion comment celles-ci (les douleurs de la grossesse) devraient agir sur la configuration du crâne dans les cas de rapports normaux; une telle influence n'a encore jamais été constatée, et pourrait tout au plus se faire valoir dans des circonstances tout à fait anormales, comme sur l'hydrocéphale, sur l'une des têtes d'un monstre double collée contre la paroi utérine et ainsi de suite».

Cette impossibilité n'est en tout cas pas absolue. Si ce ne sont pas les douleurs de la grossesse qui compriment la tête, il n'en est pas moins vrai qu'il existe réellement un effet résultant de la force de résistance de l'utérus et des parois abdominales, et de la force d'expansion de l'œuf.

Le jumeau mort devient par l'accroissement de l'autre un fœtus papyracé, et cela également sans une forte dilatation, car on rencontre les mêmes fœtus dans l'accouchement prématuré. Les impressions de crâne, les aplatissements de parties de corps entières, lorsqu'il existe des myomes intra-utérins, se produisent à la suite de cette pression. L'asymétrie congénitale du crâne fœtal, existant déjà même avant la naissance, doit être attribuée à ces influences (voyez *Welker*: Untersuchungen über Bau und Wachsthum des menschlichen Schädels. 1862. p. 77).

Pourquoi p. ex., la tête molle, susceptible de se transformer, se trouvant constamment dans le fond utérin, ne s'adapterait-elle pas à l'utérus lorsqu'il existe peu de liquide amniotique, surtout si la matrice est très résistante et que les parois abdominales sont très rigides?

J'ai, chez des primipares, observé dans des présentations du siège une forme dolichocéphale de la tête tout à fait spéciale *) avec vertex plat, incliné vers l'arrière; et j'admets que la pression constante sur le crâne a aplati celui-ci; cette forme de la tête s'adapte, en tout cas, dans la partie supérieure de l'utérus comme

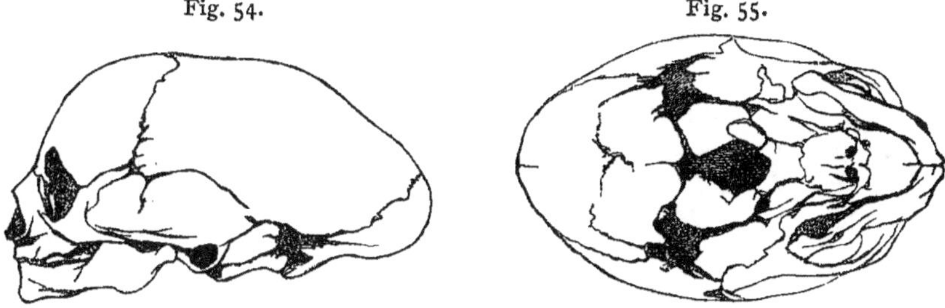

Fig. 54.　　　　　　Fig. 55.

dans un moule. La fig. 54 montre la forme du crâne d'un enfant mort intra-partum. Ce crâne a une «forme de présentation de la face» tout à fait frappante, peut-être l'accouchement se serait-il fait la face en avant; peut-être une forme primaire dolichocéphale dérive-t-elle d'une présentation du siège ayant existé pendant longtemps. La forme brachycéphale, admise comme caractéristique pour les présentations du siège, n'est à attribuer qu'au manque d'une influence configurante subsistant pendant longtemps, et la $\varkappa\alpha\tau'\ \dot{\varepsilon}\xi o\chi\eta\nu$ serait ainsi primaire.

Dans les présentations de la face, on observe très souvent des changements de situation du fœtus pendant la grossesse. Qui réfutera que peut-être dans chaque accouchement avec présentation de la face, pour lequel l'étiologie est à rechercher dans la forme de la

---

*) *Hecker* a fait les mêmes remarques.

tête, il n'a pas préexisté pendant longtemps une présentation du siège ?

Je suis certainement loin de croire que l'utérus seul soit capable de pouvoir donner, par pression, à la tête une forme en rapport avec la sienne. Mais des parois abdominales rigides gênent le développement des fœtus, et si le fond utérin se trouve appliqué contre les parois abdominales précisément là où elles sont le plus fortement bombées, ce point, le plus externe, subit également le plus de pression. Nous reviendrons sur ces rapports quand nous parlerons du bassin rétréci et des présentations transversales.

Chapitre sept.

La version.

Définition de l'opération. Indications. Présentations transversales. Nomenclature. Prophylaxie. Le décubitus rationnel. La version externe. Version combinée. Transformation des présentations de la face. La version interne. Préceptes spéciaux. Cordon ombilical. Tétanos utérin. Présentation transversale négligée. Version dans les présentations de la tête. Extraction après la version.

***

La version est une opération qui a pour but d'éloigner de la marge du bassin la partie de l'enfant qui s'y trouve, et d'amener à ou dans l'isthme du bassin, une autre partie. L'opération se compose de manipulations qui donnent à l'enfant une présentation propre au cas individuel, ou une présentation nécessaire pour la possibilité de l'accouchement.

Nous traiterons les méthodes par lesquelles on tâche d'obtenir le changement dans la présentation, d'après l'importance de l'intervention.

Nous distinguons par suite, conformément à notre définition prise dans un sens très large:

1. Favoriser l'amélioration spontanée de la présentation par le décubitus rationnel de la parturiente.
2. Version par manœuvres externes.
3. Version par manœuvres combinées (*Hohl:* Rectification de la position et engagement de la tête avec ponction des membranes. *Hicks:* Version combinée) Transformation des présentations de la face en présentations du sommet.
4. Version interne podalique avec extraction subséquente.

Indications. Présentations transversales.

S'il existe un danger de mort pour la mère ou pour l'enfant, qui exige l'accouchement immédiat, celui-ci est entrepris par la version, lorsque les conditions que nous indiquerons plus loin sont remplies. Les indications: placenta praevia, procidence du cordont etc. seront traitées dans des chapitres spéciaux.

Ensuite beaucoup d'accoucheurs tiennent la version indiquée dans le cas de bassin rétréci. Consulter également le chapitre qui a rapport à ce sujet.

L'indication la plus fréquente pour la version est la présentation transversale ou présentation de l'épaule.

Toute présentation transversale peut être rapportée à des conditions mécaniques déterminées.

Les présentations transversales qui se présentent dans le cas de bassin rétréci et de ventre en besace, donnent les meilleurs points de repère quant à la genèse.

Si l'utérus bascule vers l'avant, si par ex. son axe est placé horizontalement, les parois abdominales sont étirées outre mesure. Le point le plus proéminant se trouve être le fond utérin avec son contenu: la partie inférieure du dos de l'enfant. Les parois abdominales opposant de la résistance, doivent exercer une certaine pression sur cette partie du fœtus. L'utérus gravide ne se trouve pas au milieu, dans le plan sagittal, mais bien à droite, ce qui fait que l'extrémité supérieure de l'enfant est poussée vers la la droite et l'arrière.

Dans le cas de forte antéversion de l'utérus, la tête ne peut pas avoir son point d'appui sur la marge du bassin, elle se retire d'autant plus vers le haut que le fond utérin arrive plus vers le bas. Si l'enfant se trouvait tout à fait dans le plan sagittal, la tête serait refoulée contre la lordose lombaire de la mère. Mais comme l'extrémité inférieure de l'enfant, le siège, arrive vers la droite, la tête glissera vers la gauche. Lorsque l'utérus est incliné à gauche, les mêmes raisons amèneront une présentation transversale avec tête déviée vers la droite.

L'utérus s'accommode à la nouvelle forme qui lui est prescrite par le changement de situation de l'enfant: la présentation transversale reste constante. Ceci sera particulièrement le cas pour des parois abdominales molles, peu résistantes, ne soutenant pas l'utérus Ou bien la matrice réagit contre l'extension artificielle dans le sens transversal; les contractions de la grossesse transforment la présentation transversale en présentation droite. C'est ce qui a lieu le plus souvent au point de vue physiologique. Très souvent on constate pendant la grossesse une présentation transversale et l'on trouve, lorsqu'on est appelé lors des premières douleurs, une présentation normale de la tête.

Dans les présentations transversales, l'utérus est aussi bien étiré d'avant en arrière que dans le sens transversal, et souvent il paraît tellement mou qu'il est tout à fait sans influence. D'un autre côté, le fœtus paraît être un peu plus replié sur le ventre dans les présentations transversales que dans les présentations droites.

J'ai, pour démontrer cette forte flexion, dessiné la figure 56 d'après une photographie. L'enfant fixé, d'après nature, dans le bassin au moyen de fils et d'argile, est fortement replié sur lui même. Il est important de connaître cette attitude de l'enfant, car souvent on arrive, en pénétrant du côté des jambes du fœtus, jusqu'à la tête de l'enfant. J'ai souvent vu que de jeunes accoucheurs présumaient une erreur dans le diagnostic, parce qu'ils sentaient la tête. Si dans les cours d'obstétrique opératoire on fait les manœuvres avec des «poupées», l'étudiant ne peut se faire une idée exacte de la forte flexion de l'enfant sur lui même.

Fig. 56.

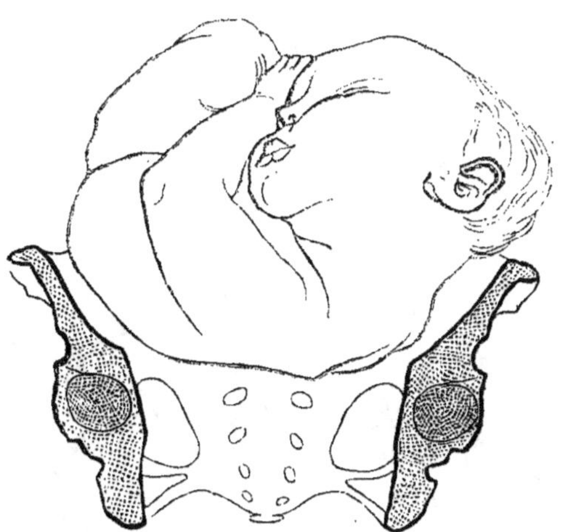

Présentation transversale, première position.

La statistique nous apprend que chez les primipares, lorsque le bassin est normal et l'enfant à terme, les présentations transversales sont très rares.

Dans plusieurs cas, on a pu prouver une relation de la présentation transversale avec une forme spéciale de l'utérus (utérus incudiformis).

On trouve très souvent des présentations transversales pour le second jumeau. Elles se produisent fréquemment pendant la naissance du premier. A mesure que le premier jumeau quitte l'utérus, celui-ci se rapetisse et exerce une pression sur la partie du contenu qui oppose le plus de résistance au rapetissement. Ceci dans le cas de deux positions droites, est l'une des extrémités du second

Fig. 57.

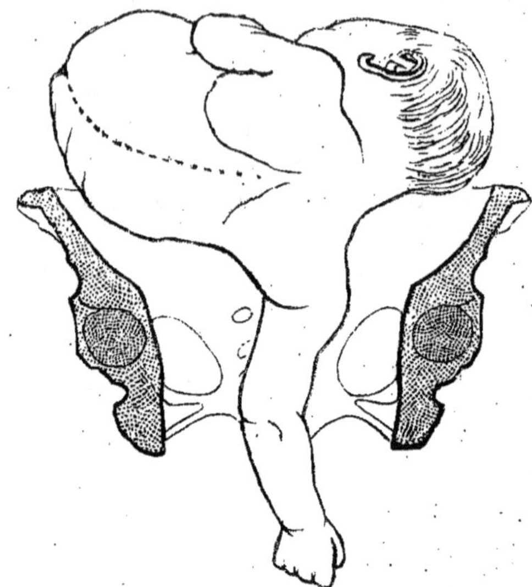

Présentation transversale, position I A.

Fig. 58.

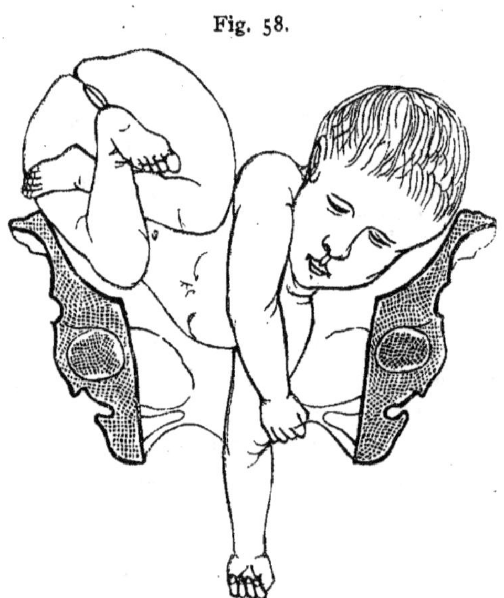

Présentation transversale, position I B.

jumeau. Comme la partie la plus profondément située de celui-ci ne peut s'engager dans la marge du bassin occupée par le premier, la partie qui se présente doit dévier, et l'enfant est pressé en situation transversale. Dans d'autres cas, la situation transversale du deuxième jumeau existait déjà pendant la grossesse.

Nous ne distinguons avec la plupart des nouveaux auteurs, que quatre positions dans les présentations transversales:

Positions IA tête à gauche, dos en avant.
IB tête à gauche, dos en arrière.
IIA tête à droite, dos en avant.
IIB tête à droite, dos en arrière.

Prophylaxie des présentations transversales.

Si l'on considère que chez les primipares les présentations transversales sont très rares, on pourrait éviter ces présentations si, chez les multipares, il était possible de créer artificiellement les conditions existant chez les primipares. C'est-à-dire qu'au point de vue pratique, la meilleure prophylaxie des présentations transversales est de porter une ceinture abdominale, qui empêche en quelque sorte la dislocation des parois abdominales comme un bandage contentif. J'ai souvent accouché des femmes chez lesquelles il existait chaque fois une présentation transversale, quoique le bassin fut large et normal. Il s'agissait de femmes pauvres qui ignoraient complètement leur grossesse et qui avaient travaillé jusqu'au dernier moment. Dans ces cas le ventre en besace ou le relâchement des parois abdominales est la seule cause déterminante. L'utérus s'accommode à chaque présentation, lui seul n'est pas en état de forcer l'enfant à garder une situation déterminée. Si nous pouvons ainsi remplacer en quelque sorte les parois abdominales, par quelque chose qui maintienne l'enfant en présentation droite, de la même façon que des parois abdominales résistantes, nous éviterons les présentations transversales. Partant de cette idée, j'ai recommandé, de la façon la plus pressante, de porter des ceintures abdominales et j'ai promis avec certitude une présentation normale. Mon espoir n'a pas été déçu. Tout médecin qui, par principe, fera porter à partir du 5ᵉ mois un bandage abdominal serré, sera convaincu qu'il ne se produira jamais de présentation transversale. Je n'avancerais pas ceci, si une grande quantité d'observations n'étaient à ma disposition.

Mais il est absolument nécessaire de faire porter la ceinture à partir du 5ᵉ mois, car si le ventre en besace existe déjà — environ au 8ᵉ mois — le bandage ne sert plus à rien. Si l'on fait la version externe pour appliquer ensuite la ceinture, alors si elle est fortement serrée, elle n'est pas supportée, et si elle n'est pas serrée elle n'a pas de but. Ceux qui nient toute utilité à ces bandages n'ont certainement pas ordonné en temps opportun de porter la ceinture. Il faut naturellement qu'un tel bandage soit ferme et qu'il remplisse réellement le but. On comprend que par l'enveloppement au moyen d'un vieux linge mou, les parois abdominales ne peuvent être soutenues.

Décubitus rationnel de la parturiente.

La méthode la plus bénigne d'agir sur la présentation de l'enfant est le soi-disant décubitus rationnel de la parturiente. Pour celui-ci, il est possible de poser le principe général suivant: il faut toujours placer la parturiente sur le côté où se trouve la partie à mobiliser.

Par là ce n'est pas seulement la gravitation seule qui agit, mais également le changement de direction des douleurs par rapport au bassin. Une progression soudaine de l'accouchement, dans le cas de bassin large et d'enfant encore mobile, est chose assez fréquente après que la femme a été mise en position convenable.

L'excitation qu'exerçait la partie qui se présente, incomplètement appuyée sur l'orifice utérin, était insuffisante pour provoquer des contractions. Après la rectification de la situation, la tête agit uniformément sur l'orifice utérin, les douleurs deviennent meilleures. Plus celles-ci s'améliorent plus vite l'accouchement est terminé.

Si à l'examen externe on trouve une forte obliquité latérale de l'utérus, notamment vers la gauche, le décubitus raisonné est indiqué. Car physiologiquement l'utérus est incliné vers la droite. Des accouchements où de mauvaises contractions persistent pendant plusieurs heures sans que le travail progresse, se présentent souvent, aussi bien chez des multipares que chez des primipares, dans le cas d'obliquité latérale de l'utérus. L'accouchement se fait d'une façon très rapide, aussitôt que l'utérus se trouve bien situé.

Dans la première position, où l'occiput doit descendre à gauche, la parturiente est couchée sur le côté gauche; dans la seconde position, sur le côté droit. J'ai même vu une présentation de la face se transformer en présentation de l'occiput après que la parturiente avait été mise dans le décubitus rationnel.

S'il existe un fort ventre en besace, il faut relever celui-ci au moyen d'un bandage. Dans ce but, on fait le toucher avec deux doigts, et on fait relever le ventre aussi haut que possible par l'accoucheuse. Si l'on constate que par cette manipulation la tête se rapproche des doigts, ou qu'elle remplit mieux la marge du bassin, on tâche de fixer l'utérus. Ceci ne réussit pas toujours par le seul relèvement au moyen d'un bandage. On peut également mettre en-dessous du bandage ventral de petits coussins, des linges repliés plusieurs fois sur eux mêmes, pour exercer par là une pression spéciale sur une partie de l'utérus. De cette façon on réussit souvent à conserver en présentation droite, un enfant mis en présentation droite.

Abstraction faite de ces effets mécaniques, les douleurs s'améliorent souvent en plaçant la femme sur le côté et en la faisant coucher sur le côté, de manière que dans les accouchements qui trainent, on place, à titre d'essai, la parturiente alternativement sur le côté droit, sur le côté gauche, ou sur le dos. La parturiente garde pendant un certain temps, la position dans laquelle les contractions deviennent les plus fortes.

Version externe. Rectification de la position et engagement de la tête, version combinée. Transformation de la présentation de la face.

On fait souvent précéder le décubitus rationnel d'un autre procédé: la version externe. Autrefois, quand les versions internes étaient si souvent suivies d'affections puerpérales graves, la version externe était d'un grand avantage. Encore aujourd'hui, la réussite d'une version externe constitue un grand résultat obtenu par de petits moyens. C'est pourquoi on doit, chaque fois que c'est possible, essayer de faire la version externe avant de faire la version interne. Pour obtenir un bon résultat, on doit être habile dans l'examen externe et connaître parfaitement la présentation de l'enfant.

Il est naturel que la version par manœuvres externes se fait le plus facilement lorsque l'utérus est spacieux, c. a. d. lorsque la poche des eaux existe encore. Mais également après l'écoulement des eaux, on ne doit pas désespérer d'obtenir un résultat favorable. J'ai réussi plusieurs fois à produire la rotation par manœuvres externes, même à une période encore plus avancée de l'accouchement. Ce sont les présentations transversales du 2ᵉ jumeau qui donnent les meilleurs résultats; si la version externe est faite en temps opportun, elle doit toujours réussir ici. Mais si une partie de l'enfant est déjà profondément engagée dans la marge du bassin, on doit faire la version combinée.

Il est impossible de décrire le procédé pour la version externe aussi exactement que les autres opérations. Le médecin est forcé de conformer ses manœuvres au cas individuel. L'exposé qui suit servira à élucider les principes généraux.

Si l'enfant est placé obliquement, l'épaule ne se trouve pas d'abord dans la marge du bassin. La tête déviée a son point d'appui sur le corps d'un des os iliaques, et on peut souvent encore l'atteindre au niveau de la ligne innominée, si l'on fait un examen interne très complet. Le dos a son point d'appui dans l'utérus même, qui de son côté est appliqué sur la paroi antérieure du bassin, et est maintenu dans cette position mobile par les parois abdominales qui le recouvrent. Habituellement la tête se trouve plus vers la partie médiane que l'extrémité pelvienne. Si par l'extérieur, on presse la tête fortement vers le bas, avec une main, et le siège vers le milieu, avec l'autre main, on produit ainsi la présentation droite. Je ne crois pas que par cette manœuvre, le siège change d'abord sa position par rapport à la surface interne de l'utérus. La matrice est déplacée avec l'enfant. Ce n'est que lorsqu'on a écarté la tête de son point d'appui précédent, et qu'elle a pris par rapport à la marge du bassin un appui plus central, que le siège dévie vers le haut, tandis que la pression primitive déplaçait en même temps le siège et l'utérus.

Pour se convaincre du résultat de l'opération, il faut faire l'exploration interne, et par suite faire remplacer la main externe qui agit sur l'extrémité pelvienne de l'enfant, par la main d'un assistant. On dit à l'assistant, toute personne peut convenir pour assister, quels sont les mouvements qu'il doit imprimer au fond utérin, c. à. d. qu'on lui indique la direction de pression. On examine attentivement à l'intérieur. Si à l'examen interne on sent distinctement la tête, ne fut-ce même que dans une très petite étendue, tout à fait excentriquement, le pronostic est favorable quant à la réussite. Souvent, surtout lorsque l'examen externe laisse quelque doute sur la position de l'enfant, on obtient un résultat en poussant l'utérus alternativement vers la droite et vers la gauche. Par là une petite partie de la tête arrive soudainement en contact avec le doigt qui fait le toucher. Le mouvement favorable est répété et exécuté dans une plus grande étendue; une pression énergique exercée sur la tête par l'extérieur, presse celle-ci vers la marge du bassin. Aussitôt que la tête se trouve au-dessus de l'isthme du bassin, on perce les membranes pour fixer la tête. Si l'on ne faisait pas cela, on aurait momentanément forcé l'enfant à la présentation droite, mais aussitôt après la cessation de la pression, la cause déterminante subsistant, la présentation oblique se reproduirait de nouveau. Il va de soi que la parturiente doit garder la position horizontale.

Pour ne pas provoquer une procidence du cordon, on doit rompre les membranes dans l'intervalle des contractions, et laisser les eaux s'écouler peu à peu par une petite ouverture. On laisse alors la main appliquée sur la tête, on frictionne énergiquement le fond utérin pour qu'une douleur se déclare; celle-ci est très utile pour la fixation définitive de la tête dans la marge du bassin. Dans le cas de manque de douleurs on doit, au moyen de la méthode d'expression, exprimer autant que possible le liquide amniotique et faire descendre la tête. Le travail se déclare ordinairement à la suite de ces manipulations.

On évite le mieux le changement de présentation de l'enfant lorsqu'il a été mis en situation favorable, en faisant coucher la femme sur le côté où se trouve l'occiput de l'enfant (décubitus rationnel). En outre le fœtus reçoit ainsi la meilleure direction par rapport à l'isthme du bassin.

L'accoucheur est, à la version externe, facilement sujet à se tromper. On sait qu'au 8e et 9e mois de la grossesse, il existe souvent des présentations transversales. L'utérus réagit contre la trop grande extension dans le sens transversal par de faibles contractions, rectifie finalement petit à petit la présentation vicieuse, et l'accouchement se fait normalement. Si cela se produit chez une femme particulièrement sensible ou peureuse, le médecin est appelé. On constate une présentation transversale, le col multipare permet facilement l'introduction du doigt, et on croit à un commencement de travail. On réussit facilement à transformer la présentation transversale en présentation droite. La rupture des membranes est encore contre-indiquée. On prescrit le décubitus latéral et on recommande de venir avertir aussitôt que de fortes contractions se déclarent. Les fortes contractions ne se produisent pas, les faibles mêmes disparaissent. Les contractions cessent complètement. Trois à quatre semaines après, l'enfant est expulsé en présentation normale.

Il n'y a aucune utilité à changer la présentation transversale pendant la grossesse. Par contre, si le travail a commencé, il est certainement nécessaire de soutenir les efforts de la nature. J'ai vu plusieurs cas où à la suite de longs et inutiles efforts de l'utérus pour rectifier la présentation transversale, le liquide amniotique s'écoula prématurément.

Je viens de décrire un procédé que *Hohl* appelait la rectification de la position et l'engagement de la tête. Ce procédé de

Hohl fut quelque peu développé par *Braxton Hicks,* et réimporté ensuite en Allemagne comme un procédé nouveau.

Wigand déjà faisait la version par manœuvres externes, *Hohl* pratiquait la rectification de la position et l'engagement de la tête (Recht- und Einstellung des Kopfes). En outre, *Robert Lee* démontra que dans les présentations transversales, les genoux de l'enfant ne se trouvaient éloignés de l'orifice utérin que de la longueur d'un doigt. *Hicks* tira partie de ces trois conditions dans sa méthode de version bi-manuelle ou combinée, par manœuvres externes et internes. Cette opération se pratique de la manière suivante:

On introduit la main dans le vagin, aussi loin qu'il est nécessaire pour pouvoir atteindre dans l'orifice utérin, à une hauteur équivalente à une longueur de doigt. Ensuite la partie de l'enfant qu'on veut éloigner est, au moyen de deux doigts introduits dans l'utérus, repoussée vers le côté et le haut, tandis que l'autre partie à amener au détroit supérieur est pressée vers le bas. Ordinairement la tâche de la main interne est considérée comme trop peu importante. Elle doit, en suivant exactement les prescriptions de *Braxton Hicks,* se trouver complètement dans le vagin; aussi dans cette méthode de version l'intervention est déjà grande. Si deux doigts se trouvent réellement de toute leur longueur dans l'utérus, on peut exercer une force considérable, et la partie qui se présente peut être refoulée très loin. Mais si, comme il arrive souvent, seulement deux doigts situés dans le vagin s'appuient contre la tête, on ne doit pas s'étonner de ne pas obtenir de résultat.

La version combinée peut d'abord se faire dans le cas d'orifice utérin complètement dilaté. Ici elle a sur la méthode ordinaire l'avantage de l'intervention moins considérable. Il est certainement moins dangereux de n'opérer qu'avec deux doigts, que de dilater l'utérus du volume de toute la main et de léser la muqueuse dans le cas d'espace restreint, éventuellement de l'infecter. Si la version ne réussit pas avec deux doigts, on introduit les autres doigts, et on termine l'opération de la manière habituelle décrite plus loin.

Dans les présentations de la tête notamment, j'ai après avoir écarté le front, réussi à saisir les pieds entre les deux doigts, en exerçant une énergique pression sur le siège au moment de l'écoulement des eaux. Les doigts se trouvaient en quelque sorte aux aguets dans l'orifice utérin, et saisirent les pieds pressés vers le bas, avant qu'ils ne purent se retirer. Cette méthode à une valeur spéciale lorsque l'utérus s'est rupturé spontanément. Après la rupture la tête devient plus mobile. L'utérus doit être évacué. Si l'on introduit la main dans la matrice, la déchirure peut s'agrandir. Si déjà après l'introduction de deux doigts, on réussit à faire l'évolution de l'enfant, on aura en tout cas obtenu le meilleur résultat possible. Dans les présentations transversales également, le praticien exercé peut écarter de cette manière une grande partie des dangers. Connaît-on exactement la présentation, la force agissant à l'extérieur a-t-elle une direction et un point d'appui favorables, on presse les jambes vers la main, et on exerce finalement la traction qui opère la mutation, sans que le thénar doive franchir l'orifice utérin. De même dans le cas de deuxième jumeau, on réussit facilement à faire évoluer l'enfant par le développement d'une force peu considérable.

Mais si cette méthode a de la valeur lorsque l'orifice utérin est déjà dilaté, si elle épargne de la fatigue à l'accoucheur, des douleurs à la parturiente, si elle écarte le danger de la rupture et qu'elle diminue la possibilité de l'infection, il y a néanmoins encore d'autres circonstances où elle permet de faire l'évolution de l'enfant, à une époque où l'introduction de la main dans l'utérus est impossible. Il est cependant certain que des cas semblables sont très rares.

Les présentations transversales se rencontrent le plus souvent chez les multipares. Ici la poche des eaux dilate, en descendant, facilement l'orifice utérin mou, et nous serons bien rarement dans l'occurence de devoir faire la version, avant que l'accouchement ne soit arrivé à la période où le col est complètement dilatable, ou avant l'écoulement des eaux. Si nous diagnostiquons la position transversale plus tôt, l'intervention est cependant trop grande et le résultat trop peu certain, pour essayer cette version combinée dans chaque cas, avant qu'il ne se présente une indication exigeant l'intervention immédiate. En outre nous devons d'abord tenter la version externe et ensuite la rectification de la position et l'engagement de la tête. S'il existe un bassin rétréci, la conservation de la poche des eaux est d'une telle importance pour la dilatation de l'orifice utérin, que personne ne se laissera séduire par le résultat incertain de la version combinée, pour opérer avant que le col ne soit suffisamment dilaté pour permettre l'accouchement.

Il ne reste ainsi que les cas dans lesquels un événement ou une complication quelconque exige la délivrance ou le changement de présentation, et où il serait impossible de faire ceci de la façon ordinaire, ou bien par des manœuvres externes ou bien par des manœuvres internes.

Il s'agit ici ou de **procidence du cordon** ou de **placenta praevia**.

La réduction du cordon prolabé ne peut se faire manuellement que lorsque l'orifice utérin est dilatable. Si dans le cas de présentation de la tête et d'orifice utérin rigide, non encore dilaté, le cordon s'est prolabé, alors les dangers de la présentation transversale, par laquelle il est possible de dégager un enfant vivant, doivent être préférés à la mort certaine par compression du cordon.

Malheureusement l'opération ne conduit pas toujours au résultat désiré. On réussit bien à refouler complètement la tête, mais aussitôt que les doigts la quittent, elle retombe immédiatement à sa place primitive, car la tête est mobile au niveau du cou et une force agissant sur le diamètre fronto-occipital ou transversal est sans effet sur le tronc. C'est ainsi que j'ai plusieurs fois dû abandonner les tentatives, parce que je ne réussissais pas, en imprimant un mouvement isolé à la tête, à provoquer un mouvement solidaire de l'enfant. Néanmoins cette opération est naturellement indiquée, et on ne peut renoncer aux tentatives, que lorsque le danger a été écarté ou que l'enfant est mort. (Voir le chapitre relatif à la procidence du cordon.)

Braxton Hicks considérait sa méthode comme particulièrement bonne dans le cas de placenta praevia. (Consulter le chapitre traitant ce sujet.)

Dans le cas de placenta praevia, l'hémorragie est souvent si considérable, que le danger de mort exige l'accouchement immédiat, à une époque où d'après les idées actuelles l'introduction de la main dans l'utérus est impossible. Peut-être réussira-t-on alors à faire la mutation de l'enfant d'après la méthode de *Braxton Hicks* et à engager les pieds. Par là tout ce qu'il est possible de faire aura été fait. En tirant doucement sur les pieds — en ne laissant agir, suivant l'auteur, que le poids des bras — le fœtus tamponne les endroits d'où dérive l'hémorragie. L'orifice utérin est excité, les douleurs deviennent meilleures et l'extraction réussit. Sans l'évolution faite en temps opportun, la mère et l'enfant étaient voués à la mort.

Comme dans le cas de placenta praevia il y a toujours danger de déchirer l'orifice utérin, on ne fera, par principe, que la version combinée.

Une méthode, oubliée pendant près d'un siècle et découverte de nouveau par *Pippingsköld* de Helsingfors, ne peut pas être passée sous silence: c'est la transformation manuelle des présentations de la face en présentations de l'occiput. Tandis que l'auteur précité n'employait que des manœuvres internes, *Schatz* des manœuvres externes, j'ai proposé une méthode combinée que d'autres, par ex. *Brennecke*, aussi bien que moi, ont exécutée avec succès. Si l'on songe que les accouchements par présentation de la face se font toujours plus lentement et donnent, comme la statistique le prouve, un pronostic plus défavorable que les accouchements en présentation du sommet, il est certainement indiqué d'opérer la transformation des présentations de la face. Il est bien entendu que cette manœuvre doit pouvoir se faire sans danger. Ceci n'est le cas que lorsque la tête se trouve encore au détroit supérieur. D'abord on essaie si la tête peut être mobilisée. On relève quelque peu l'utérus. Ceci est fait par la main externe, main qui presse sur l'épaule de l'enfant, et par les deux mains de l'accoucheuse qui tire tout l'utérus vers le haut. J'ai, dans un cas, déterminé de la même façon la mobilité de la tête, en plaçant la parturiente pendant un certain temps dans le décubitus dorsal, avec siège fortement relevé. Si la tête est quelque peu mobile, la main placée sur l'abdomen presse fortement l'occiput vers le bas, tandis que la main située dans le vagin refoule en même temps le front vers le haut. Dans un cas, je trouvai un bon point d'appui au niveau des frontaux. Les pariétaux étaient — ce qui est caractéristique pour les présentations de la face — refoulés en-dessous des frontaux de manière que le bord des frontaux fournissait un bon point d'appui aux doigts qui pressaient et poussaient le front vers le haut, dans la direction de la face.

Comme aujourd'hui, avec l'antisepsie, des manipulations semblables n'offrent pas de danger, on peut toujours les tenter. Elles ne sont pas toujours suivies de succès. Souvent la tête semble se tourner, mais dès qu'on la lâche parce qu'il se produit une contraction, la présentation de la face se reproduit.

La version interne.

La première condition requise pour la version interne est une dilatation ou une dilatabilité suffisante de l'orifice utérin. Si la poche des eaux existe, on peut facilement évaluer la dilatation du col, mais si les eaux se sont écoulées, l'orifice utérin précédemment complètement dilaté peut s'être refermé de nouveau, et les lèvres peuvent être accolées. Si dans ces circonstances on voulait attendre une nouvelle dilatation, on devrait différer jusqu'à ce que l'épaule soit descendue par les contractions utéro-abdominales, et alors le «moment physiologique» pour la version serait passé.

Il n'est pas toujours facile d'évaluer la dilatation et la dilatabilité de l'orifice utérin. Ainsi il existe des cas où l'orifice externe pend «comme un voile lâche» dans le vagin, alors que l'orifice interne est très dur au toucher. La main repliée pour la version a une circonférence d'environ 20 à 24 cm, tandis que la tête, même en position favorable, a environ 30 à 33 cm. Par suite la main peut être introduite sans résistance, alors que la tête éprouverait encore des difficultés pour passer. Il est vrai que la dilatation de 8 à 10 cm encore nécessaire pour le passage de la tête, peut être obtenue, le plus souvent sans danger, en exerçant une traction prudente. Mais on ne peut pas toujours espérer, que là où la main pénètre facilement, on pourra facilemeut extraire la tête. Il existe ici beaucoup de différences individuelles. C'est surtout dans le cas de rupture prématurée de la poche des eaux, que la rigidité de l'orifice utérin persiste souvent. Il est également important de savoir si le dernier accouchement s'est fait déjà depuis plusieurs années, ou seulement depuis $1^1/_2$ an ou 2 ans. Dans le dernier cas l'orifice utérin se dilate beaucoup mieux. Si les accouchements se suivent de très près, la dilatation du col se fait très facilement. Des cas dans lesquels une partie du travail s'est fait sans que la mère s'en doute et sans que l'accoucheur ne le soupçonne, en quelque sorte sans douleurs, se présentent surtout dans les accouchements se suivant de très près.

La deuxième condition pour la version, est une largeur suffisante du bassin. Si la ligne conjuguée a moins de 10 cm, de manière que l'enfant non morcelé ne puisse traverser le bassin, il pourrait être éventuellement question de faire l'opération césarienne. Ou bien l'on devrait faire immédiatement l'embryulcie, car dans le cas de version forcée, on pourrait provoquer la rupture de l'utérus et du vagin.

Ensuite il faut que la partie qui se présente, que tout le fœtus soit encore mobile. Si cela n'est pas, si par exemple, l'enfant se trouve déjà à moitié engagé dans le bassin, l'espace intra-utérin serait tellement étroit que l'évolution ne pourrait plus s'y faire. On devrait dilater considérablement le segment inférieur de la matrice, il se déchirerait. Cette déchirure mettrait la vie de la mère en danger. On n'aurait obtenu aucun avantage pour l'enfant, car dans de semblables présentations transversales négligées, l'enfant est le plus souvent mort.

En dernier lieu on ne fera pas la version dans le cas d'enfants petits, prématurés, morts pendant la grossesse. De tels fœtus compressibles sont expulsés spontanément suivant le type de l'évolution spontanée. On ferait ainsi chose superflue si l'on pratiquait la version. Il vaut mieux dans des circonstances semblables, saisir la partie de l'enfant située le plus bas pour favoriser l'évolution spontanée.

Si les conditions qui viennent d'être décrites ne sont pas remplies, il existe une contre-indication à la version. Si cette contre-indication n'est que temporaire, si p. ex. l'orifice utérin est encore trop étroit, on attend. Une contre-indication permanente existe dans le cas de carcinomes squirrheux, de fibromes, d'étroitesse absolue du bassin etc. La contre-indication la plus fréquente au point de vue pratique consiste dans l'impossibilité de pénétrer dans l'utérus, dans le tétanos utérin.

Si des contractions en trop grand nombre et trop fortes ont déjà profondément engagé dans le bassin la partie qui se présente, l'accoucheur se trouve dans l'alternative d'attendre l'évolution spontanée ou d'amoindrir le volume de l'enfant.

Si l'enfant n'est pas arrivé a terme, s'il est macéré ou si c'est p. ex., le second jumeau, si les douleurs sont fortes et les rapports du bassin favorables, si l'on remarque du progrès dans la marche de l'accouchement et s'il n'existe pas de dangers qui exigent une intervention immédiate, on peut attendre l'évolution spontanée ou la favoriser artificiellement. Comme ce sont surtout les fœtus petits et morts qui se fléchissent fortement sur eux-mêmes et qui s'engagent facilement, il en résulte que nous pourrons relativement souvent attendre et aider l'évolution spontanée, tandis que nous seront rarement obligés de recourir à l'embryulcie. Ce qu'il y a de plus dangereux dans des cas semblables, c'est de forcer la version. Par là la mère est amenée en danger de mort, et le plus souvent on ne peut plus rien pour l'enfant.

Si l'on doit introduire la main dans l'utérus, on fait toujours la version sur les pieds. La version sur la tête est une opération non justifiée au point de vue théorique et pratique, à moins que sous le nom de version sur la tête, on comprenne et on enseigne la rectification de la position et l'engagement de la tête, opération décrite plus haut.

Les préparatifs consistent primo, en ceux nécessaires pour chaque accouchement. Ce qui est particulièrement important, c'est de vider le rectum. Une accumulation considérable de matières fécales peut, si elle ne rend pas difficile l'introduction de la main dans la cavité du bassin, néanmoins rendre très difficile le dégagement ultérieur des bras.

En second lieu, il faut chaque fois chloroformer, si des affections des poumons, du cœur, ou une forte anémie ne contre-indiquent pas la narcose. Le médecin est beaucoup moins gêné dans ses mouvements, il peut opérer beaucoup plus tranquillement, plus lentement, avec plus de sûreté et de prudence, et il est moins dérangé par les cris et par l'indocilité de la parturiente. Ces avantages ne sont pas à dédaigner.

On ne doit pas espérer trouver l'utérus beaucoup plus relaché pendant la narcose; des contractions se produisent aussi bien pendant l'anesthésie qu'en dehors de celle-ci.

Mais il est certain que dans le cas de forte excitation des parois abdominales, du vagin ou du col, il se développe des contractions de l'utérus par voie réflexe, car la musculature abdominale réagit involontairement contre l'introduction de la main dans la vulve, contre la distension du vagin, contre l'excitation du plexus nerveux du rectum. Si l'excitation disparait par la narcose, et si l'action des muscles volontaires est éliminée, l'utérus n'est plus comprimé par la presse abdominale qui lui est concentrique, la main introduite est plus libre, l'opération peut se faire mieux, plus prudemment et plus rapidement.

Si à la narcose on presse fortement au niveau de l'angle de l'arcade pubienne (sur la région du clitoris), et si la femme ne réagit pas, alors l'anesthésie est complète. De petites manœuvres semblables ne sont pas à dédaigner en obstétrique. On doit éviter tout ce qui pourrait émouvoir davantage l'entourage, déjà inquiet au plus haut degré. Et s'il est possible de constater la narcose par une petite pression digitale qu'on ne remarque pas, alors il n'est pas nécessaire de soulever les bras, d'exciter la cornée, de la pincer et de la piquer.

J'ai connu une vieille accoucheuse, qui posait d'une façon simple le diagnostic différentiel entre l'hystéro-épilepsie et l'éclampsie. Elle enroulait, sans qu'il y parût, les poils du pubis autour des doigts et tirait tout d'un coup fortement sur les poils saisis. Si la parturiente ne réagissait pas, l'accoucheuse, sûre du diagnostic, envoyait chercher le médecin.

Comme préparatifs on a en troisième lieu, la position de la parturiente. Il faut placer la femme dans le décubitus latéral ou dans la position obstétricale.

Ce qui est le plus facile, c'est de chloroformer la parturiente lorsqu'elle est couchée de son long, de poser sur le bord du lit un petit coussin haut et ferme et, mettant la femme dans la position latérale, de placer sur ce coussin une des hanches de la femme narcotisée. Plus le coussin est élevé, plus la position se rapproche de la position génu-pectorale. Le corps lâche, atonique, s'enfonce dans le lit, et du côté du siège élevé on peut facilement pénétrer dans la vulve, tandis que l'autre main embrasse l'utérus et repousse vers la main interne, la partie de l'enfant à saisir.

Il faut absolument qu'une des mains se trouve toujours extérieurement sur l'utérus et qu'elle aide et contrôle la main interne.

Ce décubitus latéral est avantageux dans les cas où les pieds se trouvent en avant. La parturiente doit être couchée sur le côté où se trouve le siège de l'enfant, ainsi sur le côté où se trouve la partie à mobiliser (voyez p. 156). La version terminée, on tourne quelque peu la parturiente pour la placer dans la position oblique (halbes Querbett). En Allemagne on n'enseigne pas l'extraction dans le décubitus latéral.

Le trajet que suit la main pour aller aux pieds, est tout à fait droit dans le cas de décubitus latéral et de position dorso-postérieure. Ce n'est que lorsque la parturiente est couchée sur le côté, qu'on peut facilement arriver dans la moitié antérieure de l'utérus. C'est pourquoi la règle de placer les parturientes dans le décubitus latéral dans les positions dorso-postérieures, est en général exacte.

Si le dos de l'enfant se trouve en avant, on arrive plus facilement avec la paume de la main à la face ventrale du fœtus, lorsque la parturiente est couchée sur le dos. En outre la position obstétricale procure un grand nombre d'avantages tellement importants, que beaucoup de praticiens font toujours la version dans cette position. Si l'on est seul, et ainsi complètement responsable, on doit aussi surveiller soi-même la narcose, la respiration, pendant l'opération. Ceci n'est possible que dans la position en travers du lit, où par un coup d'œil sur le thorax on constate l'état de la respiration.

Ensuite on peut facilement maintenir la parturiente couchée en travers du lit. Dans le décubitus latéral elle glisse souvent vers le milieu du lit, et elle peut plus facilement, même pendant la narcose, se bouger ou se déplacer par des mouvements d'extension, tandis que dans la position obstétricale les assistants peuvent bien maintenir les jambes. En outre, dans la position en travers du lit, on peut facilement faire l'extraction sans devoir changer la position de la parturiente. C'est là, d'après les idées modernes, un grand avantage. Car si, comme on peut à peine l'éviter dans la précipitation, on devait aider à changer la position de la femme, on toucherait de nouveau à des objets malpropres avec les mains rendues aseptiques. Par contre si la parturiente se trouve dans la position obstétricale, elle peut rester tranquillement en place jusqu'à l'expression du placenta. Dans le cas de bonne assistance, d'assistance appropriée, où la responsabilité est partagée, on utiliserait donc plutôt le décubitus latéral.

En dernier lieu je ferai encore remarquer, que l'évolution de l'enfant est souvent plus difficile dans le décubitus latéral que dans le décubitus dorsal. Cela tient également à la difficulté d'agir par l'extérieur sur l'utérus, lorsque la femme est placée dans le décubitus latéral. C'est pourquoi si la version ne réussit pas lorsque la parturiente est couchée sur le côté, on ne doit jamais hésiter à placer immédiatement la femme dans la position obstétricale. On se baisse très fort, on conserve le pied de l'enfant dans la main et on dit à l'accoucheuse qui assiste, de passer la jambe supérieure de la parturiente au-dessus de sa tête — la tête de l'opérateur. Une des personnes présentes met le tronc en position droite; de cette façon on perd peu de temps.

Dans la position latérale, les circonstances commandent d'introduire la main droite dans le cas de décubitus latéral gauche, et la main gauche dans le cas de décubitus latéral droit. Il n'y a pas de choix ici. Dans le décubitus dorsal en travers du lit, le choix de la main pourrait être douteux.

Les genoux ou les pieds de l'enfant doivent se trouver, aussi bien dans les présentations de la tête que dans les présentations transversales, à peu près au centre de l'utérus. Il serait par conséquent indifférent de faire la version avec l'une ou l'autre main. Néanmoins, surtout dans la méthode d'aller vers le siège et de descendre de là vers les pieds, on choisira la main correspondante convenable. Ainsi dans les positions où les pieds se trouvent à gauche, la main droite et inversément.

Nous avons dit plus haut que c'est surtout pour la version que l'accoucheur doit se désinfecter le bras jusqu'au coude. Il faut également faire un lavage de la vulve. Avant d'introduire la main, on écarte, avec l'autre main, les grandes et les petites lèvres ainsi que les poils. Si les poils étaient très longs et mêlés, on les couperait plutôt complètement. Tandis que pour d'autres opérations l'huile est en somme superflue, je ne voudrais pas m'en passer pour la version. Il est certain que le bras bien huilé, avance plus facilement. Naturellement la paume de la main n'est jamais huilée, on ne met de l'huile que sur le dos de la main et surtout sur l'avant-bras.

Avant chaque version on doit faire une abondante irrigation du vagin, pour ne pas transporter dans l'utérus, des masses décomposées ou entrant en décomposition. C'est précisément parce que ces irrigations rendent le vagin quelque peu rugueux, que l'huilage de la main et de l'avant bras présente de l'avantage.

La main repliée en cône, pénètre dans la vulve et avance prudemment.

Si dans le courant de l'opération, on constatait que par suite d'erreur dans le diagnostic de la position, la main contraire a été introduite, les avantages du choix de la main exacte sont si peu considérables, qu'on continuera l'opération plutôt que de changer les mains.

Si l'utérus se contracte, on attend qu'il se relâche.

Si l'on voulait avancer malgré la contraction, ou bien on n'arriverait à rien, ou bien on s'exposerait à produire la rupture de l'utérus.

Si la poche des eaux est intacte, nous conseillons instamment de la rompre déjà à l'orifice utérin, d'entrer immédiatement dans la cavité ovulaire et d'aller dans la direction de l'extrémité pelvienne de l'enfant. Il faut percer les membranes le plus possible à la périphérie postérieure. Pour l'orientation, on cherche à remonter le long du côté de l'enfant, contre lequel la main vient buter. Si l'on presse fortement l'avant-bras dans l'angle de l'arcade pubienne, on tamponne le vagin et le liquide amniotique ne s'écoule pas d'abord, mais aussitôt qu'on abaisse l'avant-bras, l'eau s'écoule par dessus le bras. Cet abaissement de l'avant-bras est absolument nécessaire dans toutes les manipulations ultérieures. C'est pourquoi on ne réussit pas à empêcher l'écoulement des eaux, au moyen du bras.

Si l'on introduit immédiatement la main dans la poche, peut-être à la hauteur de l'orifice utérin interne, le danger de l'infection deviendra moindre, puisqu'on n'arrive en contact qu'avec la surface amniotique des membranes de l'œuf.

La lésion de la muqueuse par les saillies osseuses de la main, cheminant vers le haut entre les membranes et la paroi utérine, n'est pas sans importance. Il faut que cette muqueuse reste dans l'utérus, qu'elle se reforme, et on peut se demander si elle se régénère dans son épaisseur primitive ou avec toutes ses parties constituantes, p. ex. les glandes, lorsque à un endroit quelconque elle a été complètement détruite.

Si l'on a complètement écarté la possibilité d'une infection par la désinfection de la main, il n'en est pas moins vrai qu'on ne peut complètement stériliser le vagin et le cervix; d'un autre côté des germes sont facilement introduits avec l'air. Si ceux-ci ne sont pas des germes pathogènes, ils conduisent néanmoins, peu à peu, a la putréfaction du contenu utérin et à l'infection tardive. C'est pourquoi

je considère comme très important dans la version, de conserver
à la face interne de l'utérus sa membrane protectrice naturelle,
les membranes de l'œuf.

En dehors des membranes on arrive très haut, sans pouvoir
s'orienter exactement. A travers la poche des eaux, il est presque
impossible de sentir où l'on se trouve par rapport à l'enfant.
Par contre en rompant la poche excentriquement dans l'orifice
utérin, on se trouve immédiatement en contact avec une partie de
l'enfant, on peut vérifier le diagnostic et se rendre constamment
un compte exact des régions le long desquelles on avance.

La saisie des pieds offre souvent des difficultés lorsqu'on rompt
les membranes à une certaine hauteur. Il m'est arrivé quelquefois,
que les membranes fermes, déchirées, se mettant autour et entre
les pieds, formaient un obstacle aussi bien à la saisie qu'à la descente des pieds. Lorsqu'on opère à l'intérieur de l'œuf, il est impossible de provoquer un décollement partiel du placenta.

Ensuite la poche se déchire néanmoins le plus souvent dans
l'orifice utérin, alors même qu'on veut la rompre au niveau de la
région des pieds. La pénétration de la main et de l'avant-bras a sur
la poche le même effet qu'une forte contraction. Par le rapetissement relatif de l'utérus, les premières eaux arrivent sous une pression plus forte et les membranes se rompent dans l'orifice utérin
comme par l'effet d'une contraction. Aucun opérateur ne peut,
au moment où le liquide amniotique se jette sur lui, rechercher
les pieds avec calme. Il faut bien attendre quelques instants et
s'orienter de nouveau complètement, car la position de chacune
des parties fœtales peut, après la diminution soudaine d'espace,
être réellement tout autre.

Si naturellement la version est plus facile dans un utérus
large, maintenu dilaté par le liquide amniotique, que dans un
utérus étroit, ce n'est cependant pas l'écoulement des eaux qui
est le plus à craindre, qui diminue l'espace, mais bien la reprise
des douleurs. Immédiatement après l'écoulement des eaux, il se
produit le plus souvent une pause dans l'activité de l'utérus. Il
est d'expérience journalière, qu'après la rupture de la poche, les
douleurs cessent pendant des heures, par suite du manque d'excitation du segment inférieur de la matrice. Ce n'est que lorsque
les contractions utérines recommencent après l'écoulement des eaux,
que le fœtus est plus replié sur lui même, que l'espace est plus
restreint et la version plus difficile. Les douleurs cessent toujours
au moins assez longtemps pour pouvoir faire une version.

L'attitude de la main à l'introduction dans le vagin, dépend de la position de la parturiente. Lorsque la femme est placée dans le décubitus latéral, le pouce se trouve en avant contre la symphise, et la main est glissée vers le haut à peu près parallèlement à l'une des branches horizontales de l'arcade pubienne. Si la femme est couchée sur le dos, le pouce regarde également en haut, mais la face dorsale de la main est dirigée vers la synchondrose sacro-iliaque. La main utilise la distance sacro-cotyloïdienne pour aller vers le haut. Ce n'est que lorsque le thénar se trouve au-dessus de la ligne innominée, que la main peut se mouvoir librement.

Pour ce qui concerne les mouvements de la main à l'intérieur de l'utérus, la première règle c'est que dans la matrice, la face palmaire de la main qui opère soit toujours dirigée vers la face ventrale de l'enfant. Si on connait l'endroit où se trouvent les pieds et si l'on conduit la main vers cette région, alors en recourbant les doigts, en saisissant, ce qui se trouve vis-à-vis, le pied, arrivera de soi-même dans les mains de l'opérateur.

Dans le cas de bassin rétréci, la distance sacro-cotyloïdienne est trop petite, et souvent aussi, par suite de la saillie du promontoire, il est impossible de conduire la face dorsale de la main vers le haut, en arrière. C'est pourquoi on doit pénétrer en avant. On doit alors être prudent, car sur la plupart des préparations de rupture utérine, on trouve la lésion en avant, un peu latéralement.

Si l'on a pénétré dans l'utérus, il y a deux méthodes pour arriver aux pieds. Dans l'une on va directement au devant de l'abdomen de l'enfant vers le pied, dans l'autre, on choisit le chemin le plus long, on va jusqu'au siège, et de cette région on descend le long de la cuisse et de la jambe. La distinction rigoureuse de ces deux méthodes est très belle en théorie.

Dans la méthode directe pour arriver aux pieds, la compression du cordon ombilical constitue un danger. Il est vrai que le cordon sera plutôt écarté que comprimé, mais cet écartement même peut produire la compression. Car pour gêner les pulsations dans le cordon ombilical, une très légère pression suffit.

Une considération également importante, c'est qu'il est possible dans la saisie directe des pieds, de confondre le coude avec le genou. Par suite du peu d'espace et de la difficulté de pouvoir analyser ce qu'on a saisi, le médecin non exercé, et même le médecin exercé sera exposé à commettre cette erreur. Mais dès qu'on abaisse le membre saisi pour l'évolution, et que l'on sent la main, l'erreur est aussitôt éclaircie.

La possibilité de confondre le bras avec la jambe n'existe pas lorsqu'on emploie le deuxième procédé, et qu'on va jusqu'au siège. Cette méthode n'a pour but que de rendre cette erreur impossible. On ne conduira donc pas la main au-dessus du siège, mais seulement jusqu'au siège. Si à la pression exercée en fléchissant faiblement les doigts, on sent les tubérosités ischiatiques, la hauteur du siège, on tourne quelque peu la main vers la cuisse et on descend le long de celle-ci.

En tout cas, celui qui a exactement diagnostiqué la position de l'enfant a un grand avantage. Si l'on connaît la situation exacte du siège, si la face palmaire de la main se trouve vis-à-vis du siège, alors en saisissant, les jambes tombent directement dans la main.

Dans les présentations transversales, on ne doit jamais se fier à la version sur le genou; on doit toujours abaisser la jambe pour pouvoir tirer sur le pied. Si l'on ne fait pas ceci, si l'on descend le siège et qu'on attire le genou jusqu'au détroit supérieur, alors il peut être très difficile de pouvoir encore abaisser le pied.

Pendant toutes ces manipulations, on tâchera de léser le moins possible la paroi utérine avec les saillies osseuses de la main. Par une trop forte flexion de la main, on pourrait provoquer une lésion par suite de la distension exagérée de la partie de l'utérus se trouvant directement en contact avec la main. Ensuite on doit tenir les doigts serrés le plus possible les uns contre les autres, parce que la main a ainsi moins de volume. En outre le cordon ombilical pourrait glisser entre les doigts écartés. Alors on pourrait à peine éviter la compression. Dans un cas semblable, il faudrait opérer le plus rapidement possible. Si l'on retirait la main hors de l'utérus, le cordon ombilical serait en tout cas encore plus exposé.

On indiquait autrefois des règles spéciales quant à la saisie d'un pied déterminé. Déjà antérieurement*) j'ai démontré que ces prescriptions étaient aussi bien superflues que nuisibles. Je disais dans l'article en question:

«Je soutiens donc: il est complètement inutile et inexact, de rendre l'opération plus difficile et plus longue par la recherche du pied supérieur. On doit toujours saisir le pied qui est d'abord rencontré par la main qui opère, puisqu'il est égal si le dos regarde en arrière ou en avant, immédiatement après la version. Peut-être cette assertion va-t-elle un peu trop loin par rapport au bassin

---

*) Arch. f. Gyn. Vol. IV, page 483.

rétréci, mais ici d'autres complications sont beaucoup plus importantes que la situation du dos. Le mécanisme dans les présentations du siège est tel, que même lorsque le dos est dirigé en arrière, il arrive certainement en avant — le bassin étant supposé normal — dans le trajet du détroit supérieur à la fente vulvaire. Tous les tableaux démontrent ceci. Il serait ainsi doublement inutile de vouloir produire prophylactiquement, à l'intérieur de l'utérus, une rotation qui s'accomplit naturellement par le mécanisme. Si quelque danger est inhérent à cette tentative de rotation intra-utérine de l'enfant autour de son axe longitudinal, alors cette tentative est à rejeter. Tout séjour prolongé et toute manipulation dans l'utérus présente du danger, et pour la recherche d'un pied déterminé, p. ex. du pied supérieur, il faut certainement beaucoup plus de temps et de travail que pour la saisie immédiate du pied qu'on rencontre, le plus souvent le pied inférieur. Si on ajoute à cela, que le succès est très douteux, que chaque jour la pratique déçoit l'espoir d'amener le dos en avant par la version sur le pied supérieur, il est en tout cas irrationnel, d'aller en général chaque fois à la recherche du pied supérieur.»

Abstraction faite de leur inutilité, ces subtilités ont encore le défaut que par elles les mouvements de l'enfant perdent en simplicité, que par là le dos exécute facilement une fausse rotation, et que les bras arrivent à des régions dont il est difficile de les dégager plus tard.

Si p. ex., le dos se trouve en arrière, et si dans le cas d'utérus étroit on saisit le pied supérieur, on peut obtenir un effet sur l'axe longitudinal de l'enfant. Le dos se tourne p. ex., vers le haut et l'avant, et en même temps son extrémité inférieure, sur laquelle la force agit, descend. Le bras supérieur se trouve lâchement appliqué contre le corps, il est facilement déplacé, il ne participe pas aussi complètement au mouvement et se trouve finalement, si par traction le dos est amené au devant de lui, en arrière sur le dos de l'enfant. A l'extraction ultérieure, il peut s'appuyer contre la symphise ou la ligne innominée, ou seulement contre les parois convergentes de l'utérus, le dos est abaissé par traction, le bras reste en arrière et arrive dans la nuque.

Dans le cas favorable, nous voyons à l'extraction la main et le bras situés sur le dos. Tout opérateur a souvent observé cette situation du bras.

Nous avons déjà mentionné dans le chapître précédent, qu'il est mauvais d'imprimer trop de rotations à l'enfant.

Plus la version est facile, moins le dos est tourné de côté et d'autre, mieux aussi les bras restent en place. C'est pourquoi toute rotation non absolument nécessaire est à rejeter.

Pour finir je ferai remarquer que la main placée à l'extérieur joue un rôle important pour la saisie des pieds. Souvent on sent le pied avec l'extrémité du doigt, et il est beaucoup plus facile de presser, par l'extérieur, le pied dans la main introduite que de suivre, à l'intérieur, à une hauteur de plus en plus considérable la petite partie qui s'échappe. Dans aucun cas on ne peut opérer autrement que par la méthode combinée, les deux mains doivent s'entr'aider.

Si l'on a amené la jambe dans le vagin ou à la vulve, on la saisit au-dessus des malléoles au moyen de deux doigts, et l'on tire vers le bas et dans la direction du côté où se trouve la tête de l'enfant. De cette façon on favorise l'engagement du siège dans le bassin. En outre, par l'extérieur, on presse fortement sur la tête, qui le plus souvent ne prend sa nouvelle position qu'après l'engagement du siège. Après la sortie du genou, la version est terminée.

Prescriptions spéciales. Application d'un lacs sur le bras. Cordon ombilical.

Il n'est pas rare d'observer une procidence du bras, ceci se produit aussi bien primairement que secondairement. Si l'avant bras se trouve exactement au-dessus de l'orifice utérin, il est dans le cas d'écoulement soudain des eaux, entraîné au dehors par le flot du liquide amniotique. Mais d'un autre côté il peut également être pressé au dehors par les contractions utérines, qui ont comme effet de déplacer vers l'orifice utérin tout ce qui est mobile dans l'utérus.

C'est ainsi que dans les positions transversales négligées, il y a toujours — heureusement pour le traitement — procidence d'un bras. C'est naturellement le plus souvent le bras inférieur. Le bras supérieur peut, dans le cas de fortes contractions utérines, être pressé de la même manière vers le bas; on sent alors l'autre main a côté de la poitrine.

Si le bras supérieur est d'abord et seul procident, cela tient le plus souvent à un ventre en besace. Si le dos se trouve en avant, l'épaule antérieure au-dessus de la symphise, le ventre se tourne vers le bas et le bras supérieur descend en arrière. Dans les deux cas que j'ai pu observer, la procidence s'était produite de la manière décrite. Cela rappelle la production de la procidence du cordon dans les présentations du sommet, lorsque dans le cas de ventre en besace la tête n'est fixée qu'en avant. Le diagnostic, si c'est le bras supérieur ou le bras inférieur qui fait procidence, est tout simplement posé en attirant la main; si l'on ne peut pas facilement tirer au devant de la vulve, jusqu'au ou jusqu'au-dessus du coude, la main qui se présente, alors celle-ci appartient au bras supérieur. Il est important de s'apercevoir rapidement de cela, parce qu'une traction de longue durée sur le bras supérieur pourrait avoir une influence défavorable sur la position de l'enfant.

On doit toujours appliquer un lacs sur le bras prolabé et le maintenir, pendant la version, dans l'angle de l'arcade pubienne. A cette région, qui n'est d'ailleurs pas utilisée à l'opération, il ne gêne en aucune façon.

Comme le placement d'un lacs ne nuit aucunement, qu'il ne réclame pas de temps et qu'il n'offre pas de difficultés, et comme d'un autre côté il est certain que des bras prolapsés peuvent se relever à l'évolution et donner lieu aux dégagements les plus difficiles, on renoncerait, en n'appliquant pas de lacs, à un grand avantage, facile a obtenir.

Dans ces derniers temps on a déprécié l'importance de l'application du lacs. *Osiander* plaçait un lacs sur tout bras qu'il sentait, il considérait cette manœuvre comme tellement importante par rapport à la facilité du dégagement des bras, qu'il fixait le lacs même à l'intérieur de l'utérus. Il dit: «l'application opportune du lacs sur une main facilite l'opération de plus du quart, parce que par là on évite la moitié du dégagement des bras, dégagement aussi difficile que dangereux, et que l'abaissement de l'autre bras est rendue beaucoup plus facile.»

Si nous sommes d'accord en ceci avec le «technicien» expérimenté, nous ne pouvons d'un autre côté méconnaître, que l'application d'un lacs sur de petites parties à l'intérieur de l'utérus, offre trop de difficultés et exige une telle habileté, une telle pratique, que nous devons la déconseiller. Les avantages de cette manœuvre ne compensent ni l'excitation et le tiraillement des parties molles, ni la perte de temps. Mais d'un autre côté le placement d'un lacs sur le bras prolapsé est très facile.

Si ce bras se trouve dans le vagin, il est amené au dehors et utilisé pour poser le diagnostic. Il n'existe aucun motif pour lequel on ne pourrait pas retirer du vagin une main que s'y trouve, dans le but de l'examiner Les caractères qui souvent ont été proposés pour poser le diagnostic par le toucher, ne servent qu'à surcharger inutilement la mémoire.

Même dans les cas où le coude et la main étaient à peine encore retenus par l'orifice utérin presque dilaté, nous ne croyons pas avoir nui à la mobilité du fœtus, en abaissant le bras et en y appliquant un lacs.

On doit immédiatement profiter de tout avantage qui se présente, et on peut certainement s'imaginer des circonstances, où par une extraction faite facilement et rapidement à la suite de l'application d'un lacs, on sauve la vie de l'enfant.

Jamais un bras prolabé, fut-il même tuméfié jusqu'à difformité, ne peut rendre la version beaucoup plus difficile. Au contraire ce bras est toujours le meilleur point d'appui pour aider éventuellement l'évolution spontanée. Amputer ou léser le bras constitue une faute d'art.

La procidence du cordon n'est pas prise en considération. Le danger pour l'enfant pourrait tout au plus imposer l'obligation de hâter l'opération.

Il n'est pas du tout inutile d'indiquer cette règle. Si l'opérateur faisait la réduction du cordon, il exciterait l'utérus à des contractions, et rendrait ainsi la version plus difficile. En outre on négligerait le meilleur temps pour l'opération. Et en dernier lieu, il serait à peine possible de placer le cordon à un endroit d'où il ne retomberait pas immédiatement.

Douleurs trop fortes. Tétanos utérin. Présentation transversale négligée.

Comme à chaque contraction l'utérus se rapetisse quelque peu, il en résulte naturellement, que toute manipulation intra-utérine devient d'autant plus difficile qu'il s'est produit plus de contractions après l'écoulement du liquide amniotique. Par suite de la fermeture insuffisante, le liquide amniotique s'écoule rapidement d'une façon complète dans les présentations transversales. L'utérus en se rapetissant comprime son contenu, l'enfant. Le dos, déjà précédemment quelque peu convexe en bas, devient encore plus convexe, la tête et le siège se rapprochent, l'épaule s'échappe vers le bas. La conséquence de ceci, c'est qu'une partie de l'enfant comprime et excite le segment inférieur de l'utérus, segment qui n'avait plus subi d'excitation depuis la rupture de la poche des eaux, et qu'ainsi les douleurs augmentent. Mais plus les contractions deviennent fortes, plus aussi la partie qui se présente est abaissée par pression. Il existe ainsi deux difficultés: d'abord l'état de contraction de l'utérus, ensuite il devient de plus en plus malaisé de franchir le détroit supérieur par suite de l'engagement de l'épaule. Avant qu'on n'ait fait des tentatives d'accouchement opportunes ou inopportunes, la contraction de l'utérus n'est, pour la plupart du temps, pas aussi forte pour qu'on puisse en tirer une contre-indication à la version. Dans des cas légers semblables, cela fait d'abord l'impression comme s'il n'existait qu'une stricture à une zône déterminée. Mais lorsqu'on contrôle, on remarque la largeur démésurée de l'anneau dur, et par un examen détaillé, on constate souvent que la rigidité s'étend vers le haut, sur tout l'utérus, à partir de l'anneau de contraction.

La main se trouve-t-elle complètement dans l'utérus, il n'est pas rare que celui-ci réagisse par une nouvelle contraction de longue durée. Pendant cette contraction on doit laisser la main en place, pour continuer l'opération immédiatement après que l'utérus s'est relâché. En outre l'utérus rond, dur, contracté, est souvent très mobile, et chaque fois qu'on essaie de déplacer la main dans l'intérieur de la matrice, on déplace celle-ci en totalité. Pour le désespoir de l'accoucheur, un mouvement isolé de la main est impossible. On ne peut pas saisir la jambe. On vainc cette difficulté de la manière suivante: après quelqu'attente on fixe l'utérus autant que possible par l'extérieur, et on pousse les pieds vers la main interne. Si cela ne conduisait pas davantage au but, il peut devenir nécessaire de retirer la main hors de l'espace rétréci et de la réintroduire dans une autre direction. Il est parfois impossible d'éviter le changement des mains dans des cas semblables.

Si sous l'influence de douleurs continues la tête se rapproche du siège, alors le dos devient de plus en plus convexe, le cercle qu'il forme devient de plus en plus petit, la partie médiane s'échappe vers le bas et s'engage dans le canal pelvien. Si celui-ci est trop étroit, si le vagin et le segment inférieur de l'utérus sont fortement distendus, alors il arrive que le corps de l'utérus se retire d'au-dessus de l'enfant. Le fœtus se trouve dans une ampoule formée par le segment inférieur de la matrice, très aminci et étiré, et par le vagin. Dans des cas semblables on peut, par l'examen externe, facilement délimiter le corps de l'utérus démésurément rétracté et se trouvant sur l'enfant comme un capuchon. La limite entre le segment inférieur et le corps, l'anneau de contraction, peut s'étendre obliquement, à une largeur de main au-dessus de la symphise. Le danger d'une rupture est imminent aussi bien spontanément qu'à l'opération. L'enfant peut même passer soudainement de l'utérus dans la cavité péritonéale, de façon qu'on peut sentir distinctement l'utérus vide. Si l'on n'arrive près de la parturiente que quelque temps après, celle-ci peut être tant revenue, que les symptômes de la rupture, notamment le collapsus, ne sont que peu prononcés.

Mais si la marge du bassin n'oppose pas des difficultés considérables à l'engagement du dos replié sur lui même, la tête se trouve finalement à côté du siège, immédiatement au-dessus du détroit supérieur, tandis que le dos tout entier est pressé dans la cavité du bassin. Plus la tête et l'extrémité pelvienne se rapprochent, plus grande aussi est la partie du tronc située dans le bassin. Finalement, dans le cas de bassin large et d'enfant petit, l'extrémité pelvienne est descendue par pression le long de l'épaule fixée en avant, ou bien, comme on l'a également observé chez des enfants putréfiés, la tête est imprimée dans la poitrine, et l'enfant est expulsé «conduplicato corpore».

Il existe des cas où l'on est perplexe pour savoir si l'on ferait encore la version, ou si l'on favoriserait déjà l'évolution spontanée.

Des enfants petits n'ont qu'une faible puissance de résistance. Ce manque de résistance est indiqué avec raison comme une difficulté pour la version. Les jambes et les bras peuvent avoir été pressés pêle-mêle (confusion des membres), et si l'on est parvenu, avec peine, à atteindre un pied, on peut y exercer des tractions dans toutes les directions sans obtenir une influence sur l'enfant.

Mais s'il ne se produit ni une rupture, ni une expulsion conduplicato corpore, l'utérus demeure finalement dans un état de contraction devenant de plus en plus intense. Il se développe le soi-disant tétanos utérin. Presque toujours il s'agit de cas dans lesquels un prédécesseur, peut-être inhabile, a par l'excitation produite par ses manipulations, augmenté l'activité utérine jusqu'à contraction tétanique, et par là rendu impossible l'introduction de la main et le refoulement de l'épaule. Il me semble très douteux que le tétanos de l'utérus puisse se produire spontanément, toujours assurément la contraction excessive dépend de l'excitation démésurée, produite en opérant mal. Il ne sera naturellement pas toujours facile d'éclaircir complètement cette partie de l'anamnèse.

Voici ce qu'on observe dans ces circonstances: le restant du liquide amniotique s'est écoulé, une ou plusieurs extrémités et le cordon ombilical ont été en partie pressés et en partie retirés hors de l'utérus. Finalement la matrice se trouve dans toutes les dépressions, se moule sur toutes les saillies du fœtus, de telle façon que l'enfant est fixé et tenu immobile comme par des pinces. L'utérus se trouve sur l'enfant comme le gant sur la main. Si par l'intérieur on presse sur l'épaule, il existe une mobilité apparente de l'enfant. La matrice remarquablement irrégulière et petite, permettant même souvent de reconnaître distinctement et de voir par l'extérieur la forme de l'enfant, peut être soulevée in toto par la main qui opère. Et ainsi le débutant ne remarque le danger que lorsqu'il veut pénétrer dans l'utérus. L'état général de la parturiente indique une affection grave. Anxieuse, tourmentée par des contractions douloureuses très fortes et incessantes, sensible partout à l'attouchement, peut être déjà torturée et effrayée par des tentatives d'accouchement échouées, la parturiente se jette de côté et d'autre, souhaitant ardemment d'être délivrée de ses maux. Si on n'entreprend pas bientôt l'extraction, le pouls s'accélère, le vagin devient chaud, tuméfié et sec. La parturiente frissonne légèrement, gagne de la fièvre et tombe de plus en plus dans le collapsus. Le danger de la rupture spontanée est imminent. Avant l'époque antiseptique une infection se serait certainement produite. Des maladies graves étaient tellement naturelles, que le médecin et le public s'étonnaient du contraire.

Dans des cas semblables l'utérus et le vagin sont facilement rupturés. Si l'utérus étreint l'enfant, on doit déployer de la force pour arriver à la jambe. Même si l'on avance avec autant de ménagements que possible, si l'on suit très exactement la règle de se tenir plus contre l'enfant que contre la paroi utérine, l'utérus peut encore être lésé. Ce qui est particulièrement dangereux, c'est de fléchir la main; s'il se produit une douleur spasmodique, une saillie osseuse de la main peut, comme nous l'avons déjà fait remarquer plus haut, produire une lésion; celle-ci s'étend, et il se développe une rupture utérine. Cette rupture ne se produit pas parce que l'accoucheur rompt ou traverse l'utérus, mais bien parce que le contenu utérin est augmenté du volume de la main. C'est pourquoi on ne trouve pas toujours la déchirure là où la main a pénétré, mais bien à la région la plus mince, le plus souvent en avant latéralement. Le mince segment inférieur de la matrice se rupture, la déchirure produite est considérablement agrandie lorsque l'accoucheur continue à opérer; il peut à présent agrandir la déchirure jusqu'à une très grande hauteur, c. a. d. jusqu'au-dessus de l'anneau de contraction. Si la déchirure s'est produite, il existe naturellement plus d'espace, et l'enfant auparavant immobile devient soudainement très mobile: «la version réussit très facilement».

Ce sont là des cas où il est à peine possible de déterminer si le médecin mérite d'être blâmé ou non. On peut cependant lui faire un reproche. Seulement la faute ne consiste pas en ce que le médecin a produit la déchirure, mais bien en ce que, dans ces circonstances, il a encore essayé et fait une version.

12*

Si l'on constate des circonstances si défavorables, c. a. d. longue durée de l'accouchement, contractions utérines énergiques après l'écoulement du liquide amniotique, engagement profond de l'épaule et étroitesse de l'utérus, anneau de contraction apparent au-dessus de la symphise, la première règle consiste à ne rien entreprendre avant de n'avoir examiné très consciencieusement l'état général, et l'état spécial de l'utérus. Ce n'est que lorsqu'on est fixé sur la présence ou l'absence d'une rupture utérine, que lorsqu'on est en état de donner aux proches un pronostic bien motivé, qu'on commence l'accouchement. Le plus souvent la hâte n'est pas nécessaire dans des cas semblables. Au contraire, surtout lorsqu'un autre accoucheur a déjà opéré sans succès, l'attente est d'abord le meilleur traitement. Combien de fois n'ai-je pas réussi à mettre la parturiente dans de meilleures dispositions, en m'asseyant à côté du lit, en entamant une conversation et en interrompant provisoirement les angoisses de l'opération. Si alors la parturiente devient confiante, tranquille et courageuse, des versions qui auparavant paraissaient impossibles réussissent parfois.

Si l'on est fixé sur la situation en général, on cherche d'abord a constater si l'enfant vit ou s'il est mort. Rarement l'enfant sera vivant. Dans les présentations transversales négligées, la mort semble encore survenir plus vite que dans les présentations de la tête négligées. Il s'agit le plus souvent d'accouchements de femmes pauvres.

Le médecin de grande ville observe rarement des cas semblables. Mais le médecin de campagne, qui parfois n'arrive auprès de la parturiente que 24 heures après le commencement du travail, a plus souvent l'occasion de les rencontrer. Comme directeur de clinique il n'est pas rare de voir des cas semblables. Des parturientes chez lesquelles on a infructueusement fait des tentatives de version, sont finalement envoyées à la clinique, qui est appelée à couvrir de sa responsabilité collective tout ce qui a été bien et mal fait.

Si l'enfant vit, on cherche à faire la version nonobstant les difficultés. On endort profondément la femme, on irrigue le vagin, on enduit d'huile les parties génitales nettoyées, et on verse également un peu d'huile phéniquée dans la vulve tenue écartée, pour donner de la souplesse au vagin, devenu rugueux et sec à la suite des nombreuses irrigations.

On a également recommandé de donner un bain complet prolongé, et de faire une saignée. Je manque d'expérience au sujet de ces moyens; mais d'autres les louent beaucoup. L'utérus se relâcherait après leur application.

Quand on a pénétré dans le vagin, on fait encore un toucher très détaillé; la demi-main explore la partie qui se présente, pendant que la main placée à l'extérieur exerce une contre-pression, et la main interne n'avance que lorsque la position est exactement connue. Si quelque part le diagnostic est à poser, c'est bien dans des cas semblables. Quand le diagnostic est fait, on va toujours directement vers les pieds de l'enfant. On se tient toujours étroitement appliqué contre l'enfant, pour ne pas étirer l'utérus; de temps en temps on fait une pause, on laisse la main en repos, et on essaye, par une pression énergique exercée à l'extérieur, d'amener les jambes dans la main ou vers la main. On ne saisit pas avant qu'on n'ait distinctement atteint la jambe avec la main. Alors on tâche toujours de saisir les deux pieds. C'est là une règle dont on ne peut se départir dans les versions difficiles. Si le thénar est arrivé au-dessus de l'anneau de contraction, il n'est le plus souvent pas difficile de conduire les extrémités digitales jusqu'au niveau des jambes. Personne ne regrettera d'avoir employé un peu plus de temps pour la saisie des jambes; par contre après l'abaissement d'une jambe, il est aussi difficile que dangereux, de réintroduire la main pour rechercher encore l'autre jambe. Egalement ici il faut que la face palmaire de la main regarde toujours la face ventrale de l'enfant. Il est certain qu'un diagnostic très exact de la position, une observance ponctuelle d'aller exactement le long du ventre de l'enfant, permettent d'atteindre le but, même dans ces cas difficiles.

Celui qui, sans connaître la position de l'enfant, introduit la main au hasard dans l'utérus, expérimentera qu'il arrivera à des parties du fœtus qu'il ne pourra absolument pas reconnaître, et qu'il devra retirer la main introduite, pour poser d'abord le diagnostic de la position de l'enfant.

Si l'on a saisi les deux jambes, et si l'on tire d'une manière égale sur les deux, on bénéficie de l'ancienne manœuvre de *Levret* et de la manœuvre de *Deutsch,* c. a. d., que d'abord on imprime à l'enfant une rotation autour de l'axe longitudinal et on le délivre ainsi de l'étreinte de l'utérus. Ensuite on se crée de l'espace par l'éloignement des deux jambes et par l'abaissement du siège, et en dernier lieu la traction sur deux jambes est naturellement plus efficace que la traction sur une jambe.

On éprouve des difficultés pour l'évolution de l'enfant non seulement dans les positions transversales négligées, mais aussi après une version facile, c. a. d., qu'on ne parvient pas, par la traction exercée sur les pieds, à amener le siège dans le détroit supérieur. La version n'est terminée qu'après l'engagement du siège, ce qu'on constate à l'extérieur par l'apparition du genou à la vulve.

Le siège peut se trouver trop vers le côté et s'accrocher au niveau de la ligne innominée. Si l'on exerce une traction trop forte, il peut se produire une fracture de la cuisse. J'ai même vu qu'un élève pratiquant fractura, en abaissant la jambe, la cuisse à l'intérieur de l'utérus.

Lorsque cette difficulté existe, on réussit souvent à donner au siège la direction favorable, en refoulant, par une pression énergique, l'enfant avec l'utérus d'un côté de l'abdomen à l'autre côté. Un tel changement de position de tout l'utérus est certainement plus efficace qu'une pression exercée sur un point déterminé, p. ex. le siège, dans le but de l'abaisser spécialement. Dans le cas d'utérus étroit, contracté, le refoulement est également efficace, tandis qu'il est complètement impossible ici d'agir sur une partie déterminée. Comme nous l'avons déjà mentionné plus haut, la direction de la traction sur la jambe peut également contribuer à amener le siège dans la marge du bassin. Au toucher on sent où le siège rencontre de la résistance, et on dirige la traction sur la jambe vers le côté opposé.

Si l'on n'avait pas abaissé les deux jambes, alors, tandis que la jambe abaissée se trouve dans le creux de la main, on repousserait, avec le pouce, la partie de l'enfant remplissant l'autre côté du bassin. Si de cette façon on n'arrivait pas au but, on serait obligé d'aller chercher le second pied ; dans cette manœuvre l'espace gagné entre moins en considération, que la possibilité d'agir fortement et également sur l'extrémité pelvienne. Par suite de la rotation de l'enfant autour de son axe longitudinal, on peut le mouvoir plus facilement. C'est une des plus anciennes expériences pratiques, que l'évolution de l'enfant est beaucoup plus facile sur deux jambes que sur une. Il existait même un temps où l'on croyait que la version et l'extraction n'étaient possibles que sur deux jambes.

En même temps la main externe ou un assistant agit énergiquement sur la tête et le siège, de manière à produire une présentation droite.

Dans le cas de non-réussite, il reste encore la soi-disant manœuvre double de *Siegismund,* qui est plus souvent employée dans les présentations de la tête. Dans cette manipulation, on a en vue de mouvoir l'enfant indépendamment de l'utérus, en tirant une des extrémités vers le bas, et en repoussant l'autre extrémité vers le haut. La main qui jusqu'à présent tenait les jambes, continue à tirer sur elles, mais pour laisser le champ opératoire libre, on exerce les tractions au moyen d'un lacs fixé autour des malléoles. L'autre main est introduite dans le vagin et repousse la partie qui se présente, l'épaule, autant que possible vers le milieu de l'utérus. De cette façon l'enfant est mû circulairement. Nous signalerons plus loin des dangers de cette manœuvre, lorsque nous parlerons de la version dans les présentations de la tête.

S'il était impossible de faire la version de la manière décrite ou si l'enfant était mort, il faudrait accoucher la femme en faisant le morcellement de l'enfant. Ce n'est que dans le cas d'enfant très petit, de second jumeau, de fœtus ramollis, putréfiés, qu'il est possible d'attendre l'évolution spontanée.

En général on peut admettre que lorsque la version est impossible, l'enfant est mort. Je n'ai du moins pas encore rencontré un seul cas, où j'ai dû faire l'embryulcie chez un enfant vivant. On pourrait même indiquer comme règle, que dans les présentations transversales négligées, on ne doit pas du tout essayer de faire la version. C'est précisément dans ces circonstances que des fautes sont souvent commises. J'ai plusieurs fois constaté que des médecins avaient en grande horreur l'opération du morcellement. Cette aversion date encore de l'époque «pré-antiseptique» De ce temps, une maladie grave était presque toujours la suite d'interventions opératoires aussi sérieuses et d'aussi longue durée; c'est pourquoi une opération qui ne présente en elle même aucun danger était considérée comme dangereuse. Ce n'est pas l'opération exécutée habilement qui est dangereuse, mais bien l'infection qu'on peut difficilement éviter dans de semblables interventions.

Si l'enfant est mort, il n'existe plus aucun motif pour le ménager. Il est indifférent si l'enfant est extrait entier ou morcellé et lésé. Dans cette opération on a tout simplement à considérer le bien de la mère.

Personne n'aura beaucoup d'expérience quant à l'embryotomie. Pour ma part je n'ai fait, jusqu'à présent, que 13 embryulcies, et voici ce que m'ont appris ces 13 opérations.

Il faut également distinguer ici si le fœtus se trouve au détroit supérieur dans le cas de bassin rétréci, ou au détroit inférieur dans le cas de bassin large. Tout accoucheur qui aura fait différentes fois cette opération, acquerra la conviction que lorsque l'épaule se trouve au détroit supérieur, l'enfant ne descend pas de l'épaisseur d'un cheveu, lorsqu'on enlève de ses cavités splanchniques, le foie, les poumons, et les intestins. Après cette opération les rapports sont même encore plus défavorables. Les lambeaux pendants rendent l'orientation plus difficile. Par contre on réussit très rapidement à extraire un enfant par le bras, lorsque la tête a été coupée. Aussitôt que la décapitation est terminée, le tronc sort tout d'une fois, et l'extraction de la tête n'offre alors plus de difficultés.

Je n'hésite donc pas à recommander la décapitation comme la meilleure opération dans le cas de bassin rétréci et de tête située au-dessus du détroit supérieur. Je n'ai pu me familiariser avec le crochet de *Braun* (Fig 59). Les résultats n'en sont d'ailleurs pas très bons. Dans le mouvement de rotation imprimé à l'instrument, on presse naturellement la tête contre l'utérus, et comme précisément le mince segment inférieur de la matrice se trouve à ce niveau, des plaies contuses allant jusqu'à perforation, ou au moins de simples plaies contuses s'expliquent facilement. Le procédé n'est du reste pas du tout facile à exécuter.

Fig. 59.

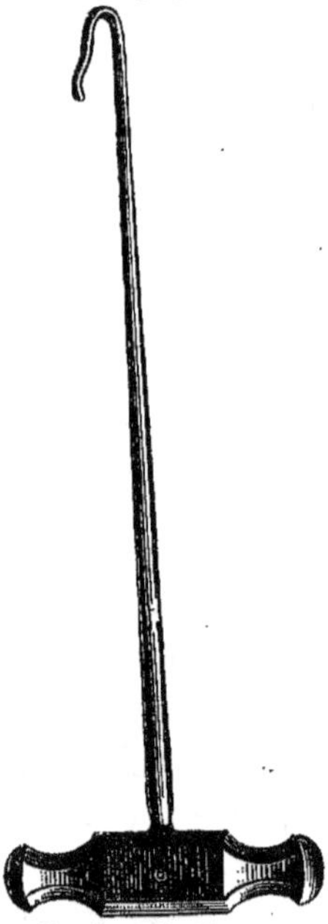

Comme on peut le voir par les figures ci-contre, le crochet de *Braun* se distingue essentiellement du crochet mousse (Fig. 60) par le manche, qui correspond au manche de l'ancienne clef de Garengeot. Avec l'ancien crochet mousse il serait complètement impossible de tourner aussi énergiquement qu'avec le crochet de

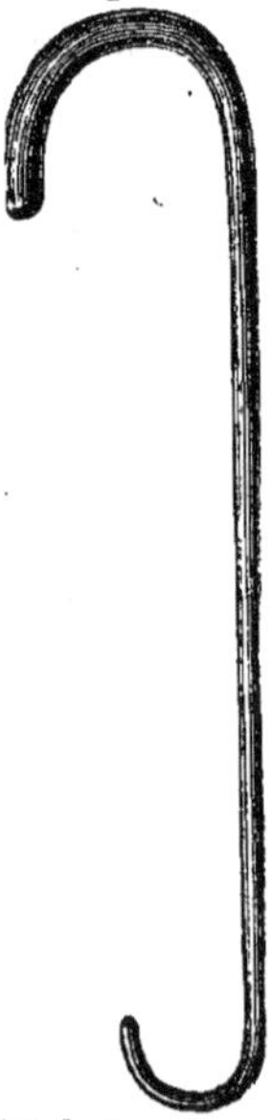

Fig. 60.

Crochet de Braun.

Crochet mousse.

Braun. Faute de mieux, les praticiens emploient encore souvent le crochet mousse. L'instrument sert à acquérir, d'une manière quelconque, un appui solide sur l'enfant. L'application du cranioclaste vaut naturellement mieux.

Je ne veux point mentionner un grand nombre d'autres instruments qui ont spécialement été recommandés pour faire la décapitation ou la décollation. On les montre dans les cliniques. Les médecins ne les emploient jamais. Par contre, la proposition de faire ces opérations de la façon dont sont faites les opérations gynécologiques, c. a. d., de protéger les parois vaginales contre les lésions, au moyen de spéculum, de rétracteurs etc., mérite d'être prise en considération. L'avantage qu'on obtient par là n'est pas grand. Le vagin mou, large, fait hernie entre les spéculum, il est facilement lésé et saigne facilement, de sorte que les spéculum occassionnent plus de lésions qu'un instrument bien protégé au moyen des doigts.

Je procède de la façon suivante: Un assistant tire fortement sur le bras abaissé, vers le côté où se trouvent les jambes de l'enfant. Je vais alors avec deux doigts jusqu'au cou du fœtus et, protégeant les parties molles maternelles au moyen des doigts, je pratique avec de forts ciseaux (ciseaux a polypes de *Siebold* ou ciseaux de *Smellie*), une ouverture au cou, là où il s'attache à l'épaule. L'assistant continue à tirer fortement de manière que la plaie soit béante. Le doigt protecteur est introduit dans la plaie et, sous sa protection, j'incise lentement, l'une après l'autre, les parties constituantes du cou. Plus on avance, plus l'opération devient facile, finalement après la division de la dernière partie de peau, le tronc sort soudainement.

J'ai toujours constaté que cette division lente, graduelle, au moyen de ciseaux est la méthode la plus sûre et la plus rapide. Cette opération n'est certainement pas facile. Le médecin inexpérimenté surtout se blesse facilement. L'incessant contrôle pour s'assurer si les parties molles maternelles ne se trouvent pas entre les ciseaux, et l'incision sous protection du doigt, prennent beaucoup de temps. Presque chaque fois je me suis blessé les extrémités des doigts qui contrôlaient les ciseaux. Lorsqu'il existe des difficultés, une telle opération dure bien une demi-heure et même plus. Mais de tous les procédés, cette méthode de décapitation me semble la meilleure lorsque l'enfant se trouve au détroit supérieur. On dirige l'instrument seulement contre l'enfant, et on protège bien la mère contre les lésions.

Les conditions sont tout autres lorsque l'enfant est profondément engagé dans le bassin. Alors on peut difficilement arriver jusqu'au cou. Le tronc remplit si complètement le bassin, qu'on ne peut atteindre la partie du fœtus qui se trouve au-dessus du détroit supérieur.

Dans ces cas la **spondylotomie** est indiquée. Si le dos de l'enfant se trouve plutôt en avant, alors on tire sur le bras très forte·

ment vers le bas, jusqu'à ce que la colonne vertébrale soit bien accessible aux doigts. Si le dos se trouve en arrière, on tire sur le bras très fortement vers le haut, pour pouvoir arriver à la colonne en arrière et en bas. Puis on sectionne, au moyen de ciseaux de *Smellie*, la colonne à un ou mieux encore à deux endroits. Ceci est-il fait, on peut replier l'enfant comme un couteau de poche. J'ai dans quelques cas fait l'extraction du siège, en introduisant la main vers les jambes. Les quatre doigts étaient placés en arrière, le pouce en avant et, tandis que l'assistant tirait fortement sur le bras vers le côté où se trouvait la tête, j'abaissais directement le siège et les jambes. Dans des cas semblables, l'application du cranioclaste donne d'excellents résultats. On introduit la branche fermée dans le corps de l'enfant par l'ouverture faite au moyen des ciseaux, et on applique la branche fenêtrée au dehors. Il est nécessaire que le cranioclaste saisisse la colonne vertébrale. On abaisse alors l'extrémité pelvienne en exerçant de fortes tractions.

Le lecteur sera étonné que je ne fasse pas mention de la soi-disant embryulcie, de l'enlèvement des viscères. Mais je puis certifier qu'on n'obtient pas un grand avantage par l'éviscération, pas plus lorsque l'enfant se trouve au détroit inférieur, que lorsqu'il se trouve au détroit supérieur. J'ai plusieurs fois fait cette repoussante opération. Il n'est nullement difficile d'extraire, par une ouverture faite au moyen d'une incision, les intestins, le foie, les poumons et le cœur, mais celui qui a fait l'opération conviendra avec moi, qu'après l'éviscération la résistance est la même.

On obtient tout au plus plus de facilité pour arriver à la colonne vertébrale. Mais si l'on ne sectionne pas la colonne, l'éviscération ne sert de rien. C'est pourquoi dans les derniers cas que j'ai eu à traiter, j'ai tenté de faire la spondylotomie seule, et c'est ainsi que je suis arrivé à considérer l'éviscération comme une opération inutile.

Mais il est en tout cas toujours nécessaire, après la spondylotomie, d'extraire d'abord l'extrémité pelvienne. Auparavant j'employais dans ce but le crochet aigu ou le crochet mousse, maintenant je me suis toujours tiré d'affaire avec la main. Si l'espace est trop restreint, on appliquera le cranioclaste.

Version dans les présentations de la tête.

La version sur les pieds dans les présentations de la tête, diffère peu de celle dont nous venons de parler. Ses indications: placenta praevia, procidence du cordon, manque absolu de douleurs, seront discutées aux chapitres spéciaux. C'est pourquoi nous nous bornons à décrire la technique.

Dans les présentations de la tête, les jambes sont plus mobiles que dans les présentations transversales, et en exerçant à l'extérieur une pression brusque et forte sur le siège, on réussit souvent à abaisser les pieds jusqu'au niveau de la face. Si les doigts de l'opérateur se trouvent à cette région, ils peuvent saisir un pied au moment favorable, sans que la main pénètre dans l'utérus, et faire ainsi une espèce de version combinée.

Tandis que dans les présentations transversales il vaut mieux d'étendre la jambe, ici la version sur le genou réussit souvent facilement.

Voici ce que j'ai dit par rapport à la manière dont l'évolution se fait.

«Dans les présentations de la tête, l'enfant est mû suivant une ligne qui peut être considérée comme le prolongement de la colonne vertébrale du fœtus. Si l'on prolonge la trajectoire de ces mouvements, il se développe, l'utérus étant considéré comme cercle, un petit cercle dans un cercle plus grand. Ce mouvement que l'enfant exécute automatiquement en changeant de position, est le plus conforme au mouvement naturel et réussit, lorsqu'il y a un espace suffisant, la plupart du temps très facilement et rapidement.

A priori, il est probable qu'en faissant l'évolution de cette façon, le dos occupera dans l'utérus, après la version, la région opposée à celle qu'il occupait auparavant; ainsi par ex., s'il se trouvait en arrière à droite avant la version, il sera situé en avant à gauche après la version. Cette rotation à considérer comme normale est dans la plupart des cas celle faite par l'enfant.

Par rapport au choix du pied, on doit remarquer que dans le décubitus latéral de la parturiente, le pied antérieur se présente le plus souvent en premier lieu à la main introduite. Il est théoriquement et pratiquement compréhensible que si l'on saisit le pied antérieur, le dos arrive facilement en avant à la version; car en exerçant des tractions sur le pied antérieur, on obtient une influence sur l'axe longitudinal, de façon que la hanche antérieure et le dos sont amenés en avant. On peut ainsi établir comme règle de toujours saisir le pied antérieur. Mais la saisie du pied postérieur n'a pas non plus d'influence défavorable.»

La saisie de deux jambes est souvent très facile et on doit la faire chaque fois qu'il est nécessaire de se hâter.

La pénétration de la main est parfois difficile; mais d'un autre côté on réussit également à soulever des têtes qui paraissent déjà fixées. Dans ce cas on a plutôt à vaincre la pression des parois abdominales que celle de l'utérus.

L'évolution peut cependant être difficile ou échouer par d'autres causes.

La main en glissant vers le haut le long du front, imprime à la tête, sans le vouloir, un mouvement de rotation autour de son axe transversal, de manière que l'occiput se trouve abaissé, autrement dit, on repousse involontairement le front vers le haut. Si l'on descend maintenant les jambes, une partie de la tête s'engage avec elles dans la marge du bassin.

Dans le cas de bassin rétréci, on observe également une espèce de rotation de la tête autour du conjugué considéré comme axe. On réussira peut-être difficilement à abaisser les jambes, ou une jambe, le long de la tête dont l'une des moitiés est tournée vers le haut. En outre la tête conserve sa situation. L'utérus se trouve dans un état de forte contraction. Si l'on repousse la tête vers le haut, on la relève avec l'utérus, sans obtenir une influence favorable quant à l'évolution.

On peut également appliquer dans la version dans les présentations de la tête, la manœuvre double de *Siegismund* que nous avons mentionnée plus haut. Si l'évolution ne réussit pas, le pouce de la main qui a abaissé la jambe presse sur la tête. Si cette pression combinée avec des manœuvres externes reste sans résultat, on applique un lacs sur les pieds, et on exerce des tractions sur ce lacs avec la main qui a abaissé les pieds. L'autre main pousse sur la tête, et cherche à l'éloigner de la partie latérale vers le haut et la partie médiane.

Il est faux et très dangereux d'exercer cette manœuvre avec violence, de façon que la tête soit simplement refoulée vers le haut et les jambes tirées vers le bas. En opérant ainsi, on doit meurtrir et léser le segment utérin, le long duquel l'occiput est refoulé vers le haut. Dans un cas semblable, nous avons vu à l'autopsie d'une femme morte à la suite de septicémie, le parenchyme utérin parsemé d'extravasations sanguines, le péritoine recouvrant l'utérus de couleur ardoisée, et la surface interne de la matrice tellement décomposée, lacérée et désorganisée à ce niveau, qu'elle présentait tous les caractères d'une putrescence utérine. Nous devons donc particulièrement insister pour qu'on n'exécute cette manœuvre qu'avec beaucoup de prudence, et toujours de façon à ne pas presser la tête contre l'utérus, mais au contraire de manière à l'éloigner de cet organe, et à la refouler vers le milieu.

Si la manœuvre double ne conduit pas au but et s'il se déclare des douleurs qui fixent la tête, on doit attendre, éventuellement recourir à la perforation.

Auparavant on devait également faire la version, lorsqu'après la perforation l'extraction ne réussissait pas.

Il arrivait que les instruments d'extraction insuffisants, crochet mousse, crochet aigu, forceps ou céphalotribe, dérapaient ou s'échappaient. Alors la version était la dernière ressource. Comme on ne trouvait pas sur la tête un point d'appui, on devait le rechercher sur une autre partie de l'enfant, sur les pieds. Dans ces cas désespérés la version clôturait toute une série, souvent toute la série des opérations obstétricales. Quand on n'avait pas réussi avec le forceps et qu'on avait essayé la version, fait la perforation et la craniotomie, l'accoucheur glissait la main au-dessus de la tête réduite en morceaux, faisait la version et provoquait souvent par là une rupture utérine. Ou bien les lésions innombrables qui existaient déjà auparavant conduissaient rapidement à la septicémie. Aujourd'hui avec le cranioclaste ces versions comme ultimum refugium ne se présentent plus.

L'enfant est rarement la cause de difficultés. Cependant on a décrit des enfants présentant la rigidité cadavérique, des enfants avec des contractures syphilitiques.

J'ai extrait un enfant atteint de rachitisme congénital. Cet enfant était excessivement gras et avait des extrémités tellement courtes, qu'il était à peine possible de l'empoigner. Dans un cas je ne pus arriver aux jambes, par suite d'ascite congénitale. Je dus d'abord faire écouler le liquide ascitique. La suite au chapitre suivant.

Extraction après la version.

Quand la version est terminée, on fait toujours une pause, pour se convaincre de la position actuelle de l'enfant. Nous avons devant nous une présentation des pieds complète ou incomplète, dont le traitement a été décrit plus haut.

La pause recommandée est d'une très grande importance, mais dans les cas pressants, elle peut n'avoir comme durée que le temps nécessaire pour pouvoir jeter un regard sur les membres inférieurs, et se convaincre en empoignant les jambes, que leur direction correspond à celle de l'enfant en totalité. Par là, on sait comment on doit faire l'extraction, quelles sont les rotations qu'on a à favoriser.

Pour le praticien, la discussion si l'on doit faire l'extraction immédiatement ou seulement lorsqu'il y a une indication pressante, n'a pas d'importance. Le but est d'amener au jour un enfant

vivant et cela en ménageant le plus possible la mère. La mère
aussi bien que l'enfant se trouveront le mieux, lorsque l'extraction
est faite immédiatement. Pendant la version il peut, tout à fait in-
sciemment, s'être produit un décollement du placenta ou une compression du cordon ombilical. Combien de fois n'extrait-on pas, après
des version faciles, des enfants morts, sans pouvoir trouver la
cause de la mort? Jamais les praticiens n'ont, après la version,
attendu jusqu'à ce qu'il se présentât une seconde indication qui
exigeât l'extraction. La différence théorique entre les indications
pour la version et celles pour la version et l'extraction est de date
récente. C'est *Jörg* qui en est le principal promoteur. Mais si l'on
apprend que sur 17 versions, *Jörg* n'extraya que 3 fois un enfant
vivant, ces résultats parlent directement contre sa méthode.

Les anciens auteurs enseignaient: «La version est une opération
qui consiste à saisir adroitement les pieds de l'enfant se trouvant
en mauvaise position dans le sein de la mère, et à l'amener au
monde par les pieds.»

Je n'ajouterais rien à ceci, si aujourd'hui l'ancienne doctrine de
Jörg, c. a. d., la séparation de la version et de l'extraction n'était de
nouveau déterrée. On m'a spécialement reproché d'être la cause
de la "réaction„ qui fait de nouveau considérer la version et l'extraction comme une seule opération. J'ai au contraire toujours été
tellement convaincu du danger de faire uno continuo la version
et l'extraction, qu'aux cours et dans mon livre, j'ai enseigné
d'abord l'extraction puis la version. En ne mêlant pas, comme on
le faisait jusqu'alors, la version et l'extraction, je voulais précisément démontrer la nécessité de séparer les deux opérations. C'est
pourquoi j'enseigne, encore aujourd'hui, d'abord l'extraction puis la
version, et je fais exécuter les deux opérations séparément, pour
forcer les étudiants à comprendre dès le début, que les deux opérations ne se tiennent pas eo ipso.

Seulement d'après moi, une pause égale au temps nécessaire
pour s'essuyer les mains, éventuellement pour envelopper les pieds
et pour poser le diagnostic de la présentation des pieds, suffit
complètement. Il est inutile d'attendre plus longtemps. C'est un
fait que même après des versions très faciles, des enfants sont
amenés morts au monde. Ceci tient certainement à la compression du cordon ombilical. Celui qui a eu entre les
doigts la tige funiculaire, conviendra avec moi que les pulsations
cessent déjà par une pression très légère. Le ventricule gauche
est encore faible, pas plus fort que le ventricule droit! Si dans
des cas semblables on attend, l'enfant est le plus souvent mort;

l'espoir que les pulsations cardiaques reprendront est très beau, malheureusement il ne se réalise pas en pratique. Mais si l'on fait l'extraction de l'enfant et qu'on l'amène à l'air, on réussira facilement à le ranimer.

Et celui qui fait la version dans le cas d'orifice utérin étroit, ce qui ne peut absolument pas se faire, ne doit pas espérer que le siège étroit préparera l'orifice utérin pour le passage de la tête. Si le siège a passé l'orifice utérin, comme c'est le cas lorsque la version est terminée, on doit faire l'extraction si l'on veut encore amener un enfant vivant. Vraiment celui qui a le bonheur de passer immédiatement de la position d'assistant à celle de chef de clinique, connaîtra à peine la situation difficile du médecin praticien!

Si l'on enseigne des choses que, d'après les prévisions, le médecin devra néanmoins faire d'une autre façon dès qu'il sera entré dans la pratique, on enseignera probablement une chose très exacte au point de vue théorique. Mais on risque que le praticien, déjà par trop tôt convaincu de l'impossibilité de ces systèmes, ne s'accommode ses propres doctrines non seulement dans ce cas, mais encore dans plusieurs préceptes qui lui ont été enseignés. C'est pourquoi j'enseigne, et j'y tiens fermement, qu'après chaque version on doit lâcher les jambes, qu'on doit diagnostiquer la position de l'enfant par la situation des jambes et faire immédiatement après l'extraction. Je crois que cette pause suffit amplement. Je ne puis me décider à suivre la marche rétrograde de *Jörg*, et je tiens comme tout à fait utile et exact ce que *Winter* a dit dans cette discussion. On constatera d'un autre côté dans les chapitres suivants, que pour des raisons spéciales je plaide beaucoup pour l'extraction lente.

Chapitre huit.

Opérations dans le cas de troubles de l'accouchement dépendant de l'enfant.

Procidence du cordon ombilical. Procidence des extrémités. Hemicéphalie et hydrocéphalie. Tumeurs de l'enfant. Jumeaux. Monstruosités doubles.

Procidence du cordon ombilical.

Le cordon a une longeur variable, il se trouve en partie dans la dépression existant entre les bras et les jambes sur le ventre de l'enfant, ou bien il passe par-dessus l'épaule. Quelquefois aussi le cordon entoure une ou plusieurs fois le cou du fœtus. Si le cordon ombilical se trouve sur le ventre, sous forme de tige enroulée sur elle même, il peut glisser vers le bas. Si alors la poche des eaux n'est pas encore rompue, le cordon se trouve à l'intérieur de l'utérus, en avant de l'enfant: **présentation du cordon.** Si la poche est rompue et si le cordon se trouve en dehors de l'utérus, il est prolabé: **procidence du cordon.** Celle-ci existe aussi bien lorsque le cordon se trouve dans la vulve, qu'au devant de la vulve.

Dans le procubitus du cordon, la compression est également possible. J'ai vu des cas où l'on pouvait sentir distinctement à l'intérieur des membranes de l'œuf, le cordon présentant des pulsations. On pouvait déterminer d'une façon absolument certaine, que le cordon ombilical était comprimé par la tête abaissée par les contractions utérines. Les pulsations cessaient complètement pour reparaître après la contraction.

S'il y a présentation du cordon, on doit tâcher d'éviter la rupture de la poche des eaux, jusqu' à ce que l'orifice utérin soit complètement dilaté ou du moins complètement dilatable. On couche la parturiente de manière à relever le siège le plus haut possible, ou bien on la place dans le décubitus latéral complet de *Sims,* de façon que l'enfant s'échappe vers le haut, c. a. d., s'éloigne de la marge du bassin. On défend à la femme de presser, et on ne permet à la parturiente ni de se lever ni de se redresser pour l'urination et la défécation. Ensuite on fait assidûment le toucher et l'auscultation. S'il ne s'agit que d'une petite anse, elle disparaît souvent. La tête descend et le cordon glisse le long d'elle vers le haut, ou dans le décubitus décrit, vers le bas, c. a. d., dans l'utérus. On ne peut pas savoir si cet événement ne se produit pas assez fréquemment. Du moins il m'est assez souvent arrivé de sentir au côté de la tête une anse, qui avait disparu plus tard.

Mais si l'anse est grande ou si même toute une anse enroulée se trouve dans la poche des eaux abaissée par les contractions utérines, on règle sa conduite suivant la largeur de l'orifice utérin. Lorsque l'orifice utérin est suffisamment dilaté, on fait la version.

Autrefois j'ai recommandé l'emploi du colpeurynter, lorsque la poche des eaux existait encore, dans l'espoir que la contre-pression élastique de la poche en caoutchouc, préserverait les membranes de l'œuf de la rupture prématurée. L'expérience a démontré que par la «colpeuryse» les douleurs ne faisaient qu'augmenter, et que la poche des eaux se rompait encore plus vite.

C'est dans les présentations de l'extrémité pelvienne, et surtout dans les présentations des pieds, qu'on rencontre le plus souvent la procidence du cordon. Le cervix ne s'adapte qu'incomplètement à la forme irrégulière de cette partie de l'enfant, le liquide amniotique qui s'écoule et la pesanteur propre de la tige funiculaire la conduisent vers le bas.

La procidence du cordon dans les présentations de l'extrémité pelvienne, n'implique pas un danger aussi grand que dans les présentations de l'extrémité céphalique, mais on ne peut cependant pas méconnaître son importance, particulièrement dans les présentations complètes du siège. Si dans ces présentations la procidence s'est produite tôt, et si l'orifice utérin se dilate lentement, l'enfant mourra par compression du cordon. Pour le sauver on peut, dans le cas où le siège est élevé, abaisser une jambe. Par là, la pression sur le cordon devient moindre, et d'un autre côté, si le ralentissement des pulsations indique le danger de mort pour l'enfant, on est à même d'extraire plus rapidement. L'auscultation la plus rigoureuse est nécessaire, surtout lorsque les pulsations deviennent indistinctes dans le cordon même.

Si le siège se trouve au détroit inférieur, on doit appliquer un des procédés d'accouchement décrits à la page 116.

Lorsque le cordon se présente sur le dos de l'enfant, on a également recommandé de le conduire vers la face ventrale du fœtus. Je crois que cette prescription est superflue. Ou bien le cordon ombilical n'est pas enroulé, alors il forme procidence sur la face ventrale, ou bien il est enroulé et alors il ne tombe pas du tout.

Dans les présentations transversales, la signification du prolapsus du cordon est de peu d'importance; la tige funiculaire est à peine soumise ici à une pression, elle fait le plus souvent prolapsus après que la poche des eaux a rempli son action dilatatrice, et n'oppose pas d'obstacle à la version. Lorsqu'on opère rapidement, le pronostic pour l'enfant ne devient pas plus mauvais par la procidence du cordon.

Dans des cas semblables, nous considérons comme faux de faire une tentative de réduction. Abstraction faite de l'impossibilité de placer le cordon ombilical à une région d'où il ne puisse s'éloigner par les contractions ultérieures, l'opération n'aurait pas de but. Il est parfaitement égal si le cordon ombilical, non comprimé, se trouve dans l'utérus ou dans le vagin. Et si par les manipulations nécessaires pour la réduction, on comprimait le cordon ombilical ou on excitait l'utérus à des contractions, on aggraverait le pronostic pour l'enfant et, par une version éventuellement difficile, également pour la mère.

La procidence du cordon acquiert la plus grande importance dans les présentations de la tête. Il est impossible qu'il existe un espace libre, une ouverture entre la tête et l'utérus, mais la zône de contact intime entre les deux organes peut être plus ou moins grande. L'anneau de contact est le plus grand, le plus étendu, dans les présentations de la tête tout à fait normales, dans lesquelles la suture sagittale passe à peu près par le centre de l'orifice utérin. Mais aussitôt que dans le cas de bassin rétréci, la tête s'appuie en avant, en arrière, à droite ou à gauche, elle se trouve plus fortement appliquée contre la paroi correspondante de l'utérus, plus lâchement contre l'autre paroi. Si le cordon ombilical arrive à la région où l'anneau utérin est plus lâchement appliqué, les contractions utérines, même la pression intra-utérine permanente, la pesanteur propre du cordon et le flot du liquide amniotique s'échappant soudainement, pousseront la tige ombilicale vers le vagin, le long de la tête.

Les positions excentriques, importantes au point de vue étiologique, sont les plus fréquentes dans les cas de bassin rétréci, rachitique, asymétrique, chez les multipares et dans le cas de ventre en besace.

Dans d'autres cas on doit admettre une véritable déviation de la tête, une présentation oblique, dans laquelle aucune partie de l'enfant ne se trouve à la région la plus profonde de l'utérus ou de la poche des eaux. Si la poche se rompt, le cordon tombe tout simplement au dehors; les contractions utérines se produisant après l'écoulement des eaux provoquent une position droite et le cordon ombilical reste dans l'orifice utérin.

C'est la seule manière de s'expliquer comment chez les primipares également, où la tête remplit complètement le segment inférieur de l'utérus, le cordon a été trouvé prolapsé. Dans quelques cas une anse très grande du cordon ombilical avait certainement été plutôt «pressée» qu'elle n'était «tombée» à travers un orifice utérin encore tout à fait étroit.

La supposition d'après laquelle on admet a priori, que le cordon ombilical se trouve toujours à côté du large côté de la tête, ne se confirme pas dans la pratique. Une anse peut également se trouver à côté de l'occiput ou de la face. Si les choses se passent de la manière qui vient d'être décrite c. a. d., si la tête s'engage dans le segment inférieur de la matrice après que le cordon s'est prolapsé, alors la tige funiculaire peut se trouver partout. D'autre part, dans les plus grands prolapsus, les extrémités de l'anse s'écarteront de plus en plus, et si alors la tête s'engage dans la marge du bassin, elle pressera l'anse ombilicale vers l'endroit où il existe le plus d'espace c. a. d. contre le promontoire, dans la concavité des ailes du sacrum. Le plus souvent, au toucher, on trouve le cordon prolapsé à cette région.

Si l'on ne fait ni la réduction du cordon ni la version, l'enfant est certainement perdu. Ce n'est que dans un petit nombre de cas, dans des circonstances extraordinairement favorables, qu'un enfant vivant est expulsé spontanément.

J'ai moi même vu deux fois que dans les naissances en présentations de la tête un enfant vivant fut expulsé, nonobstant la procidence du cordon.

Si le cordon a formé prolapsus dans le cas d'orifice utérin étroit, non dilatable, l'enfant est toujours perdu.

Ici les tentatives de réduction sont infructueuses. Les instruments pour faire la réduction du cordon n'ont jamais été en grande faveur. Il est tout simplement impossible d'arriver au-dessus de la tête avec une tige droite on un peu recourbée. Ou bien on blesse l'utérus, ou bien on ne peut avancer.

Si aucune partie fœtale ne se présente, ou s'il était possible d'écarter la partie qui se présente, on pourrait appliquer ces instruments. Mais si la tête ronde se trouve étroitement appliquée contre le segment inférieur de l'utérus, et si l'orifice utérin est étroit, la réduction instrumentale est impossible. En outre par l'application de l'instrument et par le refoulement du cordon vers le haut, la tige ombilicale est comprimée et écrasée. **Et lorsque la réduction instrumentale est facile, il existe déjà des conditions dans lesquelles la réduction manuelle est possible.**

La réduction manuelle réussit déjà lorsque l'orifice utérin est dilaté de deux à trois travers de doigts, seulement l'anse ne peut alors être trop grande.

Dans l'opération en question il est avant tout nécessaire de suivre exactement les prescriptions. **Si la technique est mauvaise, on n'obtiendra pas de résultats favorables.**

Ce n'est que dans les prolapsus de petites anses, qu'on peut faire la réduction la parturiente étant dans le décubitus dorsal. Et je suis tout disposé à croire que dans maints de ces cas où tout à fait en haut on atteignait à peine le cordon, le résultat favorable de la réduction se serait également produit spontanément. En général il est de règle, à la réduction de mettre la parturiente sur les genoux et les coudes. Autant cette position est désagréable, à la femme autant elle est indispensable pour notre opération. Dans la position indiquée, la main fléchie modérement dans toutes les articulations, s'adapte parfaitement à la paroi postérieure du bassin. Les extrémités des doigts sont bien plus en état de manipuler, que lorsque, dans le décubitus dorsal, la main se trouve dans une position incommode, en hyperextension.

La position sur les genoux et les coudes est également très appropriée pour essayer, d'une façon prudente, si la tête est encore mobile, par conséquent si on peut faire la version. J'ai souvent constaté, que même dans l'intervalle des contractions la tête semblait être fortement fixée sur le bassin, alors que dans la position sur les genoux et les coudes, on constatait immédiatement la mobilité du crâne. On peut même dans cette position refouler la tête vers le côté, et faciliter ainsi l'introduction de la main à la réduction, ou à la version.

On doit introduire toute la main dans le vagin. La tentative de réduction avec deux doigts ou la demi-main est souvent un tourment inutile, puisque le résultat n'est pas certain.

Si l'on songe que le trajet jusqu'au promontoire comporte, également lorsque le périnée est refoulé vers l'arrière, environ

13 cm, et que le cordon ombilical doit encore être porté 3 à 4 cm plus haut, en arrière de la plus grande périphérie de la tête, il est nécessaire d'arriver à une hauteur de 16 à 17 cm. On n'arrive pas avec la demi-main à une semblable hauteur. En outre on peut très bien utiliser le pouce introduit, dans les manipulations ultérieures.

L'important maintenant, c'est de faire rapidement la réduction du cordon prolabé. On ne doit pas passer son temps à refouler, avec les extrémités digitales, l'une partie après l'autre dans l'utérus, Par là ce qui vient d'être réduit retombera, et finalement on doutera de la réussite, ou on aura tellement comprimé le cordon, que la circulation aura cessé.

Pour le refoulement du cordon ombilical dans l'utérus, on doit vaincre la pression intra-utérine. Ce n'est que par l'action de celle-ci qu'on peut expliquer que, dans des circonstances sinon favorables, la réduction échoue et que le cordon ombilical retombe toujours.

. C'est pourquoi on prendra le cordon dans le creux de la main, — on peut pour cette manœuvre souvent utiliser le pouce, qui empêche le cordon de glisser en bas — on ira aussi haut que possible, et au moyen des doigts on repoussera l'anse au-dessus de la plus grande périphérie de la tête. On ne doit pas craindre d'employer une certaine force pour cette manipulation, mais on doit se tenir au principe qu'il est nécessaire d'amener le cordon ombilical avec rapidité dans l'utérus. Si l'on ne réussit à le repousser qu'en dehors de la portée des doigts, et non au-dessus de la plus grande périphérie de la tête, le cordon retombe de nouveau à la contraction suivante. C'est pourquoi on doit toujours, là ou c'est possible, suivre le conseil d'éloigner la main de la tête dans une direction oblique, de manière que la tige funiculaire ne puisse suivre le trajet de la main qu'on rétire.

Comme par la réduction les causes déterminantes de la procidence ne sont pas écartées, on doit bien faire attention que le prolapsus ne se renouvelle pas. On peut le mieux empêcher ceci en faisant provisoirement garder à la femme la position sur les genoux et les coudes. Dans cette position la région la plus profonde de l'utérus est le fond utérin, où le cordon ombilical glissera peu à peu.

Malheureusement dans cette position l'auscultation est impossible, et c'est précisément elle seule qui permet de contrôler si la réduction à réussi. C'est pourquoi il ne reste rien à faire que de mettre, du moins pendant des intervalles très courts, la parturiente dans le décubitus dorsal. Si l'on a exactement noté la région où les bruits du cœur étaient le plus prononcés, on réussira facilement à les retrouver immédiatement, et éventuellement à déterminer avec certitude qu'ils n'existent plus. Ce n'est que lorsqu'on peut s'orienter rapidement à ce sujet, qu'il est possible de déterminer rapidement si l'enfant est en danger ou non.

On cherche en même temps à provoquer des contractions utérines, pour produire la fermeture de l'utérus. Souvent les douleurs commencent déjà par l'excitation de l'orifice utérin, à la réduction. Pendant les contractions qui suivent immédiatement la réduction, la demi-main reste à côté de la tête pour sentir si le cordon ne retombe pas. Si ceci n'est pas le cas et si les bruits du cœur restent bons, l'opération a réussi.

Néanmoins il peut se produire plus tard un nouveau prolapsus, c'est pourquoi on doit souvent faire l'exploration, et ausculter le plus possible.

Pour éviter une nouvelle chute du cordon, on ordonnera un décubitus latéral tel, que la tête bouche davantage le côté du bassin où l'anse du cordon ombilical était principalement située.

Si la réduction ne réussit pas, ou si les bruits du cœur se ralentissent, s'il y a expulsion de méconium et que l'enfant exécute soudainement des mouvements tumultueux, il y a danger pour lui. Alors la version seule peut sauver l'enfant. La tête est-elle tellement fixée que la version est impossible, l'application du forceps conduit au but. Si pour un motif quelconque les deux opérations étaient impossibles, l'enfant ne peut être sauvé de la mort instantanée, qu'en éloignant la tête, qui comprime le cordon, de la marge du bassin. On devrait faire ceci d'après la méthode de *Braxton Hicks*.

On comprend facilement que lorsque l'amplitude du bassin est diminuée, la réduction peut être rendue beaucoup plus difficile. Comme le bassin rétréci, avec son détroit supérieur asymétrique et ses positions céphaliques vicieuses est principalement la cause des prolapsus, on devra, surtout ici, faire des tentatives de réduction difficiles. Dans des cas semblables, il sera souvent nécessaire d'apprêter tout ce qui est nécessaire pour la version, pour éventuellement la faire suivre immédiatement. Si d'autres circonstances, p. ex. le prolapsus du bras, nécessitaient un accouchement rapide, ce serait une raison de plus pour terminer l'accouchement par une version.

Dans la pratique, la procidence du cordon est l'indication la plus fréquente pour la version dans les présentations de la tête. Par la réduction, le médecin n'est pas certain du résultat, on ne peut donc le blâmer s'il préfère le résultat palpable, rapide, au résultat qui lui parait plus incertain. Si l'orifice utérin est complètement dilaté et la tête mobile, par conséquent d'après ce qu'on peut prévoir la version facile, on peut justifier l'entreprise de l'accouchement immédiat. Cela serait surtout à conseiller si l'anse prolabée était très grande. Quand on agit avec prudence et qu'on a eu soin de se désinfecter, la version est une manœuvre sans danger, et plus tôt l'enfant arrive au monde, plus aussi les chances sont meilleures pour lui. Pour ma part je ne fais la réduction que lorsque la version est encore impossible, et en général je préfère la version. Il en résulte que dans la pratique, la réduction restera toujours limitée aux cas où l'anse est petite et la version non encore possible.

Si l'on fait la version dans le cas de procidence du cordon, on doit toujours aller vers le haut, c. a. d., dans l'utérus, du côté où se trouve l'anse ombilicale, sans s'inquiéter si l'occiput ou le front est situé à cette région. J'ai quelquefois obtenu un bon résultat par cette méthode, là où d'autres accoucheurs n'osèrent pas, par suite de fixation supposée de la tête, faire ou terminer la version. Théoriquement on peut également dire que là où se trouve une grande anse du cordon ombilical, la tête ne peut en tout cas être fortement fixée. Et si les pulsations du cordon ombilical sont encore normales, on doit également trouver de l'espace pour la main. S'il n'existait pas de place, le cordon serait comprimé et l'enfant serait mort. On pourrait objecter à ceci que la main qui opère, comprime le cordon et par là entrave la circulation. D'après mon expérience cela n'est pas le cas. Ce n'est pas à prévoir non plus, car le cordon ombilical glissant, s'échappe des doigts, alors que le large côté de la tête le presserait plutôt contre l'utérus.

En dernier lieu, on pourrait croire encore que lorsqu'on pénètre à une fausse région, p. ex., si dans la deuxième position on introduit la main gauche, la saisie des jambes serait plus difficile. Cela n'est pas du tout le cas; pratiquement il est sans importance si l'on saisit la jambe par le côté ou directement en avant, du moment qu'on n'avance avec la main que lorqu'on est complètement fixé sur la position.

Pour les étudiants on formule le mieux le précepte de cette façon ci: Si l'orifice utérin est étroit et l'anse petite, on fait la réduction; si les conditions nécessaires pour la version existent, on fait toujours immédiatement la version.

Si par suite de fixation de la tête la version n'est plus possible, il ne reste que le forceps. Dans l'application du forceps, on ne doit compter sur un résultat que si le bassin est large. Dans le cas de bassin étroit, l'extraction au moyen du forceps dure trop longtemps, et rarement on extraira un enfant vivant lorsqu'il y a procidence du cordon.

Mais si l'enfant est déjà mort avant que le médecin n'arrive, ou s'il est mort pendant les opérations qui avaient pour but de le sauver, on ne doit prendre en considération que la mère. Le procédé à suivre se règle suivant que le bassin est large ou étroit. Dans le premier cas on abandonne l'accouchement à la nature. Dans le second cas on doit immédiatement faire la perforation et l'extraction. Chaque contraction augmente le danger d'une rupture utérine. Le plus souvent il s'agit de multipares, de façon qu'il est facile d'arriver jusqu'à la tête. La perforation est une opération facile, sans danger, pas plus difficile que l'application du forceps.

Procidence des extrémités.

Dans le cas de bassin large, la procidence d'extrémités à côté de la tête est rare. Le plus souvent il s'agit d'enfants morts, dont les membres flasques, pendants, sont emportés au dehors par le liquide amniotique ou pressés au dehors à côté de la tête. Dans des cas semblables, les quatre extrémités et le cordon ombilical peuvent se trouver à côté de la tête. Comme ordinairement ces enfants sont morts prématurément, que par conséquent ils sont petits et compressibles, il n'en résulte pas d'anomalie de l'accouchement, car de tels enfants sont finalement expulsés spontanément dans n'importe quelle attitude et dans n'importe quelle présentation.

Souvent on peut voir par la repartition de l'enduit fœtal, comment les extrémités étaient situées. Elles semblent aussi en quelque sorte collées ou imprimées dans la surface molle sanguinolente et œdémateuse.

Si l'enfant est plus grand, un ou plusieurs membres prolapsés empêchent la descente de la tête. Aussitôt qu'on a écarté le membre, la tête arrive dans l'orifice utérin. La manipulation, ainsi que la tête qui descend excitent l'orifice utérin, les contractions deviennent plus fortes et l'accouchement se fait très rapidement après la réduction.

Dans le cas d'enfant à terme, vivant ou venant de succomber, on trouvera rarement des extrémités prolabées. Le plus souvent ce sera une main. La tête s'est trouvée excentriquement, les douleurs ont transformé la présentation oblique en une présentation droite, par contre une force qui aurait pu repousser vers le haut, la main prolabée n'existait naturellement pas.

Le bras prolabé ne permet pas un engagement concentrique de la tête dans l'orifice utérin et la marge du bassin, en outre le cordon ombilical sera, s'il n'est pas enroulé, facilement prolapsé à côté du bras, par les contractions ultérieures.

Je ferai encore remarquer qu'on doit toujours songer, qu'il est possible qu'une accoucheuse trop pressée ou téméraire, ait fait une tentative de version et qu'après avoir amené au dehors le bras au lieu de la jambe, elle a, effrayée par l'insuccès, fait chercher le médecin. Alors elle ne parle que «d'examens» et non de tentative de version. J'ai pu dans quelque cas me paraissant d'abord inexplicables, où je trouvais les deux mains à côté de la tête, me fixer à ce sujet.

Les petites parties qui se trouvent à côté de la tête mobile dans la marge du bassin, doivent toujours être réduites.

Si la tête est engagée dans le bassin, il peut en résulter une difficulté encore plus grande à l'accouchement. Notamment un bras prolapsé en avant, empêche la rotation de l'occiput en avant. Et presque toujours, du moins chez des enfants à terme, le bras antérieur s'est prolapsé. Cela tient a l'antéversion de l'utérus, et à la situation plus basse de. l'épaule antérieure de l'enfant. On ne peut plus essayer une réduction, elle est d'ailleurs complètement impossible. On a trop peu de fixité au bras, trop peu de place dans le bassin et si on développait de la force on lésérait ou le bras, ou les parties molles maternelles.

Comme même les contractions les plus fortes, ne sont pas bien en état de presser au dehors le bras et la tête d'un enfant volumineux, il y a une indication pour intervenir. L'opération nécessaire est l'application du forceps. On pousse avec prudence les cuillers entre le bras et la tête, car si le bras était saisi en même temps que la tête, il pourrait être fracturé par le forceps ou déterminer le dérapement de cet instrument.

Ces opérations ne sont en général pas faciles. Une fois j'ai vu se produire un prolapsus du cordon lors des efforts de pression de la parturiente, et je ne réussis pas a dégager rapidement la tête. L'enfant mourut pendant l'opération.

A l'opération le bras peut rester en arrière, de façon que ceux qui sont présents ne remarquent rien de la complication.

Je n'ai pas encore fait à cause de procidence du bras, de perforation quand la tête se trouvait au détroit inférieur. Lorsque l'enfant est mort, je préférerais certainement faire la perforation et l'extraction de la tête au moyen du cranioclaste, qu'une application de forceps difficile.

Hémicéphalie et hydrocéphalie.

Dans un grand nombre des cas d'hémicéphalie l'accouchement prématuré se produit. L'enfant meurt par suite de l'affection cérébrale, et la dilatation de l'utérus produite par le liquide amniotique existant souvent en quantité énorme, a une action excitatrice sur les nerfs de l'utérus. L'anamnèse a de l'importance, l'hémicéphalie étant héréditaire.

Dans les présentations de la tête, le diagnostic de l'hémicéphalie est facile. Les yeux très saillants, fermes et élastiques, la masse villeuse molle située au-dessus du front, les bords osseux souvent tranchants empêchent toute autre interprétation.

Dans des circonstances favorables, il est également possible de poser le diagnostic dans les présentations du siège. Ainsi un jour je trouvai dans le fond utérin, une «grande partie», ayant la forme propre du siège. Par le toucher, j'arrivai au siège engagé dans le bassin. L'examen externe renouvelé ne laissa aucun doute que le prétendu siège trouvé à la partie supérieure du fond utérin était une tête rudimentaire, hémicéphalique.

C'est chose connue que les malformations se compliquent, aussi dans le cas de spina bifida ou de pieds bots atrophiques, devra-t-on songer à l'hémicéphalie ou à l'hydrocéphalie.

Ordinairement le fœtus hémicéphale mort prématurément, est facilement expulsé. Il y a cependant aussi des enfants hémicéphales très volumineux, chez lesquels les épaules notamment, présentent une circonférence de 40 centimètres et même plus. La tête par suite du raccourcissement de la colonne vertébrale, se développe en partie entre les épaules, de sorte qu'il manque un cou véritable. La base du crâne se trouve dans la direction de la colonne vertébrale, c'est pourquoi la face se présente, et par suite des épaules volumineuses, elle ne peut pas complètement descendre dans l'excavation du bassin.

C'est précisément dans l'hémicéphalie que le cranioclaste donne les plus beaux résultats. Auparavant on devait faire la version la tête n'offrant pas de points d'application suffisants ni pour le forceps ni pour le crochet aigu. Ou bien on abaissait un bras, et on faisait l'extraction par ce bras. De semblables opérations présentaient souvent de grandes difficultés, de grands dangers. Aujourd'hui on saisit directement la tête au moyen du cranioclaste. L'opération n'est pas élégante, car souvent ce qui a été saisi se déchire. Mais une partie de la tête étant enlevée, celle-ci devient plus petite. Le cranioclaste réappliqué saisit mieux et plus sûrement. Si l'on réussit a prendre la colonne vertébrale entre les branches de l'instrument, alors surtout on a un bon point d'appui.

Si les épaules sont très volumineuses, on peut également abaisser un bras, et le couper ou l'arracher, attendu que dans le cas d'épaules très fortes, la traction exercée sur le premier bras abaissé ne fait pas beaucoup progresser l'accouchement. Si finalement on arrache les deux bras — car les fœtus hémicéphales morts sont très friables — si même l'enfant sort mis en lambeaux ou mutilé, cela importe peu. On ne peut pas oublier que si l'enfant est mort, on n'a plus que la mère à prendre en considération. Aussi longtemps qu'on dirige son intervention contre l'enfant seul, aussi longtemps que la mère n'est pas blessée, on ne peut défendre non plus un procédé demandant beaucoup de temps. Avec le cranioclaste et des mains aseptiques, on ne provoquera ni blessure ni infection. Par contre si l'on attendait longtemps après la mort de l'enfant, on ne pourrait éviter la décomposition, la putréfaction, la résorption de ptomaïne et la fièvre. C'est pourquoi je conseille de faire l'accouchement le plus tôt possible, chez des fœtus hémicéphales morts. Les avantages du cranioclaste permettent à l'opérateur prudent, de faire déjà l'extraction lorsque l'orifice utérin est complètement dilaté. On ne fait pas autre chose que ce que fait la nature, on élargit lentement l'orifice utérin avec le fœtus même. L'instrument n'est qu'un moyen de fixation sur l'enfant, un manche qui touche à peine aux parties maternelles, qui ne les comprime ni ne les lèse.

Pendant une opération semblable, surtout si elle dure longtemps, on doit de temps en temps nettoyer le vagin par un fort jet de liquide désinfectant. Même lorsque l'enfant est en putréfaction, on réussit, en faisant des irrigations fréquentes, à obtenir des couches aseptiques. Les nombreuses petites plaies et même les plaies plus grandes sont tenues propres par des irrigations en masse. Des lambeaux de fœtus en décomposition éloignés immédiatement, n'offrent pas de danger. Par contre si l'opérateur, sans faire d'irrigation, presse les masses putréfiées dans la plaie, ou s'il les laisse non désinfectées dans le vagin pendant une longue opération, il observera facilement des couches fièvreuses.

L'hydrocéphalie gêne considérablement la marche normale de l'accouchement, et est un événement si fréquent, que, depuis longtemps déjà, on a donné des règles positives quant au traitement. Comme tous les fœtus morts, le fœtus hydrocéphale se présente souvent par les pieds. Les présentations transversales paraissent être rares. Chez le fœtus hydrocéphale vivant, les présentations des pieds sont plus fréquentes que chez l'enfant normalement constitué.

Si les douleurs agissent pendant longtemps, il se forme en quelque sorte une nouvelle poche des eaux. La peau du crâne est, d'après les mêmes lois qui régissent le refoulement de la poche des eaux, refoulée vers le bas, et peut descendre, sous forme de boyau, jusqu'aux parties génitales externes. Ceci est surtout le cas chez les fœtus hydrocéphales morts, chez lesquels les parties de revêtement sont relâchées.

Une confusion avec des fœtus morts depuis longtemps est possible. Ces fœtus s'infiltrent d'eau qui descend vers les parties déclives; il se développe, par hypostase, une dilatation flasque de la tête. A l'examen superficiel on peut prendre un tel fœtus pour un hydrocéphale. Mais on constatera facilement que sous la peau œdémateuse, les os du crâne sont de grandeur normale et occupent une situation normale. Surtout un chevauchement très considérable des os, et des bords osseux distincts, droits, indiquent un enfant mort pendant la vie utérine, non atteint d'hydrocéphalie.

Sur l'hydrocéphale, les os sont aussi épais au centre d'ossification, souvent même plus épais que sur le crâne normal. Mais entre les sutures on trouve des lames osseuses répandues dans les larges membranes. Au niveau des sutures, les os mêmes se terminent tout à fait irrégulièrement, en forme de rayons, de sorte qu'au toucher on a la sensation d'os excessivement minces.

La crépitation seule n'est certainement pas une preuve d'hydrocéphalie, très souvent on la trouve chez des enfants tout à fait normaux, par ex., dans le cas de pression un peu forte sur la tête engagée dans le bassin.

J'ai plusieurs fois senti la crépitation lorsque la tête venait la dernière, comme signe d'un enfant mort, alors que chez l'hydrocéphale — particulièrement chez le fœtus hydrocéphale vivant — elle peut manquer complétement.

Ce qui est très important, quand on a le moindre doute, c'est l'exploration bimanuelle faite consciencieusement. On peut, par là, poser très rapidement le diagnostic. Pendant l'intervalle des contractions, on essaîra de refouler la tête par le palper combiné, de cette façon on pourra le mieux se représenter le volume du crâne.

Lorsque la tête vient la dernière le diagnostic est souvent posé tardivement, parce qu'on n'a pas songé à cette anomalie rare de l'accouchement. Mais si l'on sait que plusieurs accouchements se sont terminés facilement, si l'orifice utérin est dilaté et que la tête ne suit pas la traction exercée sur le menton et sur les épaules, on pensera à une disproportion entre la tête et le bassin. Si l'on a exclu le bassin comme cause de la difficulté, il ne reste plus que l'enfant et en portant la main au-dessus de la symphise, on pourra rapidement éclaircir l'état des choses.

Lorsque le diagnostic est exact, le traitement est très simple. Mais on a déjà produit beaucoup d'accidents en ne reconnaissant pas l'hydrocéphalie en temps opportun. Une des plus difficiles fistules utéro-vésico-vaginales que j'ai opérées, avait été produite à la suite de longues et infructueuses tentatives avec le forceps dans un cas d'hydrocéphalie. Dans un autre cas j'ai vu une septicémie mortelle à la suite d'attente trop prolongée.

Des ruptures utérines -- suites de disproportion entre la tête et le bassin -- ont également souvent été rencontrées dans l'hydrocéphalie.

Pour le traitement la mère seule est à prendre en considération, par contre l'enfant est à sacrifier, même s'il vivait encore. La tête venant la première est perforée au moyen du perforateur en forme de ciseaux. On laisse alors passer une ou deux contractions utérines, ou si elles ne se déclarent pas rapidement, on fait exercer une forte pression sur l'utérus. Par là le liquide s'écoule et la tête descend rapidement. Elle s'engage si profondément que l'on peut simplement, avec la main, saisir la lâche poche de la tête et faire ainsi l'extraction. Si cela n'est pas possible, on élargit l'ouverture faite, on introduit deux doigts et de cette façon on exerce des tractions. Toutefois l'élargissement de ces parties lâches n'est pas facile. C'est pourquoi dans ces derniers temps j'ai, en exposant moins la mère et en opérant plus rapidement, appliqué le cranioclaste et fait sans difficulté l'extraction de la tête au moyen de cet instrument.

Comme le forceps ne tient pas fixément sur la tête, et qu'ainsi il est contre indiqué, on faisait auparavant la version après la perforation. Elle présentait beaucoup de dangers par suite de la dilatation du segment inférieur de l'utérus et de la menace de rupture utérine. C'est pourquoi je conseille de s'en abstenir par principe, et de toujours se servir du cranioclaste lorsque l'extraction par le cuir chevelu ne réussit pas rapidement.

On fait le mieux la perforation de la tête venant la dernière de la manière suivante. On met la parturiente sur le côté et on dit à l'accoucheuse, de tirer sur les jambes de l'enfant vers l'arrière et le haut, de façon que le fœtus se trouve presque appliqué contre le dos de la mère. Par là le côté de la tête fœtale est abaissé et on enfonce le perforateur dans une région de la tête relativement mince, en avant, derrière la symphise.

On doit toujours, pour vaincre les résistances, introduire le perforateur très haut, car le cervelet et sa tente doivent être perforés. En même temps qu'on retire l'instrument, on lui imprime quelques rotations autour de son axe longitudinal, et on élargit l'ouverture au moyen du doigt. Après cela le liquide ne s'écoule pas encore toujours, car les parois du long canal, créé artificiellement, s'appliquent l'une contre l'autre. Ce n'est que lorsque le contenu intra-cranien est, par suite des tentatives d'extraction qui suivent, soumis à une forte pression, que le liquide s'écoule soudainement souvent sous forme de jet puissant; la tête suit alors immédiatement.

Dans cette méthode, on doit bien faire attention que l'enfant ne soit extrait tout d'un coup par l'assistant. Par là le périnée pourrait être rupturé. C'est pourquoi après avoir terminé la perforation et après l'écoulement du liquide, on prend soi-même les jambes et on tire avec prudence. La tête se trouve-t-elle dans le bassin, on tire fortement vers le haut et vers le ventre de la mère.

Si l'on a quelques difficultés, l'application du cranioclaste est également justifiée et avantageuse. C'est souvent en serrant la vis que la plus grande quantité de liquide s'écoule d'abord. L'extraction au moyen de cet instrument n'est pas dangereuse pour la mère et est facile à exécuter.

Un procédé qui a pour but de sauver en outre l'enfant, est fautif lorsque par là il se développe un danger quelconque pour la mère. Il est en tout cas superflu.

Difficultés de l'accouchement par des tumeurs de l'enfant.

Les tumeurs de l'enfant sont la plupart du temps très molles. Ce n'est que très rarement qu'on trouve la description de cas dans lesquels une grande hernie du cordon ombilical avec ectopie du foie, une tumeur molle de la région sacrée, un goître congénital ont été cause d'obstacles à l'accouchement. Plus souvent encore l'accouchement est impossible par suite d'ascite ou d'hydrothorax.

Si à l'examen on découvrait un semblable obstacle à l'accouchement, il serait permis de développer pour l'extraction, une force plus considérable que celle ordinairement admise. Si alors une seule tumeur se présente, on parviendra toujours à extraire le fœtus. Plutôt que de produire une lésion des parties molles maternelles, les tumeurs seront détruites, elles crèveront et diminueront de volume en perdant le sang qu'elles contiennent.

Dans le cas d'épanchements hydropiques dans la cavité du bas-ventre, ou de dilatation de la vessie, l'accumulation de liquide peut être tellement considérable, que les extrémités et la tête sont suspendues comme de petits appendices à une poche énorme. Il est naturellement nécessaire de faire un examen détaillé avec la demi-main ou toute la main, éventuellement sous anesthésie.

Lorsqu'il existait une ascite considérable, j'ai aussi trouvé l'enfant totalement œdématié, tandis qu'on rencontre d'autre part, dans le cas de syphilis congénitale, des épanchements péritonéaux moins volumineux, séro-purulents.

Si l'enfant est complètement œdématié, les extrémités sont tellement molles, qu'à la version, p. ex., on détache la chair des os, et qu'en exerçant des tractions, la jambe est arrachée. Cela fait naturellement une impression horrible sur le vulgaire, lorsqu'il voit apparaître l'une extrémité arrachée après l'autre! Cette mollesse a cependant l'avantage de permettre la ponction de la cavité péritonéale sans le secours d'instruments. Je dirige les extrémités digitales contre le ventre ascitique, et je pénètre sans difficulté dans la cavité abdominale.

Dans un cas, j'ai pour urémie grave ou éclampsie, appliqué le forceps sur la tête d'un enfant dont on venait encore d'entendre les bruits du cœur. Lorsque la tête apparut à la vulve, je voulais la délivrer des parties molles maternelles, en exécutant une pression entre la symphise et la nuque. A l'effroi des personnes présentes, a tête se détacha — tellement l'enfant œdématié était ramolli — et roula à travers la chambre. Après je fis la ponction du ventre de l'enfant, et le fœtus de 7 mois, ayant par suite de l'œdème presque le volume d'un enfant à terme, fut extrait facilement.

Jumeaux.

Les difficultés à l'accouchement provenant de jumeaux, n'ont rien d'assez çaractéristique pour être discutées en détail. Ici, comme partout ailleurs, celui qui pose un diagnostic exact, agira exactement.

L'opinion adoptée par plusieurs accoucheurs, d'après laquelle, dans le cas de jumeaux, on pourrait démontrer un sillon à l'utérus, est absolument fausse; cela ne serait possible qu'après l'écoulement du liquide amniotique. Le sillon longitudinal laisse plutôt présumer une tumeur de l'ovaire ou un myome. Les différences à l'auscultation tiennent également plutôt à des suppositions à priori qu'à l'expérience pratique. Je ne comprends pas comment un accoucheur pourrait, du moins à lui seul, constater que les bruits du cœur ont un rythme différent. Si l'on ausculte successivement, on ne pourrait constater que des différences calculables dans la fréquence. Ces différences sont en tout cas très minimes. Je n'ai pas réussi à démontrer une fréquence plus ou moins grande des bruits du cœur de l'un ou de l'autre fœtus. Il faut en tout cas une pratique extraordinaire dans l'auscultation, pour trouver une différence de rythme. Par contre, je suis convaincu qu'on peut trouver deux centres où les bruits du cœur sont particulièrement distincts. Si l'on constate à droite et à gauche, ou bien en avant et tout à fait en arrière des bruits du cœur très distincts, dans des circonstances où par suite d'autres symptômes on pense à des jumeaux, on doit également mettre ce signe à profit.

Il reste comme meilleur moyen de diagnostic la palpation, pour laquelle naturellement il est impossible de donner des règles spéciales.

Je pensais auparavant que l'examen combiné devait toujours conduire au diagnostic exact, déjà avant l'expulsion du premier enfant. Cela n'est cependant pas le cas. Les jumeaux peuvent être si fortement serrés par l'utérus, et si fortement pressés l'un dans l'autre, que tout mouvement communiqué par le vagin à l'un des fœtus, se communique à l'autre. Et lorsque l'enfant est volumineux, on peut souvent si bien mouvoir isolément le siège, qu'on pense que c'est un autre enfant.

Un symptôme qui m'a souvent conduit au diagnostic de jumeaux, déjà pendant la grossesse, est plus important. Tandis qu' on admet autrement que l'ouverture et l'effacement de l'orifice utérin démontrent le commencement du travail, chez les jumeaux la dilatation de l'utérus est souvent tellement considérable, que déjà 1 à 2 semaines ante partum, le col est dilaté. Dans un cas je trouvai déjà une semaine avant l'accouchement, la poche des eaux, en forme de boyau, engagée profondément dans le vagin.

Les opérations obstétricales nécessaires, ont été discutées dans d'autres chapitres. Mais la question principale, la plus importante, c'est de savoir, si après l'accouchement du premier enfant on doit rompre immédiatement la poche du second, éventuellement extraire le second enfant.

Je suis certainement porté, d'après des observations personnelles, à opérer immédiatement. Quand je ne réussissais pas à trouver les bruits du cœur, ce qui naturellement n'est pas une preuve de la mort de l'enfant, je rompais immédiatement la seconde poche des eaux. S'il est démontré que des seconds jumeaux ont encore vécu pendant des heures après l'expulsion du premier, il est d'un autre coté prouvé, que le second fœtus peut déjà mourir dans l'espace de cinq minutes. L'utérus est diminué de moitié, le placenta et la région placentaire ne s'adaptent plus, l'échange gazeux est incomplet. Si l'enfant peut continuer à vivre avec une quantité minime d'oxygène, et si le placenta s'adapte, sans se détacher, à la région placentaire plus petite, le fœtus est néanmoins en grand danger. C'est pourquoi je n'attends, que lorsque j'entends les bruits du coeur de fréquence normale. Sinon je fais immédiatement l'extraction du second jumeau. La façon dont cela doit se faire dépend de la présentation de l'enfant. S'il existe une présentation transversale, la version externe réussit presque toujours, mais c'est surtout la version bimanuelle qui conduit rapidement au but. L'enfant peut sans peine être tourné et retourné en tous sens dans l'utérus mou, élargi. La méthode d'expression de *Kristeller*, qui permet de presser le siège ou la tête dans la marge du bassin, peut également être employée. L'application du forceps est très facile, il existe à peine des résistances, aussi, avec un peu de prudence, l'instrument ne dérapera pas. On peut même, lorsque c'est nécessaire, saisir la tête mobile avec le forceps. L'accouchement précédent a tellement dilaté les parties molles, qu'on pénètre facilement très haut avec toute la main. On doit naturellement éviter soigneusement l'orifice utérin, pendant comme un voile mou dans le vagin. Si l'on prend cette précaution, il ne peut pas résulter de préjudices d'une semblable opération.

On a dit également qu'en opérant rapidement, l'hémorragie post partum serait fréquente. Je puis, d'après mon expérience, certifier le contraire. J'ai observé le plus grand nombre d'hémorragies après une thérapie expectante. C'est ainsi que j'ai souvent fait pour hémorragie, l'extraction du second jumeau au moyen du forceps. Si le volumineux placenta n'est pas rapidement éloigné, il se développe des hémorragies très considérables, qui par un traitement exact, enlèvement immédiat du placenta, surveillance attentive de l'utérus, donneront un bon pronostic.

Monstruosités doubles.

Si l'on considère les monstruosités doubles extraites après un accouchement de longue durée, et après les opérations «les plus difficiles», «les plus fatigantes», on remarque souvent combien les lésions des fœtus provoquées artificiellement sont peu pratiques. La continuité n'est pas supprimée, et on ne pourrait dire que par les embryotomies, brachiotomies, craniotomies, éventrations et tout ce qui a été fait, les fœtus ont été réellement rendus plus petits et plus propres à passer le canal pelvien.

En s'enquérant minutieusement de la marche de l'accouchement, on apprend que le diagnostic n'a pas provoqué l'opération, mais que l'opération permit de poser le diagnostic. Si l'on avait d'abord été fixé sur ce qui se présentait, la façon de procéder était établie, et l'accouchement aurait été terminé rapidement. De là résulte qu'il est avant tout nécessaire de poser le diagnostic. Cela n'est d'abord possible que lorsque l'obstacle à l'accouchement est évident. Avant ce temps on ne peut constater que la présence de jumeaux, mais non l'adhérence de ceux-ci. La possibilité d'une monstruosité double existe toujours, la probabilité n'existe que lorsqu'on ne peut trouver un autre motif pour le retard à l'accouchement, mais la certitude n'est acquise que par l'examen le plus détaillé, éventuellement sous anesthésie.

Comme les monstruosités sont héréditaires ou se présentent souvent chez une même femme*), il faudra éclaircir ce point par l'anamnèse.

Beaucoup de monstruosités doubles sont expulsées mortes, prématurément ou macérées, sans aucun mécanisme typique. On peut souvent aider ici à la dernière période, en empoignant directement l'enfant d'une manière quelconque et en y exerçant des tractions.

Dans les monstruosités doubles de plus grand volume, la tête dégagée se trouve ordinairement tellement en avant dans l'angle de l'arcade pubienne, qu'on est tenté de croire à l'engagement des deux têtes dans le bassin. Comme dans des cas semblables, on ne peut savoir s'il existe une diplogenèse, on cherche à faire l'extration de la tête postérieure, avec le forceps. Une traction sur la tête expulsée est dangereuse et inutile. Par contre il est permis

---

*) Je connais une famille dans laquelle la grand' mère, la mère et les 5 filles accouchèrent de jumeaux au premier accouchement, tandis que plus tard il y eut toujours des grossesses simples. Chez une autre femme j'ai observé 3 fois de l'hémicéphalie, et dans un mariage consanguin, j'ai vu quatre fois de suite des fœtus atteints de hernie du cordon ombilical, expulsés prématurément.

d'amputer la première tête de l'enfant mort, lorsqu'il est impossible d'appliquer le forceps sur la seconde tête, sans ce secours.

Si les deux têtes se trouvaient encore dans le bassin, on chercherait d'abord à faire l'extraction, avec ou sans perforation, de celle qui est le plus profondément engagée, et si l'autre ne suivait pas, on essayerait également de l'extraire de la même façon.

Dans le cas de présentations transversales et de présentations de l'extrémité pelvienne, une position très excentrique de la partie prolapsée est également caractéristique. On pose le diagnostic en palpant soigneusement, avec toute la main, l'enfant situé dans l'utérus. Cela n'est pas du tout facile; ce n'est qu'après avoir fait trois fois l'exploration interne, que, dans un accouchement semblable, j'ai pu diagnostiquer des thoracopages. Ce qui frappe, c'est combien la surface de réunion peut s'étirer. C'est ainsi que des enfants chez lesquels l'un se trouve au devant des parties génitales, l'autre complètement au-dessus du détroit supérieur, de façon que la surface de réunion est certainement étirée de 7 à 8 cm., se montrent après l'accouchement comme des thoracopages intimement unis. Cette faculté d'extension facilite beaucoup le traitement.

Quand on a posé le diagnostic, il est de règle de faire le dégagement des deux enfants l'un après l'autre, de façon que les deux têtes n'arrivent pas à se trouver en même temps dans le bassin. La petitesse des fœtus facilite toutes les manipulations. On recourra éventuellement au cranioclaste et à la perforation. L'opération césarienne est naturellement contre indiquée et il n'en est jamais question non plus.

Chez le dicéphale, le janiceps et chez l'acardiaque, la difficulté gît également dans le diagnostic. Si le diagnostic est posé, si la nécessité d'un accouchement au moyen d'instruments, sans prendre en considération l'enfant, est ainsi démontrée, la question de la délivrance est une question purement technique.

———

Chapitre neuf.

Opérations dans le cas de troubles de l'accouchement dépendant des parties molles maternelles.

Agglutination et rigidité. Hypertrophies du cervix. Rétroflexion de l'utérus gravide. Rétrécissements, atrésies et vices de conformation. Obstacles à l'accouchement provenant de néoplasmes. Carcinomes, myomes, tumeurs de l'ovaire et autres.

Agglutination et rigidité.

On observe rarement des occlusions de l'utérus, comme obstacle à l'accouchement. On a calculé que cette cause de dystocie se présente une fois sur 5000 accouchements. Dans presque tous les cas il s'agissait d'une occlusion de l'orifice externe. On a également distingué une occlusion plus ou moins forte, et on a appelé la première atrésie, la dernière agglutination. Il est naturel que l'occlusion doit s'être produite pendant la grossesse. Dans plusieurs cas on a pu démontrer une inflammation antérieure avec leucorrhée, dans d'autres cas les femmes grosses avaient toujours joui d'une excellente santé. Comme l'agglutination s'est le plus souvent rencontré chez les primipares, on est tenté de croire que l'orifice utérin, individuellement très étroit, était particulièrement prédisposé à la conglutination.

Dans ces circonstances on a le plus souvent trouvé le segment antérieur de l'utérus tellement aminci et refoulé vers le bas, qu'on croyait d'abord avoir devant soi les membranes de l'œuf. Dans un cas que j'ai observé, l'accoucheuse croyait que la tête se trouvait dans le bassin et que le forceps pouvait être appliqué immédiatement. On sentait distinctement les sutures et la petite fontanelle à travers l'utérus. Avec cela le segment utérin aminci est très résistant. Nonobstant la longue durée des contractions, il ne se produit pas de rupture. Par suite de la forte dilatation sacciforme du segment antérieur de l'utérus, l'orifice utérin se trouve tout à fait en arrière et en haut; c'est pourquoi on ne peut souvent l'atteindre qu'avec la plus grande peine. Je ne puis me défendre de croire que dans les cas où l'on n'aurait pas trouvé d'indication d'orifice utérin, celui-ci n'avait pas été cherché exactement et par conséquent pas découvert.

On est même tenté de croire que ce n'est pas l'agglutination qui est l'affection primaire, mais bien le changement de situation partiel de la matrice: la dilatation sacciforme de la moitié antérieure du segment inférieur de l'utérus. La même chose se présente également à la paroi postérieure. Pourquoi l'orifice interne ne s'ouvrirait-il pas quand l'orifice externe est agglutiné? Je n'ai malheureusement plus vu de cas depuis longtemps, depuis si longtemps, que je doute fortement de toute l'affection.

Toujours on a réussi à provoquer la dilatation en pénétrant, avec le doigt ou la sonde, là où se trouve le rudiment de l'orifice utérin. On ne peut faire une incission cruciale à la partie la plus proéminente, quoique cela ait été recommandé et exécuté plusieurs fois. D'un côté il est scabreux et en tout cas difficile d'opérer au moyen du bistouri, et d'un autre côté, l'incision n'atteint pas l'orifice utérin situé tout à fait en arrière et en haut.

La dilatation insuffisante de l'orifice utérin peut également tenir à l'adhérence pathologique des membranes de l'œuf. Par suite de processus morbides dans la caduque, le chorion peut être tellement adhérent, que l'orifice utérin se dilate d'abord, lorsque les membranes sont détachées de vive force du segment inférieur de l'utérus Le chorion peut également crever, et la poche peut alors ne plus être formée que par l'amnios.

Chez les primipares, la **rigidité de l'orifice utérin** produit à peu près le même effet que l'agglutination. La rigidité ne concerne que le rebord le plus externe de l'orifice. Souvent même on dirait, que l'orifice utérin n'est pas trop dur, mais que le segment inférieur de la matrice est trop flexible; il en résulte que celui-ci est de plus en plus bombé, sans étirer l'orifice utérin avec suffisamment d'énergie. Dans des cas très rares, la dilatation sacciforme ne se trouve pas en avant, mais en arrière. Alors l'orifice utérin se trouve tout à fait en haut contre la symphise et se dilate aussi très lentement. Cette anomalie est également décrite comme rétroversion partielle, quoiqu'il ne s'agisse nullement d'une anomalie de situation.

Lorsqu'il existe un orifice utérin rigide, les contractions peuvent devenir excessivement douloureuses, et la parturiente peut, par là, être mise dans un état d'excitation très prononcé. On observe souvent ces cas chez les vieilles primipares; j'ai cependant vu une rigidité prononcée chez une fille publique, qui s'était fait, pendant des années, des injections avec de fortes solutions d'alun. S'il ne se produit pas une déchirure longitudinale ou si l'on n'intervient pas par le secours de l'art, il peut se développer une rupture circulaire, c, à. d. que toute la portion cervicale peut se détacher. On a vu des morceaux détachés mesurant jusque 10 cm de diamètre. Le plus souvent l'orifice utérin était déjà dilaté de 3—4 cm. La déchirure se produit de dedans en dehors, de manière que les parties externes sont à la fin subitement séparées. Dans d'autres cas, il se produit d'abord des déchirures transversales, qui se rejoignent plus tard. Fréquemment aussi, le col reste en partie adhérent. L'hémorragie est le plus souvent insignifiante. Les femmes en couches sont naturellement très exposées eu égard à l'infection et à la „gangrénation" partielle de la plaie contuse.

Si la rupture circulaire ne se produit que rarement, on doit cependant toujours la craindre; en outre il faut souvent par humanité, hâter la marche de l'accouchement. Car les contractions continues, excessivement douloureuses, conduisent, notamment chez les vieilles primipares, à une excitation se rapprochant de la manie. C'est pourquoi on appliquera, pour dilater l'orifice utérin, le moyen le plus simple, le moins dangereux et le plus actif: les incisions.

On fait les incisions le plus facilement et en exposant le moins la mère, avec des ciseaux de Cooper ordinaires. L'orifice utérin rigide s'échappe vers le haut lorsqu'on incise, aussi doit-on contrôler soigneusement si après avoir fermé les ciseaux, on a réellement divisé l'orifice utérin. Comme presqu'à chaque premier accouchement il se produit des déchirures spontanées qui n'offrent pas de danger spécial, aucun péril particulier n'est en tout cas lié à ces incisions.

La nature donne également une indication quant à l'endroit où les incisions doivent être faites. Les déchirures spontanées se produisent sur le côté. On incisera ainsi latéralement et sur le côté où se trouve l'occiput. Ordinairement une seule incision suffit et si cela n'est pas le cas, on en fait une seconde sur l'autre côté.

Souvent on dirait que le rebord le plus externe de l'orifice utérin forme à lui seul l'obstacle, car après une incision profonde seulement de 1 cm, le col se dilate rapidement. Dans d'autres cas par contre, l'orifice utérin dilaté d'un thaler, forme un bourrelet tout à fait lisse, de l'épaisseur du doigt. Ce bourrelet est tellement dur, que l'on peut être obligé de faire la perforation. Dans un cas semblable, ce ne sont que les incisions profondes qui aident, c. à. d., la section à travers tout le bourrelet. Je n'ai jamais observé dans cette circonstance une hémorragie assez sérieuse, pour me croire obligé de suturer la plaie.

Les hypertrophies du cervix.

Alors que dans les cas qui viennent d'être décrits, les parties avoisinant immédiatement l'orifice externe donnent seules un obstacle à l'accouchement, l'hypertrophie, la rigidité ou le manque de dilatabilité peuvent également s'étendre sur des parties plus élevées du cervix. Pour l'utérus gravide, on peut également se tenir à l'excellente division anatomique de *Schröder* des hypertrophies du cervix. C'est pourquoi nous parlerons d'abord de l'hypertrophie de la portion vaginale proprement dite, du col tapiroïde. Les cas de col tapiroïde sont très rares, mais ils se présentent certainement; une preuve contre l'idée que l'hypertrophie de la portion vaginale amènerait toujours la stérilité. D'autre part on voit également de longues portions vaginales semblables chez les multipares, et il restera douteux si l'allongement doit être attribué ici à une forme congénitale ou à une hypertrophie acquise. Si la portion vaginale est longue et si la grossesse continue, la portion sera déviée dans la direction du canal pelvien vers l'avant; n'étant plus alors autant soumise à la pression, la lèvre antérieure notamment augmentera considérablement de volume, et la portion vaginale arrivera finalement jusque devant la vulve. Souvent la surface inférieure du col tient encore de la contre-pression de la paroi vaginale postérieure, des bords fongiformes renversés en haut. Ceux-ci font ressembler l'organe à un pénis. La portion vaginale saillante irrite naturellement la vulve. La leucorrhée augmente, la vulve et les surfaces internes des cuisses se recouvrent d'érythème et d'eczéma. Les patientes peuvent à peine s'asseoir et ont toutes espèces de malaises. A l'examen, on voit la portion vaginale entre les grandes lèvres, et en avant et en arrière, on trouve la voûte du vagin à hauteur normale. Extérieurement on sent l'utérus situé normalement.

Les descriptions anatomiques manquent, par suite de la grande rareté des cas où il existe une hypertrophie si considérable que la portion vaginale se trouve devant la vulve. J'ai enlevé par la galvanocaustique une portion vaginale semblable, et j'ai constaté outre un développement vasculaire considérable, des glandes très développées, larges, et s'étendant très profondément.

Pendant la grossesse le traitement consiste en injections de propreté. La partie du col se trouvant en dehors de la vulve est enveloppée d'un linge enduit d'huile phéniquée ou de vaseline à l'acide borique. Les remèdes astringents ne sont pas à conseiller eu égard à l'accouchement ultérieur.

A l'accouchement, j'ai observé plusieurs fois la disparition complète de la longue portion vaginale. L'effacement se produisit comme pour un col ordinaire. Depuis que j'ai constaté cela, je m'abstiens de toute intervention. S'il s'agit d'une hypertrophie de la portion vaginale seule, sans participation de la partie supérieure du cervix, cette partie s'efface suffisamment par les contractions utérines. Malheureusement je n'ai pu faire d'observations sur la marche ultérieure de l'affection. Les patientes se soustrayaient au traitement.

L'hypertrophie de la portion moyenne du col est fréquente à un degré peu prononcé, et rare à un degré très prononcé. Mais je ne doute nullement que si l'on recherchait réellement les caractères différentiels décrits par *Schröder*, on découvrirait plus souvent de tels cas. Je compte parmi ceci tous les cas de cystocèle. Même chez la primipare on rencontre quelquefois une cystocèle dejà très gênante pendant la grossesse. On ne peut pas la confondre avec le gonflemeut inflammatoire du vagin. Si le vagin est atteint d'inflammation gonnorrhéique aigüe, il n'existe, — surtout vers la fin de la grossesse où la tête qui descend limite l'espace — pour ainsi dire plus de place pour la muqueuse vaginale tuméfiée; la vulve s'entr'ouvre, en avant le tubercule de l'urèthre proémine vers le bas, et l'examen du vagin granuleux devient excessivement douloureux.

Mais on observe également une véritable cystocèle avec difficultés à l'urination. Ces cas de vaginite ne donnent pas non plus un obstacle mécanique à l'accouchement.

Chez les multipares par contre, la cystocèle peut être une cause de difficulté à l'accouchement. L'urine se trouvant dans la moitié inférieure de la vessie forme une tumeur, qui ne permet pas la descente de la tête. Par là, aussi bien que par le déplacement du canal génital, il se développe un obstacle.

Plus haut j'ai dit, qu'une application de forceps est excessivement dangereuse, si l'on n'a pas eu soin d'enlever d'abord l'urine par le cathétérisme. La vessie peut être écrasée, de sorte qu'il se développe alors des fistules.

Des **calculs** se forment rarement chez les femmes, si des fistules ou des tumeurs de la vessie n'ont existé antérieurement; et cela parce que les calculs sont facilement évacués à l'urination. Néanmoins un calcul se trouvant dans la cystocèle peut fournir un obstacle à l'accouchement. Si le calcul est fortement pressé contre le bassin par la tête, il devient immobile et donne l'impression d'une exostose. Comme dans ces derniers temps on fait, par principe, partout et toujours l'examen sous anesthésie lorsqu'il existe des obstacles à l'accouchement tout à fait atypiques, le diagnostic sera facile à poser. Et ici encore la règle d'après laquelle les dangers exactement reconnus sont faciles à écarter, trouve de nouveau son application.

L'hypertrophie de la portion supravaginale du col était déjà avant la grossesse compliquée de descente du vagin, de procidence du col et du vagin jusque devant la vulve, ainsi d'inversion vaginale. Si une partie du vagin s'est trouvée pendant des années au-devant de la vulve, tout symptôme d'irritation a à peu près disparu, et les femmes vaquent à leurs occupations avec la tumeur entre les jambes ou retenue insuffisamment au moyen d'un bandage en T. Elles souffrent d'une «descente de matrice». La peau du vagin prend complètement les caractères de la peau extérieure, souvent même tout le vagin renversé est hypertrophié et induré.

Si dans un cas semblable la conception a lieu, l'utérus s'élève graduellement au-dessus du bassin. Par contre la portion supravaginale du col et le vagin inversé restent descendus ou même prolapsés.

Mais à une époque plus avancée de la grossesse, lorsque l'utérus se met en forte antéversion, environ à partir du 5e mois, il attire la partie descendue, de façon que tout le «prolaps» disparaît spontanément et que l'inversion du vagin se réduit. Dans d'autres cas cette réduction spontanée ne s'opère que lors du travail. Toujours cependant on sent à l'examen, immédiatement derrière la vulve, le vagin inversé sous forme d'une tumeur molle, très sèche, coriace et rugueuse. Dans un cas la partie hypertrophiée fut prise pour le siège mou d'un enfant mort.

A l'accouchement, l'orifice utérin ne se dilate pas et oppose une résistance extraordinaire à la descente de l'enfant. Ce n'est qu'avec la plus grande difficulté qu'on réussit à pénétrer dans l'utérus. Si les contractions infructueuses se continuent pendant longtemps, et si la presse abdominale entre en action par voie réflexe, la tête peut même être refoulée avec le segment inférieur de l'utérus qui la recouvre, jusqu'au-devant des parties génitales externes. J'ai dans un cas semblable, dû faire deux grandes incisions et perforer l'enfant pour terminer l'accouchement.

Par suite de la sécheresse, de l'inextensibilité ou du manque de dilatabilité, l'accouchement offre les plus grandes difficultés, de sorte que finalement il ne reste plus autre chose à faire que l'amoindrissement du volume de l'enfant.

Le pronostic est néanmoins favorable, parce qu'on peut immédiatement suturer au devant de la vulve, les grandes incisions ou déchirures.

Un utérus complètement prolabé peut — réduit lors du coït — devenir gravide, et d'un autre côté un utérus gravide peut, pressé au 2ᵉ ou 3ᵉ mois au-devant des parties génitales externes par des efforts violents, faire prolapsus. Si la réduction n'est pas faite, l'utérus se gonfle, s'engorge, et il se déclare des phénomènes d'incarcération accompagnés de douleurs peritonéales propres. Dans ce cas on chloroformise la malade et on fait la réduction. En procédant d'une façon combinée et les parois abdominales étant relâchées par la narcose, on peut facilement se convaincre si la réduction a réussi. Si l'on se contentait de faire le simple refoulement sous anesthésie, il pourrait se produire une rétroflexion.

J'ai réussi deux fois à faire la réduction. La grossesse continua. Si la réduction ne réussit pas, il ne reste naturellement plus qu'à pratiquer la ponction des membranes, et à laisser écouler le liquide amniotique. Puis on fait la réduction et on traite l'avortement de la façon ordinaire (voyez plus loin).

Le **gonflement aigu de la lèvre antérieure du col,** que l'on observe pendant l'accouchement, aussi bien chez les primipares que chez les multipares, doit être complètement distingué de la rigidité de l'orifice utérin des primipares, qui vient d'être décrite, et de l'hypertrophie du col des multipares. Ce gonflement se rencontre un peu plus souvent dans le cas de bassin modérément rétréci que dans le cas de bassin large ou très étroit. Si les eaux s'écoulent prématurément, et si la tête éventuellement très dure doit remplir les fonctions de la poche des eaux, la lèvre antérieure de l'orifice utérin est serrée entre la tête et la paroi antérieure du bassin. Il en résulte que la circulation veineuse est entravée, et il se développe ainsi une tuméfaction devenant de plus en plus considérable. L'hyperhémie par stase peut être tellement considérable, qu'il s'ensuit des ruptures vasculaires, des apoplexies, et la production de thrombus dans la lèvre du col; ces thrombus peuvent crever et donner lieu à de fortes hémorragies.

Par opposition aux hypertrophies décrites plus haut, la surface des hypertrophies développées d'une manière aigüe est lisse, régulièrement ronde, et donne la sensation d'une poche distendue par de l'eau. Cette tuméfaction est cause d'obstacle à l'accouchement non seulement parce qu'elle empêche mécaniquement la descente de l'occiput, mais encore parce que l'étirement et la pression sont si douloureuses, que les douleùrs sont en quelque sorte réprimées. La lèvre antérieure de l'orifice utérin peut être très fortement refoulée vers le bas, alors on la voit après l'accouchement en écartant les grandes lèvres, sous forme de tumeur bleu - rouge située immédiatement derrière la vulve.

Si l'on sent une tuméfaction semblable, développée pendant le cours du travail, ce qu'il y a de mieux à faire c'est de la réduire. Avec 3—4 extrémités digitales, on presse énergiquement la lèvre gonflée contre la paroi du bassin et vers le haut. On commence la pression pendant l'intervalle des douleurs et on la continue pendant longtemps. Souvent on réussit après 5 à 10 minutes, à refouler la lèvre vers le haut précisément au moment où il se déclare une contraction. Mais même si la réduction ne réussit pas, une pression continuée pendant longtemps diminue néanmoins le volume de la tuméfaction et facilite la descente de la tête.

La manipulation est souvent douloureuse, mais le résultat au point de vue de la progression de l'accouchement est considérable, aussi les tentatives de réduction ne doivent elles être cessées trop tôt. Dans le cas de contractions violentes, on doit craindre de grandes contusions, des déchirures et des séparations. On peut également faire des scarifications, mais une pression continue provoque encore mieux le dégonflement.

Incarcération de l'utérus dévié en arrière.

Comme nous l'avons mentionné plus haut, par des tentatives de réduction mal faites d'un utérus gravide prolabé, il peut se développer une rétroflexion et celle - ci peut conduire à l'avortement. La même chose arrive, lorsqu'un utérus rétrofléchi devient gravide.

On ne peut ici, pas plus que chez les femmes non enceintes, nettement séparer la rétroversion de la rétroflexion, mais les deux situations vicieuses se compliquent. Par contre il se présente comme extrêmes, des situations dans lesquelles on peut nettement diagnostiquer une version ou une flexion. Cette dernière se rencontre le plus souvent. Les rétroversions pures, où l'on peut à peine atteindre le col regardant directement en haut, sont beaucoup plus rares. D'après mes observations la flexion ne se transforme pas en une version, mais l'une ou l'autre position existait déjà primitivement avant la grossesse.

Une marge du bassin large ou étroite, inclinée ou non inclinée, n'a d'abord absolument rien à voir avec cela. Mais un isthme du bassin étroit peut empêcher la reduction spontanée. Si le fond utérin est très profondément situé, sur quoi la conformation de la cavité de *Douglas* peut avoir de l'influence, il doit par l'accroissement s'engager encore plus profondément. La face supérieure du corps utérin dirigée en arrièrc, se trouve dans la concavité du sacrum. L'entrave apportée au pouvoir d'extension par suite de la flexion, peut conduire à l'avortement, déjà dans les premiers temps de la grossesse. Car ce n'est que de cette façon, qu'on peut expliquer les cas où une femme avorte dix à douze fois, et où elle porte l'enfant jusqu'à terme après le redressement de l'utérus.

Si l'utérus gravide continue à s'accroître, la réduction spontanée est la règle. Cette réduction se produit souvent soudainement. L'utérus élastique, augmentant de volume, gêné dans son accroissement vers le bas, s'étend vers le haut, et aussitôt que la partie se trouvant au-dessus du détroit supérieur est volumineuse, elle entraîne tout l'utérus hors du bassin.

Plus souvent la réduction spontanée se produit graduellement. La partie de l'utérus sortie du bassin exerce une traction constante sur la partie se trouvant encore à l'intérieur du bassin, la partie en antéversion attire lentement vers elle la partie rétrofléchie.

Par suite de la grande fréquence des rétroflexions, et de la rareté de cas graves d'utérus rétrofléchis, incarcérés, on doit considérer la réduction spontanée comme la règle. Si la réduction régulière, spontanée, ne se produit pas, il existe certainement des causes spéciales qui empêchent l'utérus de se remettre en place, p. ex. une forte adhérence ou un bassin rétréci.

Dans ces circonstances il se développe des symptômes dûs à la gêne de la circulation dans l'utérus, et d'autres qui sont le résultat de la pression exercée sur les organes voisins. La gêne circulatoire et l'engorgement conduisent à la rupture des vaisseaux à parois minces de la caduque, du sang suinte hors du vagin, des douleurs se développent et le fœtus est expulsé.

La pression sur les organes voisins se produit le plus souvent progressivement, plus rarement soudainement. Dans le dernier cas il ne faut pas admettre que ce serait seulement maintenant que l'utérus viendait de se rétrofléchir et d'entrer dans le bassin. Le fond utérin déjà profondément situé, peut par une défécation, par un effort violent, etc. être brusquement abaissé d'une façon dangereuse. Le canal de l'urèthre est plutôt tiraillé que comprimé, par là la miction est entravée. Ordinairement il n'existe tout d'abord que des douleurs vésicales peu intenses, qui augmenent graduellement. Les symptômes subjectifs sont tout à fait différents. Alors que certaines patientes sont tourmentées par de violents spasmes vésicaux, d'autres ne se plaignent que d'une ischurie gênante. D'autres encore ne se doutent nullement que la vessie, distendue au double de sa capacité, est complètement remplie d'urine. La rétention d'urine devient plus ou moins considérable. Souvent il se développe de l'inflammation de la muqueuse vésicale. Celle-ci peut, détachée par gangrène, se trouver dans la vessie sous forme de poche libre et peut être expulsée ou extraite. Même alors la guérison est encore possible. Dans d'autres cas la tunique musculaire est également intéressée, elle s'épaissit considérablement, devient parétique, et gagne la forme et la consistance d'un utérus fraîchement délivré. Ou bien il se développe dans la paroi vésicale des ulcérations circonscrites et disséquantes. Celles-ci conduisent au ramollissement de la vessie et dans le cas de pression intra-vésicale forte, à la rupture du viscère. Si alors l'urine décomposée, renfermant une grande quantité de coccus et de champignons, se déverse dans la cavité abdominale, il se déclare bientôt une péritonite septique mortelle. Comme la septicémie entame l'esthésie, la péritonite peut passer inaperçue chez une patiente moribonde.

Ces processus ne se terminent pas toujours dans un court espace de temps. Souvent on apprend que déjà depuis plusieurs semaines il existe de la dysurie. Un grand nombre de cathétérismes malpropres ont alors finalement conduit à une cystite mycosique.

La coprostase ne provoque pas de symptômes aussi intenses. Mais il se développe souvent du ténesme à la suite de la pression du fond utérin sur le rectum. Sous des douleurs énormes, il se produit en quelque sorte des «douleurs expulsives» involontaires. Par là il est déjà arrivé que l'utérus est venu faire hernie au devant de la vulve, par le vagin rupturé, ou au devant de l'anus, par le rectum rupturé.

L'état général d'une femme chez laquelle les symptômes atteignent une telle intensité est naturellement très alarmant, et rappelle l'iléus.

Tandis qu'ordinairement il se déclare au troisième et quatrième mois des phénomènes d'incarcération, il arrive également que la rétroflexion continue à exister, en apparence d'une manière latente. Si les symptômes ne sont pas si violents dans de semblables cas de rétroflexion, cela est dû à ce que l'accroissement de l'utérus n'est pas entravé. Une partie de l'utérus se développe librement dans la cavité abdominale, tandis que l'autre partie reste dans la cavité du bassin. Tous les symptômes existent, mais à un degré peu prononcé. La vessie est distendue, mais lorsque la pression intra-vésicale devient forte, l'organe expulse encore un peu d'urine. Il se développe progressivement un catarrhe vésical, et les patientes arrivent en traitement. C'est surtout dans de tels cas de longue durée, que les modifications les plus considérables peuvent se produire dans la vessie, de façon que les symptômes de la diphtérite ou de la gangrène vésicale, relèguent au second plan tous les autres symptômes. S'il se trouve des lambeaux de la muqueuse vésicale jusque sur l'orifice du canal de l'urèthre, le cathétérisme est sans résultat ou du moins incommode. J'ai vu des cas semblables qui avaient traîné sans traitement, avec des améliorations passagères, pendant quatre et six semaines.

Ordinairement le **diagnostic** est facile. La rétention d'urine fait déjà songer à la rétroflexion de l'utérus gravide. A l'examen on trouve l'utérus rétrofléchi, ferme et élastique ou très mou, le col est refoulé contre la symphise et peut être complétement aplati par pression, lorsque l'angle de flexion de l'utérus est très aigu. Souvent il existe déjà de minimes pertes sanguines et des douleurs modérées. En même temps on peut constater la distension de la vessie par la percussion.

Dans d'autres circonstances, il existe tant de difficultés, qu'on ne réussit à faire un diagnostic qu'après quelques jours de traitement. Dans le cas d'utérus fixé, rétrofléchi, entouré d'exsudats périmétriques, il est souvent impossible de poser immédiatement le diagnostic exact. Les divers malaises métritiques, hystériques, en imposent pour des symptômes subjectifs de grossesse aussi dans le cas de non gravidité, des anomalies de la menstruation peuvent également exister, et l'énorme sensibilité ne permet pas de se faire une idée exacte de la tumeur. Des tentatives hardies de réduction seraient très dangereuses, attendu qu'en lésant des adhérences, l'inflammation pourrait considérablement augmenter. Pour le diagnostic différentiel, on doit également prendre en considération l'hématocèle, dans laquelle, au toucher, le cul de sac vaginal postérieur est très douloureux. Une tumeur de l'ovaire peut de même arriver en-dessous du promontoire dans le cas de torsion du pédicule. Quelquefois aussi un myome sous péritonéal descend soudainement dans la cavité de *Douglas* et provoque des symptômes d'incarcération.

Dans ces circonstances un examen sous anesthésie est nécessaire. Si les parois abdominales sont complètement relâchées, si avec deux doigts on pénètre très haut dans le vagin et qu'on examine d'une façon combinée, on pourra certainement lever tout doute. On doit naturellement tenir compte du diagnostic de la grossesse en général.

Si le diagnostic est certain, on cherche à faire la réduction de l'utérus. On vide d'abord la vessie par le cathétérisme. Souvent on ne réussit cette opération qu'après plusieurs tentatives. Le canal de l'urèthre est également dévié par le changement de situation de l'utérus. L'orifice du canal de l'urèthre peut être tellement tiraillé vers le haut, qu'il a la forme d'un ovale allongé. Dans le cas de forte dilatation, la vessie se trouve à l'un des côtés du ventre, de façon que l'extrémité du cathéter doit aussi être dirigée vers le côté. Si la patiente est trop agacée par les tentatives de cathétérisme, on fait une pause. Souvent on réussit soudainement à trouver la direction convenable, sans qu'on puisse déterminer en quoi la tentative heureuse diffère de celles faites auparavant. Dans certaines circonstances, le refoulement de l'utérus de côté et d'autre m'a également aidé pour le cathétérisme. Il existe même des cas où l'on ne réussit à faire le cathétérisme qu'après la réduction. Quoiqu'il en soit, on ne doit pas trop vite cesser les tentatives. Je n'ai pas encore rencontré de cas, où il ne me fut finalement possible de pénétrer dans la vessie. On essaie d'abord avec une sonde de *Nélaton*, et si l'on ne réussit pas avec cet instrument, on prend une sonde d'homme rigide.

S'il est complètement impossible de faire le cathétérisme, on cherchera d'abord à laisser écouler le liquide amniotique pour obtenir plus d'espace. Comme dernière ressource, il reste la ponction de la vessie faite immédiatement au dessus de la symphise.

Il n'est pas aussi important de vider le rectum; à la partie inférieure, où les matières fécales pourraient entraver la réduction, il y a, précisément à cause de la rétroflexion, peu de scyballes, et les parties supérieures sont mobiles et peuvent facilement être refoulées par l'utérus soulevé. Néanmoins lorsque la constipation existe depuis longtemps, la réduction est plus facile après la défécation.

On doit par principe, faire la réduction dans la position sur les genoux et les coudes. Dans cette position la patiente ne peut pas, en pressant, contrecarrer la pression exercée sur l'utérus, et la matrice doit, une fois délivrée de l'incarcération, tomber en avant, d'après les lois de la pesanteur. Il s'est même présenté des cas où cette position seule délivra l'utérus.

Je n'ai utilisé le décubitus latéral de *Sims*, que lorsque la patiente, tourmentée par les douleurs, refusait absolument de se tenir dans la position genu-pectorale.

Comme il s'agit le plus souvent de multipares, on peut introduire la demi-main dans le vagin et refouler l'utérus vers le haut. On a également proposé de faire la réduction par le rectum, mais cela est beaucoup plus difficile.

Dans des cas où il était impossible d'arrêter l'avortement, j'ai introduit un doigt, avec la face palmaire dirigée en arrière, jusqu'au dessus de l'orifice utérin interne et j'ai exercé une forte pression vers le bas et l'arrière. Dans cette manœuvre le fond utérin glisse souvent immédiatement vers le haut.

Mais si l'on ne peut arriver avec le doigt jusqu'au-dessus de l'orifice utérin interne, une traction exercée sur le col n'a pas beaucoup d'effet. Avec la pince de *Muzeux* on peut considérablement abaisser le col, sans obtenir par là une forte action sur l'utérus. L'utérus est beaucoup trop mou et trop extensible, pour qu'une traction exercée sur l'une de ses extrémités agisse immédiatement sur l'autre.

Souvent l'avortement se produit après les tentatives infructueuses de réduction. Mais la réduction réussie, l'avortement est le plus souvent arrêté. Même une perte sanguine peu considérable peut avoir existé pendant plusieurs jours, et néanmoins l'œuf continue à se développer après la réduction. D'un autre côté, j'ai également vu qu'un œuf certainement déjà mort avant la réduction, ne fut expulsé que six semaines plus tard comme soi-disant môle charnue. Si la réduction a réussi, on fait toujours placer la patiente pendant un certain temps dans la position latérale, et si la grossesse n'est arrivée qu'au troisième mois, on lui fait porter un grand pessaire de *Mayer*.

Si l'on néglige ces mesures de précaution qui évitent une reproduction de la rétroflexion, celle-ci peut se reproduire après quelques heures.

Si malgré tout la réduction ne réussit pas, si l'avortement ne se produit pas spontanément et que les symptômes d'incarcération gagnent un caractère très grave, il ne reste qu'à provoquer immédiatement l'avortement. Si l'on peut pénétrer dans l'orifice utérin, on rompt les membranes au moyen d'une sonde d'homme. Souvent après l'écoulement du liquide amniotique, le rapetissement de l'utérus est tellement considérable, qu'il est alors très facile de faire la réduction. Dans beaucoup de circonstances, la réduction spontanée se produit pendant les douleurs qui suivent l'écoulement des eaux.

Si l'orifice utérin regarde directement en haut, comme on l'a constaté dans des cas très rares de rétroversion pure, on doit après des tentatives infructueuses de réduction, faire l'anesthésie. On introduit une valve pour la paroi vaginale postérieure, et on abaisse la paroi vaginale, en prenant successivement de plus en plus haut avec deux pinces de *Muzeux*. On fait en même temps de copieuses irrigations avec du liquide antiseptique. De cette façon on réussit peu à peu à amener l'orifice utérin à la vue. Cela est-il fait, on pousse la sonde dans l'orifice utérin.

Lorsqu'il était impossible de provoquer l'avortement artificiel en rompant les membranes de l'œuf dans l'orifice utérin, on s'est vu obligé de perforer l'utérus ou bien par le vagin, ou bien par le rectum. Il est naturel que la plus petite lésion est également la moins dangereuse. On perforera donc le parenchyme utérin au moyen d'un petit trocart pour laisser écouler le liquide amniotique. Plusieurs publications démontrent que cette intervention est bien supportée.

Rétrécissements, atrésies et vices de conformation.

Une atrésie complète ne peut naturellement exister, la conception étant impossible dans ce cas. Mais il existe des retrécissements tellement considérables, qu'ils ont au point de vue obstétrical, c. a. d. pour l'enfant, la signification de l'atrésie.

D'abord l'**hymen** peut constituer un obstacle à l'accouchement et parmi les différentes formes c'est surtout l'hymen cribriforme ou fenêtré, avec lequel la conception peut avoir lieu. Par le coït l'hymen est fortement refoulé en dedans, à l'éjaculation du sperme arrive dans le vagin par les petites ouvertures, et la grossesse s'ensuit. A l'accouchement la tête quitte l'utérus et arrive jusqu'à l'hymen. L'hymen est épaissi, comme œdématié, il a en tout cas pris part à l'hypertrophie de la grossesse. C'est chose étonnante quelles difficultés considérables l'hymen oppose à la sortie de la tête. On pourrait croire que les douleurs, qui pressent la tête à travers un orifice utérin rigide et à travers un détroit superieur rétréci, devraient aussi être en état de rompre immédiatement et rapidement l'hymen. Et cependant cela n'est pas le cas. J'ai vu trois accouchements où la tête était restée pendant plusieurs jours dans le vagin, où l'enfant était mort et où du sang nauséabond suintait par la petite ouverture de l'hymen tuméfié. Dans un cas une mèche de cheveux noirs sortait par la petite ouverture de l'hymen. Finalement il se déclare de la fièvre, et les douleurs disparaissent complétement.

Le traitement est très simple: on fait une incision au moyen du bistouri, prudemment, couche par couche, de droite à gauche jusque sur la tête du fœtus. On distend ensuite la plaie au moyen des doigts. Si l'enfant est mort, on fait immédiatement la perforation, puis on fait l'extraction avec lenteur et prudence, pour éviter des déchirures plus profondes dans les tissus déjà infectés.

Si l'enfant n'est pas mort, on dit à la patiente de presser très fortement, ou si ces pressions ne conduisent pas rapidement au but, on applique le forceps. L'influence psychique de "l'opération" et l'exhortation conduisent généralement au but, c. a. d. que la parturiente presse plus énergiquement.

Si les ouvertures de l'hymen sont plus grandes, on introduit des ciseaux de *Cooper* et on incise vers les deux cotés. J'ai dans un cas semblable du faire la ligature d'une artère dans l'hymen.

Des cicatrices des parties génitales externes peuvent également être une cause de dystocie. *P. Müller* a décrit un cas semblable. La vulve était tellement rétrécie par des cicatrices dues à une maladie de l'enfance, que l'accouchement ne fut possible qu'après de larges incisions. Après l'excision de condylomes et après la guérison de grands ulcères, on a également vu se produire une sténose de la vulve, qu'on dut combattre par de larges incisions avant l'accouchement.

On a aussi décrit des rétrécissements, qui donnaient l'impression comme s'il s'agissait de deux ou plusieurs hymens superposés, épaissis. En outre l'obstacle à l'accouchement était souvent tellement considérable, que nonobstant de larges incisions, l'enfant dut encore être perforé.

On trouve parfois dans le vagin des colonnes charnues, qu'on doit considérer comme des rudiments d'un vagin double. On doit songer ici que par le tiraillement et la pression exercées par la partie qui descend, les rapports peuvent être considérablement changés. C'est ainsi qu'un jour j'ai senti une bande d'1 cm d'épaisseur, s'étendant au devant de la tête, d'arrière et de gauche vers l'avant et la droite. Après la division, l'accouchement se fit rapidement et je ne trouvai plus rien du cordon préexistant. Un endroit rugueux à la paroi postérieure, et un à la paroi antérieure indiquaient seuls la surface de section. Il avait ainsi existé à un endroit une adhérence circonscrite, à la suite de laquelle les tissus avoisinants avaient été fortement étirés. J'ai par contre sectionné une colonne charnue de l'épaisseur du doigt, qui existait encore distinctement pendant les couches. De semblables colonnes charnues peuvent aussi se développer pendant les couches. Dans les accouchements difficiles une partie du cervix est p. ex. détachée, et se soude dans une déchirure du vagin. J'ai du moins trouvé quelquefois des cloisons semblables dans le vagin, cloisons dont la forme générale ne permettait pas une autre interprétation. Comme elles provoquaient un obstacle très considérable à l'accouchement, obstacle qui d'après les dires du médecin n'avait pas existé antérieurement, la cloison devait être acquise.

Des cicatrices se trouvant dans le col seul, se ramollissent pendant la grossesse. Si l'on examine les gestantes à des périodes différentes, on trouve que la dureté disparaît, que les déchirures deviennent indistinctes par le gonflement, et que toute la forme du col s'est modifiée à la fin de la grossesse.

De grandes pertes de substances et des strictures intéressant **le vagin et le cervix,** sont beaucoup plus défavorables. Si une partie du cervix et du vagin se détache, il se forme une masse cicatricielle ferme, épaisse, qui participe peu au ramollissement de la grossesse. Et lorsque le tissu physiologique est entièrement remplacé par du tissu cicatriciel, il ne peut être nullement question de dilatation et de ramollissement. Les douleurs se déclarent en temps opportun, comme autrement, mais elles diminuent bientôt. On trouve à l'extrémité du vagin une masse dure, dans laquelle il est impossible de constater une ouverture. Tout au plus peut-on, dans le spéculum et après avoir essuyé avec de la ouate, voir la petite ouverture par laquelle s'écoule du liquide amniotique sali par du méconium, du sang ou déjà de la sanie.

Dans d'autres circonstances, le col est bien perméable pour un doigt, mais l'orifice utérin, l'ouverture cicatricielle, est tellement dur qu'il ne se déclare pas de dilatation. Si l'on attend trop longtemps, le cervix se déchire au-dessus de l'orifice, il se produit une rupture utérine.

S'il existe de semblables rétrécissements cicatriciels et si l'orifice utérin se dilate quelque peu, on doit considérer que cette dilatation ne garantit pas une dilatabilité. A l'extraction, le tissu non dilatable se déchire naturellement plus facilement que l'orifice utérin normal. Il est certain qu'un pronostic graduellement plus favorable de l'opération césarienne, permettra également dans

ces cas-ci, de se décider plus vite à la laparatomie. Faisant complètement abstraction de la conservation de l'enfant, les chances sont
en tout cas meilleures pour l'opération césarienne, que si dans la
profondeur il se produit des déchirures considérables dont on peut
à peine maîtriser les hémorragies. Si l'on ajoute à cela, que précisément dans le cas de rétrécissements cicatriciels, il est impossible
d'abaisser le col pour en faire éventuellement la suture, alors les
dangers d'un accouchement fait de vive force sont certainement
plus grands que ceux d'une opération césarienne moderne.

Quoiqu'il en soit, il faut déterminer, par le toucher, si l'accouchement par les voies naturelles est possible. J'insiste encore sur
ce point, c'est que la chose la plus importante c'est la dilatabilité,
et non pas la dilatation de l'orifice.

Les rétrécissements du vagin ne proviennent pas toujours des
suites de couches, on a également décrit des sténoses semblables
après la scarlatine, la diphtérie et autres maladies infectieuses du
jeune âge. On aurait aussi rencontré une sténose vaginale congénitale, intéressant également tout le vagin. Bien que la lumière
du vagin ne permettait que le passage de la sonde, la conception
avait eu lieu. Le traitement doit consister dans la désinfection et
l'attente, car dans un rétrécissement intéressant également tout le
canal vaginal, on obtiendrait bien peu de chose en pratiquant des
incisions. Les cas qui ont été décrits se sont terminés favorablement. Leur existence me semble cependant douteuse.

Les incisions sont encore moins indiquées dans les contractures
du releveur de l'anus. Cet obstacle caractéristique à l'accouchement
est en tout cas très rare. Quand on l'a observé, on a senti, à droite
et à gauche, deux masses dures s'étendant comme des brides, de
la pointe du sacrum à la symphyse. Au-dessus se trouvait la tête
qui ne pouvait descendre à cause de ces brides. Cet obstacle à
l'accouchement se rencontre également unilatéralement. L'attente
et l'anesthésie profonde lèvent ce spasme tétanique du releveur de
l'anus.

Les vices de conformation de l'utérus appartiennent plutôt à
la pathologie de la grossesse qu'à la dystocie. L'utérus incudi-
forme, comme indication la plus faible de la bicornité, serait la
source de présentations transversales. Par contre on à déjà observé
des accouchements normaux dans le cas d'utérus unicorne. On peut
particulièrement bien sentir et diagnostiquer toutes les irrégularités

de forme de l'utérus à la période de la délivrance, lorsque l'utérus évacué se contracte. C'est précisément pendant cette période que j'ai — comme d'autres avant moi — découvert par hasard quelques utérus doubles.

Le corps d'un utérus double peut être une cause de difficulté à l'accouchement de la même façon qu'une tumeur accolée à l'utérus, et peut empêcher l'engagement de la tête dans le bassin.

Lorsqu'il existe un utérus biforis, c. à. d. un utérus pourvu de deux orifices externes, on peut facilement diviser le pont au moyen de l'instrument tranchant.

On a également vu, comme la littérature le renseigne, des accouchements se terminer d'une manière favorable dans le cas d'utérus unicorne. Il est vrai que souvent l'utérus unicorne n'a été diagnostiqué que par la forte déviation latérale, de manière que les cas sont douteux.

Le fait que lorsqu'il y a grossesse dans une corne rudimentaire accessoire, les douleurs ne sont pas en état, par suite du développement insuffisant de la musculature, de presser l'enfant au dehors, pourrait cependant faire supposer que dans le cas d'utérus unicorne également, l'activité des douleurs est insuffisante. Mais d'un autre côté on ne peut pas oublier, que la seule corne développée peut en quelque sorte par substitution, acquérir le volume et la capacité fonctionnelle de tout l'utérus.

Obstacles à l'accouchement par des néoplasmes.

Les nombreux cas publiés dans l'ancienne littérature depuis le commencement du siècle, par ex., dans les Transact. de la med. surg. soc., donnent un tableau excessivement triste de ces complications: la longue durée du travail, les opérations sans plan déterminé, les instruments défectueux et l'infection rapide concouraient à rendre cette complication excessivement dangereuse.

Depuis que l'on connaît les tumeurs par rapport à leur situation et à leur nature, et depuis que des principes positifs ont été établis quant au traitement, le pronostic est devenu meilleur. Mais deux choses surtout ont coopéré à enlever le caractère redoutable de la complication des tumeurs avec l'accouchement: la narcose et l'antisepsie.

Aujourd'hui lorsqu'il y a un obstacle à l'accouchement, atypique extraordinaire, la première règle, c'est d'anesthésier profondément pour pouvoir poser le diagnostic. Des cas dans lesquels il est à peine possible d'examiner sans anesthésie, deviennent, après le relâchement des parois abdominales et après l'élimination de la résistance de la parturiente, immédiatement distincts et clairs. Celui qui aujourd'hui essaie d'opérer sans anesthésie et sans diagnostic certain, commet une grande faute.

L'antisepsie permet d'opérer lentement et prudemment. Les lavages du champ opératoire, le nettoiement soigneux du tractus génital après l'opération et pendant les couches, améliorent tellement le pronostic, qu'aujourd'hui la complication a perdu son caractère effrayant. Néanmoins à la campagne le médecin se trouve, encore aujourd'hui, souvent dans une position embarrassante. Il aura peut être une longue pratique, sans avoir rencontré un cas semblable. Depuis longtemps la rare complication est oubliée dans toute sa manière d'être. Les difficultés extraordinaires rendent nerveux, inquiet et inhabile. Le diagnostic n'est posé qu'après de longues tentatives faites sans plan déterminé. Alors naturellement le pronostic est beaucoup plus mauvais, que si la complication avait été reconnue immédiatement et appréciée exactement.

Carcinomes.

Dans le cas de **cancer du col**, la question principale c'est de savoir si tout le col est entrepris, et si le carcinome est dur ou mou.

Dans les carcinomes mous, l'accouchement se produit spontanément lorsqu'une partie du col est encore dilatable, et cela même lorsqu'à la suite d'une marche rapide de la maladie, tout le col est complètement détruit. Il peut même ici se produire si peu de lésions, que malgré un carcinome putride, l'auto-infection manque.

Ce qui a également de l'importance, c'est que souvent les fœtus sont petits et morts. Chez des gestantes qui avaient été admises à la clinique, pour pouvoir faire l'opération césarienne en temps opportun, j'ai souvent vu se produire la mort du fœtus. En tout cas lorsque la désorganisation est très avancée, l'infection des membranes de l'œuf et du liquide amniotique se produit.

Mais si le col est dur, squirrheux, les contractions utérines restent souvent sans effet. S'il se produit des douleurs en temps opportun, elles cessent néanmoins après un certain temps. Dans un cas le fœtus fut porté encore 9 mois après le terme normal. Ou bien il se produit de la septicémie et la mort survient par péritonite.

Dans d'autres circonstances les contractions détruisent l'anneau dur et conduisent à des lésions spontanées de signification mortelle.

Le traitement s'établit complètement d'après le cas individuel. Si l'enfant est mort, on diminuera naturellement le volume de la tête pour produire le moins de lésions possible. J'ai, pour avoir besoin du moins d'espace possible, fait la perforation même chez des enfants prématurés. Ici également le cranioclaste est un instrument excellent, attendu qu'il étire en quelque sorte la tête et la rend conique. On descend la tête le plus prudemment possible, en tirant lentement, en lui imprimant des mouvements de rotation, et en irriguant souvent le champ opératoire. On a proposé et on a fait des incisions. Mais la dilatation, exécutée au moyen de la tête extraite lentement, est en tout cas moins dangereuse. Le forceps est défavorable, attendu que la tête s'élargit au niveau du diamètre non saisi et qu'ainsi elle exige plus d'espace.

Lorsque l'enfant vit, l'opération césarienne est indiquée, quand le carcinome est tellement grand ou dur, que l'enfant ne pourrait être extrait vivant. Ce n'est pas seulement le col seul, mais encore les masses carcinomateuses des ligaments larges qui rendent l'accouchement par les voies naturelles impossible. Comme le pronostic de l'opération césarienne est en général devenu beaucoup meilleur, on pourra, en meilleure conscience, engager à laisser pratiquer l'opération.

Si le cancer a la forme qu'on décrivait autrefois sous le nom de polype cancroïde, c. à. d. si la tumeur est pédiculée, ou si elle ne part que d'un endroit déterminé de l'orifice utérin, il est indiqué de l'enlever le plus tôt possible, déjà pendant la grossesse. Si l'avortement s'ensuit, cette circonstance ne présente rien de défavorable.

Pendant l'accouchement, on peut également enlever une telle tumeur au moyen de l'instrument tranchant. Ainsi notamment une excroissance en chou-fleur, attendu que celle-ci donne, en se gonflant pendant le travail, un obstacle de plus en plus considérable à l'accouchement. Pendant le post-partum ces tumeurs se décomposent, se gangrènent facilement et infectent la femme en couches.

S'il existe un **carcinome vaginal,** les conditions sont les mêmes que dans le carcinome utérin. Si le carcinome du vagin a la forme de l'ulcère annulaire, les lésions dans le cas d'extraction violente, ne sont pas moins dangereuses que dans le carcinome utérin.

Autrefois on provoquait l'avortement, lorsque le carcinome était découvert opportunément. Aujourd'hui on ferait, jusqu'au troisième mois, l'extirpation totale. Cette extirpation est en tout cas justifiée. Si l'on tient compte des nombreux dangers pour l'enfant, du développement rapide du carcinome pendant la grossesse, et ainsi de la mort prochaine à peu près certaine de la mère, il est certainement avantageux d'extirper l'utérus gravide le plus tôt possible. L'expérience nous apprendra si cela est encore possible per vaginam, après le troisième mois. Mais si la grossesse est déjà arrivée au delà du troisième mois, on examinera soigneusement la forme et la grandeur du carcinome. Si le carcinome était, ce qui sera rarement le cas, tellement dur qu'il serait même impossible d'extraire un fœtus petit, il ne resterait qu'à faire immédiatement l'opération de *Freund* — exécutée avec succès au sixième mois par *Spencer Wells* — ou bien on devrait abandonner la mère à son sort, et faire l'opération césarienne à la fin de la grossesse.

S'il s'agit d'un cancer commençant, où l'on pourrait encore espérer une guérison, on provoquera l'avortement, pour faire l'extirpation totale environ dans les 15 jours suivants. Mais si la tumeur s'est déjà développée au delà du col, et que par conséquent la guérison radicale est impossible, on devra attendre la fin de la grossesse, pour sauver l'enfant par l'opération césarienne. En tout cas l'avortement artificiel comme unique moyen thérapeutique ne serait pas excusable, attendu que par là l'enfant est sacrifié sans que la mère n'en retire aucun profit.

Je considère de même comme faux de faire un raclage soigneux pendant la grossesse. Si l'on veut enlever un carcinome mou par le raclage, on peut également le faire lors de l'accouchement. Des masses molles n'opposent en général pas de grandes difficultés. Pendant qu'on exerce des tractions sur le cranioclaste, on écarte les masses molles au moyen des doigts. J'ai procédé plusieurs fois de cette façon, et il m'a semblé plus conséquent d'entreprendre en une seule fois toutes les mesures opératoires.

Enlever assez par le raclage pour pouvoir espérer une guérison radicale, est en tout cas imposible.

Et s'il existe des masses dures, ou si les noyaux carcinomateux se trouvent dans le paramétrium, l'hémorragie est très considérable. Dans les paramétrium les noyaux ne sont généralement pas tellement limités, qu'on pourrait les enlever comme les ganglions carcinomateux du creux de l'aisselle; on y rencontre plutôt une infiltration carcinomateuse diffuse.

C'est pourquoi pendant la grossesse, je considère comme exact dans les premiers mois, de faire l'extirpation totale de l'utérus, et dans les mois suivants, de provoquer l'avortement et de faire l'extirpation 15 jours plus tard. Si le carcinome est trop étendu, on attendra et on fera l'opération césarienne.

Myomes.

Les myomes sont souvent cause de stérilité. Ils provoquent des changements de forme de l'utérus, de manière que les trompes et les ovaires sont complètement déplacés, et conduisent à des distorsions périmétriques des annexes. Les myomes interstitiels et sous-muqueux modifient la forme de la cavité utérine et donnent lieu à des maladies de la muqueuse, de façon que l'implantation de l'œuf est impossible, ou que le sperme ne peut arriver jusqu'à l'œuf.

C'est pourquoi on doit considérer comme une exception, lorsqu'une femme atteinte de myomes devient gravide. Il n'y a d'exception que pour les myomes solitaires, situés interstitiellement ou sous-péritonéalement. Ceux là n'ont souvent aucune influence sur la cavité utérine ni sur la situation des trompes.

Ce qui est caractéristique, c'est une augmentation considérable de volume pendant la grossesse. Cette augmentation est apparente et réelle. Apparente, parce que le myome refoulé en dehors par le développement de l'œuf, devient fortement proéminent; réelle, parce que le myome composé du même tissu que l'utérus, s'hypertrophie fortement en même temps que celui-ci. L'hypertrophie est quelquefois très considérable. C'est ainsi que j'ai eu l'occasion d'observer pendant longtemps, une femme qui avait, à la paroi antérieure de l'utérus, un myome de 3 cm de diamètre. Ce myome était au 5ᵉ mois de la grossesse, époque à laquelle l'avortement se produisit, du volume d'une tête d'enfant. Ce n'est qu'une demi année plus tard qu'il était revenu à son volume primitif. Ce qu'on a dit de la disparition des myomes pendant les couches, repose peut-être sur ces différences de volume considérables. Du moins j'ai observé chez une femme, pendant deux grossesses, un myome volumineux que je ne pus absolument trouver pendant la non-gravidité. J'ai d'un autre côté constaté avec certitude la disparition d'un myome pendant les couches.

Si, ce qui est excessivement rare, la grossesse se produit lorsqu'il existe un polype, l'avortement a souvent lieu. Par son accroissement le polype semble écraser l'œuf. Les myomes sous muqueux peuvent influencer partiellement l'accroissement de l'enfant, p. ex. aplatir les jambes ou la tête, comme chez le fœtus papyracé.

La paroi utérine opposée, amincie et atrophiée, peut se rupturer.

Dans le cas de myomes plus grands, la grossesse est difficile à diagnostiquer. L'accroissement rapide d'un myome avec ramollissement d'une partie, est toujours suspect. Les malaises augmentent considérablement. Un examen consciencieux des seins etc., est naturellement important. C'est surtout ici que des erreurs ont souvent été commises.

Le siège du myome a particulièrement de l'importance à la fin de la grossesse. Comme on le sait, la plupart des myomes proviennent de la musculature du corps de l'utérus. Si les douleurs se déclarent, si la musculature du corps utérin se contracte, si le segment inférieur se forme, un myome qui était d'abord situé en dessous de la tête, peut glisser vers le haut le long du crâne. D'autre part, le myome abaissé par les contractions utérines, peut être empêché de remonter par la tête qui est pressée contre lui. La tumeur constitue alors souvent un obstacle insurmontable à l'accouchement.

Le myome participe également au ramollissement des parties molles à l'accouchement, de manière qu'il devient souvent compressible d'une manière très favorable. Mais il existe aussi des myomes du cervix qui sont situés si profondément, que souvent ils se trouvent en dessous de la tête dès le début du travail. Alors l'orifice utérin se trouve la plupart du temps très haut, derrière la symphise, et la cavité du petit bassin est complétement remplie par le myome.

On a également décrit des cas de myomes multiples, où la paroi utérine était tellement parsemée de tumeurs volumineuses, qu'un accouchement par les voies naturelles était impossible.

S'il n'y a pas eu d'intervention dans des cas semblables, si après un travail de plusieurs jours, sans résultat, on est appelé auprès d'un tel cas, il existe le plus souvent de la fièvre, un état de collapsus, de la sensibilité du ventre et de la tympanite, à la suite de quoi un examen détaillé est d'abord impossible. Le myome est profondément engagé dans la cavité de Douglas, et le col, devié progressivement vers le haut, est à peine accessible.

Dans ces circonstances le diagnostic n'est en général pas facile, et cependant il est absolument nécessaire de connaître exactement ce qui se présente, si l'on veut sauver la patiente.

L'anesthésie profonde et l'examen combiné sont indispensables nonobstant la faiblesse de la parturiente.

Souvent on a vu se produire une hémorragie considérable après l'accouchement, surtout lorsque le placenta s'était développé en partie sur le myome.

Des **polypes** ont déjà été détachés par la tête du fœtus et arrachés post partum par l'accoucheur. La littérature renseigne que plusieurs fois — avec un résultat bénin ou mortel — l'utérus inversé a été pris pour un polype et arraché comme tel.

Par suite des tumeurs mal nourries, prédisposées à la dégénérescence et à la gangrène, les infections sont excessivement dangereuses. Dans un cas je réussis à combattre l'endométrite puerpérale au moyen d'irrigations, alors qu'il se forma des thrombus purulents dans le myome, thrombus qui conduisirent à la pyohémie et 5 semaines après à la mort.

Les affections périmétriques déjà signalées antérieurement deviennent également dangereuses. L'intestin peut se rabattre sur une bride, de manière que la mort par iléus s'ensuit.

Des fibromes ayant leur point de départ dans les fascia du bassin, paraissent avoir été très rarement observés. Dans l'ancienne littérature, quelques cas se trouvent décrits.

Si dans le cas de myome, on découvre la grossesse en temps opportun, on se trouve très embarrassé. Si on laisse la gestation suivre son cours, on doit craindre les dangers décrits: avortement grave avec hémorragie considérable, accouchement à terme avec déplacement du canal génital, opération césarienne, cranioclasie, affections de couches graves etc. En outre il est impossible de promettre, comme équivalent de tous ces dangers, un enfant vivant.

Si l'on compare tous ces dangers avec les avantages et les résultats certains de l'avortement provoqué, la plupart des gestantes se décideront certainement pour l'avortement. D'autre part, on ne peut nier que plus la certitude quant a l'innocuité de l'opération césarienne augmente, plus aussi on pourra conseiller cette opération, c. à. d. l'attente.

La décision qu'on prendra dépendra de circonstances accessoires, ainsi p. ex. chez une patiente qui à déjà beaucoup d'enfants, ou qui est très faible, ou qui manque de moyens de soigner convenablement l'enfant, on recourra plutôt à l'avortement, alors qu'une femme sans enfant se décidera peut être avec empressement, à encourir tous les dangers d'une grande opération.

Le siège du myome a également de l'importance, s'il est situé en avant ou s'il existe un grand nombre de fibromes, de manière qu'à l'opération césarienne l'incision devrait être faite à travers la tumeur ou entre un grand nombre de tumeurs; si la tumeur est très volumineuse et intra-ligamenteuse, de manière qu'une opération exsangue par l'application d'une ligature élastique serait impossible, les chances pour l'heureuse issue de l'opération césarienne seront diminuées, et on devra fortement conseiller l'avortement.

Les malaises peuvent également augmenter d'une façon si considérable pendant la grossesse, qu'on se décide à faire la myomotomie à une époque où l'enfant est encore perdu. Ceci surtout lorsqu'il n'est plus possible de provoquer l'avortement sans danger. C'est ainsi que j'ai enlevé un utérus gravide pour un myome qui se développait essentiellement vers le haut, et comprimait directement l'estomac. Dans ces cas on enlève naturellement tout l'organe malade par la soi-disant opération de *Porro*. D'autres ainsi que moi ont exécuté cette opération avec succès. La perfection de la technique est aujourd'hui telle, que si tout se passe exactement, nous ne sacrifions pas plus de sang que dans toute autre laparatomie.

Si l'on arrive près d'un accouchement à terme, on doit d'abord faire un diagnostic exact, éventuellement sous anesthesie. On doit notamment déterminer si l'enfant vit et si l'orifice utérin est perméable. Si l'on peut arriver à faire le diagnostic sans anesthésie, on place la parturiente dans la position génu-pectorale, et on cherche à refouler énergiquement la tumeur vers le haut. J'ai déjà réussi plusieurs fois à rendre le canal génital libre par réduction, alors que d'autres médecins avaient vainement fait des tentatives de réduction, la parturiente se trouvant dans le décubitus dorsal, et déclaré l'opération césarienne inévitable.

Si la réduction de la tumeur ne réussit pas, on doit déterminer si l'extraction de l'enfant, même morcellé, est possible. S'il reste un espace suffisant pour pouvoir passer la main, il est possible d'extraire l'enfant morcellé; car c'est chose remarquable comme à l'opération même, en pressant et en tirant, le myome se ramollit et se laisse déprimer.

Si l'enfant vit, on doit se décider si l'on fera l'opération césarienne ou si l'on attendra, éventuellement si l'on sacrifiera immédiatement l'enfant. La parturiente et ses proches doivent donner leur consentement. On ne peut pas anesthésier et opérer sans autorisation.

Si l'on communique à la parturiente qu'il y a possibilité d'extraire sans danger l'enfant morcellé, on ne consentira généralement pas à l'opération césarienne.

Si l'on s'est décidé à la cranioclasie, on attendra, en contrôlant soigneusement le pouls et la température et en faisant des injections répétées du vagin, jusqu'à ce que l'orifice utérin ait acquis une largeur suffisante. On peut difficilement juger de cette largeur dans le cas d'orifice utérin comprimé, distordu. Il ne reste qu'à pénétrer éventuellement avec la main et à éprouver directement la dilatabilité.

On ne doit pas trop se presser. Si l'état général de la parturiente est bon, on attend, car il n'est pas rare que la tête descende et que le myome glisse de plus en plus vers le haut, quoiqu'auparavant il semblait complètement immobile. Si l'orifice utérin est suffisamment dilaté, on fait la perforation au moyen de ciseaux et on applique le cranioclaste. Dans ces cas-ci également, où il existe peu d'espace et où l'orifice utérin ne se dilate qu'incomplètement, le cranioclaste, qui prend peu de place, est un excellent instrument.

Les présentations transversales se rencontrent rarement, par contre les présentations des pieds et du siège sont très fréquentes. Ceci est une circonstance favorable, attendu que les jambes offrent un bon point d'appui et que la compression graduelle du myome est très bien faite par l'enfant qui descend. Dans le cas de difficulté à l'extraction de la tête dernière, il faut naturellement la perforer comme quand elle arrive première.

Tumeurs de l'ovaire et autres.

Des complications de tumeurs de l'ovaire avec la grossesse et l'accouchement ont été décrites si fréquemment dans ces derniers temps, qu'on peut certainement fixer des règles spéciales quant à cette complication. Si l'on diagnostique une tumeur semblable pendant la gestation, on fait immédiatement l'ovariotomie. Dans le cas de marche aseptique, la grossesse continue généralement. Si l'avortement se produit, il se passe paisiblement lorsque la marche de la plaie péritonéale est aseptique. Ce n'est que lorsque l'accouchement devrait avoir lieu dans 3 à 4 semaines, que ne je ferais pas l'ovariotomie. On aurait à craindre que par l'activité des douleurs, la plaie récente de l'abdomen n'éclate.

C'est chose remarquable combien les femmes enceintes supportent une extension considérable du ventre. Il en résulte qu'une ponction même ne sera souvent pas nécessaire; on ne la fera que dans le cas de dyspnée ou d'impossibilité absolue de prendre des aliments. Car après la ponction, le contenu kystique peut facilement se déverser et conduire éventuellement à des métastases dans le péritoine.

Les petites tumeurs de l'ovaire sont plus défavorables, notamment les tumeurs dermoïdes qui, se trouvant dans la cavité de *Douglas*, donnent un obstacle à l'accouchement.

Après un diagnostic exact, on cherche à refouler ces tumeurs, la patiente se trouvant dans la position génu-pectorale. Si l'on ne réussit pas, on fait une tentative sous anesthésie. Si alors on ne parvient pas à faire la réduction, les tumeurs sont le plus souvent adhérentes dans la cavité de *Douglas*; ceci est déjà à prévoir, parce que généralement dès le principe elles sont restées à ce niveau. Si elles avaient été mobiles, elles devraient être suspendues à l'utérus qui s'accroît, ou du moins être tirées plus haut. Ce sont surtout des kystes dermoïdes qu'on rencontre fréquemment. Primo, ces tumeurs sont petites et très prédisposées à tomber dans la cavité du bassin. Secundo, elles contractent facilement des adhérences, donnent lieu à de longs pédicules et à des torsions de pédicule, et tertio, on les rencontre souvent chez des personnes jeunes, comme tumeurs congénitales.

Si la réduction est impossible et si l'examen démontre que le contenu de la tumeur est liquide, on pourra lever l'obstacle en laissant écouler le liquide.

Dans la pratique il s'agit, comme le médecin est ordinairement consulté trop tard, le plus souvent d'enfants morts. La mort de l'enfant simplifie naturellement beaucoup les choses, l'extraction au moyen du cranioclaste étant beaucoup plus facile à faire que celle d'un enfant intact.

Les idées diffèrent quant à la manière dont il faut enlever le liquide. En général il n'est pas facile de vider la tumeur. Le trocart repousse la tumeur, refoule le vagin vers le haut et ne peut être introduit qu'en développant une force assez considérable. On n'est en outre pas certain que le contenu s'écoulera, surtout s'il s'agit de la bouillie, des particules osseuses et des cheveux d'un kyste dermoïde. Il est également possible qu'on ne perfore que le vagin, et que la tumeur ne soit que refoulée et non percée.

Ensuite le traitement consécutif est excessivement difficile après la ponction. Aussitôt que le kyste est vidé et que le trocart a été retiré, les orifices de ponction ne se correspondent plus. S'il se produit des hémorragies ou des décompositions dans le kyste, on devra faire une nouvelle ouverture, pour pouvoir faire le traitement consécutif.

J'ai, avec d'excellents résultats, procédé de la manière suivante: La paroi vaginale postérieure est mise à découvert. Ceci se fait au moyen de spéculum, ou, comme la cavité de Douglas est fortement abaissée, au moyen des doigts des personnes qui assistent.

Puis on fait un nettoyage soigneux du champ opératoire. Après quoi on pratique, suivant la ligne médiane du vagin, une incision d'environ 4 cm., commençant immédiatement en arrière de la lèvre postérieure du col. Momentanément on n'arrête pas l'hémorragie. On incise lentement plus loin, couche par couche, et sans exercer de pression. Aussitôt que le contenu kystique s'écoule par une petite ouverture, on introduit une aiguille courbe dans cette ouverture et on la fait ressortir en traversant la paroi vaginale. On fait ceci d'abord d'un côté, puis de l'autre. Après cela on agrandit successivement l'ouverture par incision, et on suture successivement le rebord du kyste au vagin. Pendant l'opération on irrigue fréquemment. On continue l'incision jusqu'à ce qu'on ait une ouverture suffisante pour permettre l'introduction du doigt. En réunissant le kyste au vagin on évite le déversement du contenu kystique dans la cavité abdominale. On pénètre a présent avec le doigt dans le kyste dont on vide le contenu. Si le contenu ne s'écoulait pas spontanément on dirait aux assistants de tirer péripheriquement sur tous les fils pour élargir l'ouverture. Par suite de la large ouverture, une irrigation n'offre pas de danger non plus. L'hémorragie est arrêtée par le suture. On ne coupe pas les fils, pour pouvoir retrouver l'ouverture. Un déplacement ultérieur des deux ouvertures est impossible.

Si le kyste est vidé autant que possible, on fait immédiatement l'accouchement. L'examen de l'espace existant maintenant au niveau de la marge du bassin, décidera si l'on fera l'application du forceps, la version ou la perforation. Lorsque la tête se présente, on choisira le forceps, ou si l'enfant est mort, le cranioclaste.

Lorsque l'accouchement est complètement terminé, on fait encore un examen combiné et un lavage de la cavité de la tumeur. S'il y a de l'hémorragie, ce qui est le cas lorsqu'il s'agit d'un kysto-adénome proliférant, on remplit la cavité avec de la gaze tannino-iodoformée et on exerce, par en haut, une compression au moyen d'un sac de sable. S'il n'y a pas d'hémorrhagie, on introduit, pour maintenir l'ouverture, une mèche à l'iodoforme ou un morceau de gaze. Dans le cas de kyste dermoïde j'ai obtenu une guérison complète de cette façon. Pendant les couches, on draine et on fait de fréquents lavages.

S'il s'agit d'un kyste proliférant, on fait, trois semaines après l'accouchement, une opération combinée en une séance. On pratique une incision tout autour de la fistule vaginale qu'on a établie, et on enlève ensuite le kyste par la laparotomie. L'ouverture reste ouverte et le vagin est bourré avec de la gaze à l'iodoforme. On ne peut se fier à une ovariotomie vaginale, car c'est précisément dans ces cas ci qu'il pourrait également y avoir des adhérences en haut.

D'après d'anciennes relations d'accouchement, il est très dangereux de faire violemment l'extraction sans que le kyste soit vidé. Par là le kyste crève facilement. La rupture pendant l'accouchement a fréquemment conduit à une péritonite mortelle.

Outre ces tumeurs connues, on a encore observé comme obstacles à l'accouchement, des échinocoques, des ostéo-sarcomes, des enchondromes, des exostoses, des calculs vésicaux et une corne rudimentaire accessoire. J'ai trouvé un jour un myxosarcome d'une glande rétropéritonéale qui fut extirpé plus tard. Les histoires des maladies sont malheureusement souvent si inexactes, ou les descriptions répondent si peu aux exigences actuelles, que fréquemment on ne peut que présumer quelle était l'espèce de tumeur qui a existé. C'est pourquoi des auteurs qui ont reproduit ces histoires, ont souvent donné aux anciennes traditions d'autres significations, en se basant sur quelques signes distinctifs qui leur paraissaient caractéristiques.

Pendant les couches il existe encore plusieurs dangers. Les kystes lésés et contractant des adhérences avec l'intestin, peuvent se putréfier sans ou après communication avec l'intestin.

Il se produit également une putréfaction progressive. J'ai fait avec succès plusieurs ovariotomies à la fin des couches, dans des cas de tumeurs de l'ovaire suppurées, adhérentes partout, même lorsqu'il y avait épanchement considérable de pus dans la cavité péritonéale De telles opérations sont précisément d'un bon pronostic. A elles s'applique la maxime que là où il n'existe plus de péritoine intact, on ne doit pas craindre une péritonite.

Chapitre dix.

Bassins rétrécis et traitement des accouchements dans les cas de bassin rétréci.

Principes généraux. Marche de l'accouchement dans le cas de bassin rétréci. Ventre en besace. Douleurs trop fortes et douleurs trop faibles. Procidence du cordon. Rupture utérine. Diagnostic, anamnèse, pelvimétrie. Mécanisme de l'accouchement. Bassin aplati. Bassin uniformément rétréci. Traitement. Prophylaxie. Accouchement prématuré artificiel. Version prophylactique. Forceps. Cranioclasie. Opération césarienne et amputation de l'utérus.

Si en arrivant au lit d'une femme en travail accouchant difficilement, on possédait toujours une anamnèse détaillée, si déjà pendant la grossesse on avait souvent examiné et mesuré le bassin, ou même si l'on pouvait observer chaque accouchement dans le cas de bassin rétréci, dès le début des douleurs, on hésiterait peu quant au traitement à suivre. Toutes les éventualités auraient été passées en revue, parmi les nombreux moyens thérapeutiques on aurait déjà choisi et préparé ceux dont on pourrait avoir besoin. On pourrait même fixer le pronostic avec assez de certitude.

Et néanmoins on aurait encore des doutes quant au procédé à employer. Car il existe pour beaucoup de complications, plusieurs procédés thérapeutiques, de valeur presque égale. Il arrive même que le résultat démontre d'abord l'exactitude de la thérapeutique employée. Et non seulement cela! Il se peut que des circonstances favorables spéciales, qu'on peut à peine évaluer, font que le résultat obtenu est presque un effet du hasard. Celui qui, séduit par un résultat fortuit, opérerait dans d'autres cas précipitamment et témérairement, par principe, schématiquement de la même façon, serait fortement puni.

Si l'on attend et si l'enfant meurt finalement, on aurait dû intervenir plus tôt; et si l'on opère en temps opportun sans résultat favorable, on aurait précisément dû attendre! L'accoucheur consciencieux apprend toujours! L'observateur attentif voit chaque année des choses nouvelles auxquelles il ne s'attendait pas, et plus on devient vieux, plus on voit l'imperfection de nos considérations et de nos méthodes. Ars longa, vita brevis!

Il est notamment facile de faire de l'obstétrique à la clinique, mais difficile dans la pratique privée. Je n'ai jamais compris le courage d'un médecin qui, sans avoir été assistant dans une maternité, se lançait dans la pratique et faisait toutes les opérations obstétricales. Il est vrai que la dira necessitas ne permet pas de faire autrement, et le médecin prudent, actif, se vérifiant et se critiquant soi-même, acquerra également de l'habileté.

Si dans une circonstance il est nécessaire d'intervenir comme médecin et non seulement comme technicien, c'est bien dans le cas de bassin rétréci. La pelvimétrie est une chose aussi absolument nécessaire, que la percussion et l'auscultation dans le diagnostic et le traitement des affections du poumon. Et cependant un grand nombre de circonstances accessoires donneront des indications beaucoup plus importantes, que les résultats de l'exploration physique. Souvent l'état général de la parturiente exige une intervention immédiate, qui doit être appropriée à la présentation actuelle de l'enfant et à la période de l'accouchement; ou bien ce n'est qu'après une longue observation que l'accoucheur consciencieux considère comme permise, une opération qui, d'après l'état où en est le travail, aurait pu être faite immédiatement. C'est surtout dans le cas de bassin rétréci, que le débutant doit se tenir à la différence entre les indications générales et spéciales. C'est surtout ici qu'il doit soigneusement peser les dangers de l'attente et de l'intervention, et n'intervenir que lorsqu'il s'est fait, avec réflexion et l'esprit reposé, un plan de traitement. En procédant d'une façon précipitée et inconsidérée, la décision et l'action se confondent, finalement on fait une opération dont on se repentira fortement et qu'on se reprochera toujours.

Si l'on confère de ces choses avec l'opérateur malheureux, si on lui rappelle les enseignements, il ne comprend pas lui-même sa façon d'agir. S'il n'avait employé ni la main ni l'instrument, avant d'être complètement fixé sur toutes les éventualités, maint malheur aurait été évité.

Si l'on donne des règles générales et si l'on pose des principes positifs quant au traitement de l'accouchement dans les rétrécissements du bassin, il n'y a cependant aucun chapitre de la médecine où l'initiative du médecin a le champ aussi libre.

Pour être complet, et pour déterminer logiquement les procédés opératoires, je dois donner quelques indications quant à la marche et aux dangers de l'accouchement dans le cas de bassin rétréci. Si ces indications sont incomplètes, c'est que je l'ai fait à dessin. Je serais très mal compris, si quelqu'un croyait être dispensé, par ces indications, de l'étude attentive des traités d'accouchement.

Marche de l'accouchement dans le cas de bassin rétréci.

Lorsqu'il existe un rétrécissement du bassin, on trouve un ventre en besace. La forte inclinaison du bassin, le peu de longueur de la colonne vertébrale, et par suite la distance peu considérable entre le diaphragme et le bassin, en sont la cause. Les muscles droits sont souvent déviés vers le côté. Ils sont très mobiles. Si post-partum on exerce des frictions en dessous de l'ombilic et suivant la ligne médiane, on réussit facilement à refouler les muscles droits vers le côté et à les embrasser du côté de la ligne blanche. Les parois abdominales ne maintiennent pas l'utérus, il se met en très forte antéversion.

Chez les primipares les muscles droits adhèrent encore fortement. De plus les parois abdominales ne se laissent pas étirer assez fortement, pour qu'il se produise un véritable ventre en besace. Il se développe alors un ventre en pointe, qui est excessivement caractéristique. Par suite de la forte proéminence du ventre, la femme enceinte paraît déjà très grosse dans les premiers mois. Aussi le public fixe-t-il inexactement le temps de l'accouchement. Si alors, suivant l'idée du vulgaire, l'accouchement s'attarde, on attribue l'accouchement difficile à ce que la grossesse a dépassé la limite normale (Uebertragung), à un enfant très volumineux.

Le ventre en besace n'est non seulement nuisible, parce qu'il refoule fortement les parois abdominales en avant et porte ainsi préjudice à leur action ultérieure, mais encore parce qu'il peut produire l'extension du segment inférieur de la matrice, et fournir ainsi, quand il est fortement développé, une cause prédisposante de la rupture utérine.

On comprend que dans un utérus tellement dévié, la situation de l'enfant soit également anormale. Même lorsque le ventre en besace est peu prononcé, la tête qui se présente perd son point d'appui. Elle dévie plus ou moins. Si par suite de la forte antéversion, elle est pressée contre la lordose lombaire proéminente, elle glisse vers la droite ou vers la gauche. De plus la modification dans la situation de l'utérus assignera également une autre position à la tête. Et comme l'utérus est beaucoup plus mobile, moins ovoïde et très mou, l'enfant pourra changer sa présentation sans entrave. On observera une grande inconstance dans les présentations, et si déjà

16*

pendant la grossesse il existe un grand nombre de présentations vicieuses, il se pourra que le travail surprenne le fœtus dans une telle présentation et l'y fixe.

Il se pourrait que dans le cas de bassin rétréci, l'accouchement même ait souvent lieu trop tard. Intentionnellement je ne me hasarde pas à m'exprimer plus nettement. Que le début du travail est dans une certaine relation avec l'extension de l'utérus, c'est ce que prouve l'accouchement prématuré dans le cas de jumeaux, d'hydramnios etc. Si l'utérus peut s'étendre sans aucune entrave, si par suite de la présentation anormale le segment inférieur n'est pas excité, le travail débutera peut être un peu plus tard. C'est surtout dans les rétrécissements du bassin que l'on trouve des crânes étonnamment durs, des enfants si volumineux qu'on est tenté de croire à cette supposition. J'ai cependant déjà appelé l'attention sur la possibilité d'une erreur, en parlant du ventre en pointe.

Pendant le travail même, on observe les plus grands extrêmes dans l'activité des douleurs. Les douleurs augmentent avec la tâche qu'elles ont à remplir, c. a. d. avec le degré de résistance. Chez les primipares notamment, les efforts de l'utérus et les contractions volontaires de la musculature abdominale, non encore disloquée, atteignent un degré de force énorme. C'est chose connue que ces douleurs, peuvent, p. ex., fortement déformer, même briser les os du crâne.

Chez les multigestes, par contre, les douleurs peuvent presque manquer, et quant elles existent, elles ne conduisent pas à une activité réflexe suffisante de la presse abdominale. Celle-ci disloquée, étendue par le ventre en besace, n'est pas capable de grands efforts.

Chez les multipares, la faiblesse des douleurs dans le cas de bassin rétréci dépend du défaut d'excitation du segment inférieur de l'utérus. Celui-ci n'est pas excité, parce que la tête est déviée, et n'est appliquée que d'une façon incomplète et inégale.

La justesse de cette assertion peut être démontrée comme à une expérience. Il est d'observation journalière, que les douleurs s'améliorent immédiatement lorsqu'on maintient le ventre relevé au moyen d'un bandage, ou qu'on laisse la parturiente se promener en maintenant le ventre relevé. Si l'on contrôle la présentation de l'enfant dans la station debout, si la tête se trouve sur le bassin, comprimant le segment inférieur de l'utérus entre elle et le bassin, il se déclare souvent immédiatement des contractions qui disparaissent de nouveau, lorsque dans la position couchée les connexions utérines étirées permettent une déviation de la partie qui se présente, vers le haut et vers le côté.

Comme les enfants qui naissent ultérieurement sont, comme la statistique le démontre, plus volumineux et ont des crânes plus durs, les difficultés augmentent. Par contre l'activité des douleurs diminue, de façon que les accouchements ultérieurs seront plus difficiles que les premiers accouchements. Il en résulte que le danger augmente avec le nombre des accouchements.

D'autre part, chez les multipares également, les douleurs augmentent souvent considérablement en intensité; alors il se produit, dans le cas d'obstacle insurmontable, une rupture utérine.

L'écoulement prématuré des eaux est également défavorable. Je doute cependant que cet écoulement soit réellement beaucoup plus fréquent dans le cas de bassin rétréci que dans le cas de bassin large. Mais les suites de l'écoulement prématuré des eaux sont funestes dans les rétrécissements du bassin.

Le rôle physiologique de la poche des eaux est la dilatation de l'orifice utérin. Lorsque le bassin est large, la tête prend, dans le cas de rupture prématurée des membranes, immédiatement ou bientôt la place de la poche et se charge de la mission de celle-ci. Mais lorsque le bassin est rétréci, le segment inférieur de l'utérus peut être situé beaucoup plus profondément que la tête, de manière que le col est exempt de toute pression dilatatrice. L'orifice utérin se dilate à peine, il ne fait que se ramollir de plus en plus.

Tandis que dans le cas de bassin large l'accouchement se fait rapidement, de façon que l'écoulement prématuré des eaux n'a aucune influence défavorable quant à l'enfant, la longue durée de l'accouchement après l'écoulement des eaux dans le cas de bassin rétréci, rend le pronostic pour l'enfant beaucoup plus mauvais.

L'utérus se rapetisse considérablement et par conséquent ses parties constituantes, p. ex. les vaisseaux, également. Il circule ainsi une moindre quantité de sang, les contractions fréquentes conduisent à un retrécissement périodique des vaisseaux et agissent défavorablement sur la circulation. Le muscle utérus consomme, en travaillant, de l'oxygène, il en résulte que dans les sinus placentaires il entre, en l'unité de temps, du sang en quantité moindre et de moindre qualité. Par là l'échange gazeux entre la mère et la fœtus est troublé et l'enfant meurt. Si l'on pronostique la mort prochaine de l'enfant, on n'est cependant souvent — sans douleurs, sans préparation suffisante des parties molles — pas en état de sauver l'enfant. Si l'on opère parce qu'on considère la dilatabilité comme suffisante, une partie de l'orifice utérin est souvent enclavée entre la tête et le bassin et forme un obstacle à l'accouchement. Dans le cas d'écoulement prématuré des eaux et de dilatation lente,

ıl peut se développer facilement des usures par frottement et des
fistules.

D'après tout ce qui vient d'être dit, l'écoulement prématuré des
eaux est un évènement très défavorable dans le rétrécissement du
bassin.

A la présentation oblique de l'enfant, à la fermeture insuffisante
de l'orifice utérin et à l'écoulement prématuré des eaux, est lié le
prolapsus du cordon, voyez page 192. Comme l'exécution de toutes
les opérations qui ont pour but de sauver l'enfant, sont rendues
plus difficiles par le bassin rétréci, il en résulte naturellement que
le pronostic devient très mauvais par la procidence du cordon.

Rupture de l'utérus.

Le plus grand danger dans le rétrécissement du bassin consiste dans la rupture de l'utérus. Elle peut d'abord ne prendre
naissance que comme une usure par frottement, une usure. Les
deux expressions ne sont pas exactes. La manière dont la chose
se produit est mieux désignée par l'expression: nécrose par compression. Au niveau de la symphise p. ex., les tissus sont compri-
més pendant des heures et des jours, de façon que toute circulation
cesse au niveau de l'endroit comprimé. Dans la suite de l'accouchement il se produit une perte de substance à cet endroit, ou bien
cette perte ne se développe que pendant les couches. C'est de cette
façon que prennent naissance les fistules vésico-vaginales. S'il se
produit une perte de substance au niveau du promontoire, s'il se
développe une communication entre la cavité utérine et le peritoine,
ces cas se termineront sous la forme d'une péritonite septique.

Les cas de bassins épineux, dans lesquels l'épine située à la
marge du bassin aurait perforé l'utérus de dehors en dedans, me
semblent très invraisemblables. Sur le vivant l'épine est recouverte
de telle façon, qu'on ne peut que difficilement s'imaginer qu'elle
puisse produire une lésion. Le plus souvent les ruptures de la
matrice se développent à la suite de l'extension considérable du
segment inférieur de l'utérus Par suite de la disproportion entre
l'isthme du bassin et la partie qui se présente, le corps utérin,
depuis le fond jusqu'à l'anneau de contraction, se tasse de plus en
plus et se retire d'au-dessus de l'enfant. Finalement le fœtus se
trouve dans une cavité, dont la partie supérieure est constituée par
la musculature de l'utérus, et les parties latérales par le segment
inférieur de la matrice. Comme l'enfant a une forme irrégulière,
la limite de la musculature utérine, l'anneau de contraction, s'étend
le plus souvent obliquement. Le segment inférieur de la matrice

est tellement aminci, qu'on peut distinctement sentir la tête à travers lui, même pendant les douleurs. Le segment inférieur étiré se tend sur la partie la plus proéminente de la tête, sur l'occiput, il devient de plus en plus mince. Les lamelles musculaires se disjoignent, graduellement il se développe une solution de continuité qui ne s'étend d'abord que jusqu'au péritoine. Celui-ci peut également se déchirer, mais le plus souvent il se détache de sa base. Le sang qui s'écoule à la suite de la lésion, arrive sous le péritoine et forme à ce niveau, à côté de l'utérus, un hématome. Si l'on pratique beaucoup le toucher, si l'on transporte ainsi de l'air vers le haut, celui-ci arrive dans l'hématome et l'on sent distinctement à côté de l'utérus, une tumeur sanguine crépitante, emphysémateuse.

L'ouverture dans l'utérus fournit en quelque sorte un nouvel orifice utérin, par lequel l'enfant peut passer. Mais comme les parties qui avoisinent l'ouverture sont minces et se déchirent facilement, le passage de l'enfant provoque une augmentation de la déchirure. Celle-ci se continue alors jusqu'au delà de l'anneau de contraction, dans le fond utérin, et jusqu'au delà de l'orifice externe, dans le vagin.

Il est même possible que l'enfant tout entier reste sous le péritoine entre des coagula sanguins, car le péritoine du plancher du bassin est très extensible.

Mais il est également possible que l'évènement ne se produise pas graduellement, que par une forte douleur l'utérus et le péritoine se déchirent suffisamment, pour que l'enfant soit immédiatement expulsé dans la cavité péritonéale.

Le vagin se comporte différemment. Dans quelques cas le segment inférieur de l'utérus se retire très fortement vers le haut, il est impossible d'atteindre l'orifice utérin, l'extension du vagin devient si considérable qu'il se déchire même isolément. L'enfant situé dans cette ampoule en réalité formée par le vagin, peut glisser au dehors à travers une déchirure vaginale. Ou bien l'ampoule est en partie formée par le segment inférieur de l'utérus, de manière que la déchirure s'étend sur les deux organes.

La main de l'accoucheur est souvent complice dans le production de ces déchirures, rarement elle est seule coupable. Déjà par le fait qu' à la version le contenu utérin est augmenté du volume de la main, la déchirure peut se produire. Ensuite la main en allant avec force vers le haut, à côté de la tête, provoquera facilement une rupture. Il y a eu des accoucheurs qui admettaient que ces déchirures antérieures étaient toujours provoquées par la violence.

Mais l'utérus se déchire également lorsqu' une partie de l'enfant en quelque sorte insinuée ou imprimée dans la paroi utérine, est refoulée ou libérée. Même en tirant sur une jambe, il peut se développer une déchirure. Le genou fortement imprimé dans la paroi utérine p. ex., sectionne en quelque sorte celle-ci, lorsqu'on exerce de fortes tractions sur le pied. Une saillie osseuse proéminente, pressant fortement contre la paroi utérine, agit de la même façon que le genou.

Il est très facile de **diagnostiquer** une rupture utérine existant depuis longtemps, difficile par contre de reconnaître rapidement une déchirure qui se développe, et plus difficile encore de pronostiquer que la rupture de la matrice est imminente.

L'ensemble des symptômes, décrit depuis l'antiquité, se compose de trois phénomènes: le manque de douleurs, le collapsus et la mobilité qu'acquiert la partie qui se présente.

Si une rupture utérine existe réellement depuis quelque temps, les douleurs ont cessé. Ceci est naturellement le cas, lorsque l'enfant a été expulsé dans la cavite abdominale. Le développement graduel de l'ouverture et son augmentation progressive, constituent déjà une preuve que pendant la production de la rupture utérine il existe encore des douleurs. Si celles-ci cessaient déjà lorsque les lamelles commencent à se disjoindre ou lorsqu'il existe une petite usure par pression, cette circonstance serait très favorable. L'évènement serait à sa fin et la paralysie de l'utérus donnerait la certitude que la déchirure ne s'étendrait plus.

Je crois au contraire que dans le cas de déchirure commençante, l'excitation sur les nerfs avoisinants est telle que l'activité utérine s'accroit au plus haut degré. J'ai toujours remarqué que la rupture utérine est souvent précédée de fortes douleurs. Lorsqu'une augmentation considérable des douleurs suit soudainement une faiblesse prononcée des contractions, j'ai toujours pronostiqué la rupture utérine et je considérais cette activité soudaine des contractions comme une indication à terminer l'accouchement. Dans des cas semblables, j'ai quelquefois après l'accouchement, senti, au moyen du doigt, la rupture commençante, sous forme de trou. Dans un cas même, l'utérus était complètement perforé au dessus de l'orifice utérin externe, de manière que je pus, post partum, aller avec deux doigts entre le péritoine et l'utérus. Jusqu'au moment de l'opération les douleurs avaient été continuellement très fortes, et l'ouverture existant dans l'utérus ne pouvait, d'après sa situation et sa forme, être rapportée à l'opération dans ce cas-ci. Il en résulte que la rupture utérine peut déjà être assez grande lorsque les contractions sont encore fortes, et que pour pouvoir diagnostiquer la rupture de la matrice, il ne faut pas que les douleurs aient complètement cessé.

Le collapsus non plus n'existe pas toujours. Il est vrai que le pouls accéléré, la respiration superficielle, les sueurs froides, la pâleur du visage et l'altération des traits, indiquent qu'il y a rupture utérine, mais celle-ci peut avoir commencé et avoir atteint une étendue très considérable sans ces symptômes graves. En outre lorsque la rupture se produit soudainement, de manière que l'enfant arrive dans la cavité abdominale en un mouvement, l'utérus peut se contracter très rapidement. Alors l'hémorragie interne et externe manquent, la parturiente se remet et le collapsus fait défaut.

C'est pourquoi le diagnostic physique est précieux, et surtout parceque le médecin attentif peut par ces indications diagnostiques, certainement pronostiquer la rupture utérine.

D'abord on ne peut pas oublier que le danger de la rupture existe en général chez chaque multipare atteinte de rétrécissement du bassin, qu'à chaque instant il rend l'opération imminente, et que la crainte de cet évènement malheureux fournit l'indication principale pour tout le traitement.

Une accélération considérable du pouls est déjà suspecte. Dans les usures par pression de grandeur très peu considérable, on a presque toujours noté l'accélération du pouls. Des douleurs très fortes après une faiblesse prononcée des contractions, doivent également ment inspirer de la crainte.

A l'examen de l'abdomen, on trouve souvent une sensibilité très prononcée à la pression. Tout le bas ventre est douloureux. La palpation provoque des plaintes. Un fort refoulement de l'utérus de la droite vers la gauche est surtout désagréable à la parturiente. En allant du fond utérin vers le bas, on sent l'anneau de contraction entourer l'enfant sous forme de bourrelet dur, oblique, souvent situé tout près de l'ombilic. Ce bourrelet est tellement caractéristique qu'il frappe même l'élève non exercé; dans le cas de parois abdominales minces, on peut même le voir. Au dessus de l'anneau, le fond se montre régulier, rond, dur, épais; en dessous on peut souvent très distinctement sentir l'enfant. L'occiput surtout semble être situé immédiatement en dessous de la peau. Tandis qu'à la partie supérieure, le fond acquiert lors des contractions, la dureté caractéristique, cette dureté manque quelquefois complètement à la partie inférieure, de manière qu'on ne remarque pas de différence entre la période des douleurs et la période de l'intervalle des douleurs.

S'il existe déjà une solution de continuité, des vaisseaux ont été rupturés et ces vaisseaux donnent lieu à une effusion de sang.

Une hémorrhagie semblable a une grande valeur diagnostique, parce qu'elle se montre à une époque ou d'autres symptômes sont encore éloignés. On doit surtout songer à un commencement de rupture utérine, lorsque dans le cas d'amélioration subite des douleurs, il s'écoule d'une façon continue du sang remarquablement noir. J'ai déjà vu des cas, où depuis 2 heures déjà, avant qu'il n'existât aucun symptôme de la rupture utérine, on avait remarqué l'écoulement du sang noir. Plus rarement l'hémorrhagie est très considérable. J'ai observé que le sang avait toujours un caractère veineux, et qu'il ne montrait aucune tendance à la coagulation. Si le sang ne peut s'écouler, ou si un vaisseau est plutôt déchiré dans le paramétrium, le sang s'écoule sous le ligament large ou les segments peritonéaux avoisinants. Le péritoine est très dilatable à ce niveau. Je fus un jour appelé à un accouchement, et je trouvai le médecin la main introduite dans les parties génitales, «détachant le placenta». En appliquant la main sur le ventre, je constatai à ma frayeur que l'utérus contracté se trouvait à droite, que le médecin avait perforé le vagin et qu'il manipulait, c. a. d. recherchait le placenta, dans le ventre à la hauteur de l'ombilic. Je lui fis retirer la main, pressai facilement le placenta hors de l'utérus, et examinai. Le peritoine était détaché à une grande hauteur, sans qu'il existât quelque part une communication avec la cavité abdominale. On fit des lavages et la femme guérit!

A ce niveau, latéralement à l'utérus, le sang peut aussi tellement détacher le péritoine, qu'il se forme (comme nous l'avons déjà fait observer plus haut) un grand hématome à côté de la matrice. Ceci est très important au point de vue diagnostique. Ce qui est particulièrement caractéristique, c'est le craquement et la crépitation de cette collection sanguine, car cela prouve que de l'air est arrivé à l'intérieur per vaginam.

Si le péritoine est déchiré, s'il s'agit d'une rupture utérine complète, toute la masse sanguine peut, aussi bien avant qu'après l'enlèvement de l'enfant et du placenta, s'écouler vers le dedans, dans la cavité péritonéale. Lorsque la plaie est petite, circonstance dans laquelle le péritoine conserve sa faculté de résorption, on trouve le sang coagulé, alors que dans le cas de grandes lésions, le sang épais, noir, remplit tout le bassin. On peut évaluer la quantité de sang par la percussion.

Ce qu'on trouve au toucher doit également être utilisé pour le diagnostic. On observe d'abord le sang noir dont nous avons parlé plus haut. Ensuite la partie qui se présente devient mobile. Si les proches et l'accoucheuse rapportent que le travail a duré longtemps avec des douleurs très fortes, la partie qui se présente doit au moins être fixée. Si l'on trouve cette partie mobile, il doit exister plus d'espace que précédemment, et cette augmentation d'espace résulte de la déchirure, c. a. d. de l'augmentation de la surface interne de l'utérus.

On doit ensuite comparer ce qu'on trouve à l'examen externe avec l'état interne de l'orifice utérin. L'orifice utérin peut complètement manquer, être tiré tout à fait en haut au dessus du bassin, de manière que le vagin est considérablement étendu. Mais plus souvent l'orifice utérin est situé profondément, enclavé en quelque endroit, et l'extension considérable porte seulement sur le segment inférieur de l'utérus.

Dans la rupture utérine l'enfant est, heureusement, le plus souvent mort. Je dis heureusement, parce que par là le traitement est beaucoup simplifié. Lorsque la pression sanguine diminue considérablement, dans le cas d'anémie prononcée, de maladies du cœur, de placenta prœvia, d'anesthésie très profonde et de longue durée, de choléra etc., l'enfant meurt toujours. On a démontré expérimentalement sur les animaux qu'une diminution de la pression sanguine encore supportée par la mère, tue déjà le fœtus. Aussi quand il existe déjà une rupture considérable, l'enfant est il toujours mort.

Le **pronostic** de la rupture utérine n'est pas seulement défavorable à cause de la lésion, mais encore parce que par suite de la longue durée de l'accouchement, il s'est le plus souvent déjà développé une infection. S'il existe alors une communication avec la cavité abdominale, et si sur le trajet de l'utérus jusqu'à la cavité peritonéale se trouvent un grand nombre de matières susceptibles de décomposition, la putréfaction se continue vers le haut, et une péritonite septique enlève la femme en peu de jours.

Puis plusieurs femmes meurent également à la suite de l'énorme perte sanguine, soit immédiatement, soit, comme il arrive souvent, après 12 à 24 heures. L'hémorragie interne et externe continuent, de manière que finalement l'accouchée, devenant de plus en plus faible, succombe.

Je ne dirai que quelques mots du **traitement**: Ici comme partout un diagnostic est nécessaire. On pénètre dans le vagin et on cherche le pourtour de l'orifice utérin externe. On va ensuite vers le haut, vers le côté où l'on soupçonne qu'existe le déchirure. On examine d'une manière combinée. La main externe va à la rencontre de la main interne. On constate quelle est la profondeur de la déchirure, combien on arrive près des parois abdominales, quelle est la quantité de tissus qui se trouve encore entre les doigts.

Le lavage doit être fait avec prudence. Dans un cas qui m'a
été relaté, on avait trouvé plusieurs litres de solution phéniquée
dans la cavité péritonéale. En exerçant une compression suffisante
avec la main externe, et en contrôlant si le découlement se fait
bien, on peut néanmoins nettoyer le vagin et la déchirure par
des irrigations. L'irrigateur n'est pas tenu très haut. Quand on
est complètement orienté sur la profondeur de la déchirure, on
comprime avec la main externe le côté et la région du bassin
où se trouve la rupture. Après le nettoyage, on remplit légèrement la déchirure et le vagin avec de la gaze à l'iodoforme, et
on exerce une compression sur le ventre. Celle-ci est très importante. On fixe en arrière et au dessus de l'utérus, une grande
compresse d'ouate qui met la matrice en forte antéflexion et refoule
le viscère vers le bas. On serre le bandage si fortement que les
tampons internes sourdent en quelque sorte du vagin, la meilleure
preuve que la rupture est bien comprimée.

Il est toujours absolument nécessaire d'observer bien attentivement une femme «pansée» de la manière décrite. Le médecin ne peut
pas quitter l'accouchée avant 2—3 heures, car souvent il se déclare
des hémorragies secondaires qui amènent de nouveau l'imminence
du danger de mort.

Hofmeier a très justement insisté sur le fait que l'artère utérine
s'enfonce dans l'utérus à la partie supérieure de l'organe, à ce niveau,
l'artère spermatique amène également le sang à la matrice. Si donc
l'utérus se contracte, cette contraction aura aussi une influence favorable sur l'hémorragie dérivant du cervix, car l'utérus reçoit en général peu de sang nouveau quand il est bien contracté. Mais si une à
deux heures se sont écoulées, si l'influence des frictions sur le fond
utérin ou de la compression exercée par en haut fait défaut, ou si les
contractions cessent à la suite de la lésion, alors la déchirure commence à saigner considérablement, quoique immédiatement après
le développement de la lesion, l'hémorragie n'inspirait aucune crainte.
D'anciens accoucheurs déjà connaissaient et décrivaient très bien
ces dangereuses hémorragies secondaires. C'est pourquoi j'insiste
particulièrement pour qu'après la rupture utérine, le médecin reste
au moins deux heures auprès de l'accouchée. Qu'importe ce temps
et cette peine quand il s'agit de la vie d'une personne!

Si l'hémorragie s'arrête et si l'accouchée n'a jusqu'à présent
pas eu de fièvre, le pronostic n'est pas défavorable. Mais s'il existait
déjà de la fièvre avant l'accouchement, cela constitue la preuve de
la décomposition dans les tissus, et la femme en couches est perdue
malgré tous les traitements.

Le procédé décrit peut, sans grande pratique technique, être exécuté par tout médecin.

Il est certain que la laparatomie et la suture sympéritonéale éventuelle de la déchirure par la cavité abdominale, constituent une intervention rationnelle. Mais pratiquement on s'y décide difficilement. Ou bien les femmes sont presque moribondes, de façon qu'il semble inhumain et inutile de tourmenter la mourante, ou bien la situation est telle, que le traitement décrit plus haut a chance de succès. Ce n'est pas ici la place d'aborder spécialement cette question.

Diagnostic du rétrécissement du bassin

On peut poser le diagnostic d'un rétrécissement du bassin par trois choses: l'anamnèse, l'examen direct et la marche de l'accouchement. Ultérieurement la forme caractéristique du crâne permettra de faire des conclusions à posteriori sur la forme du bassin.

On doit déterminer par l'anamnèse si la parturiente a été atteinte de rachitisme, de maladies des enfants aiguës, ou d'affections chroniques. Chez les multipares la marche des accouchements antérieurs est de la plus grande importance.

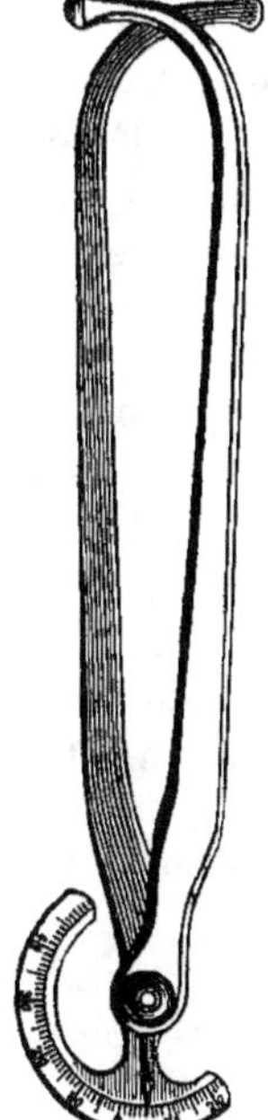

Fig. 61.

Compas de Collin.

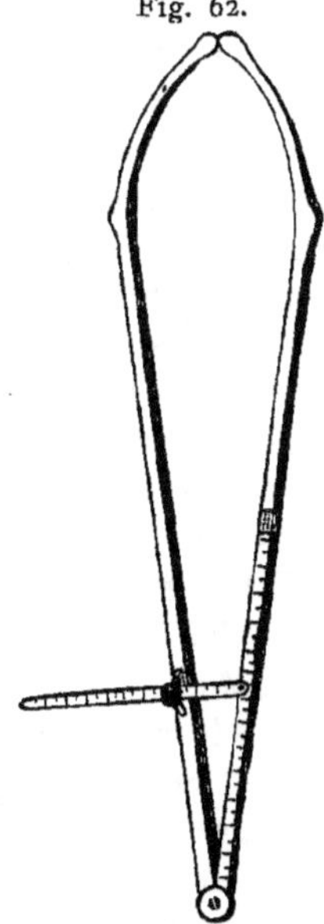

Fig. 62.

Compas de Schultze.

Il est vrai que le premier accouchement est souvent dépeint comme ayant été «très difficile». Mais si on renseigne qu'il y a eu des enfants morts, nés à terme, vigoureux, qu'on a pratiqué des applications de forceps, des versions et des opérations de morcellement, on arrive immédiatement au diagnostic de bassin rétréci en général.

Il est naturel que des erreurs sont commises de cette façon, mais lorsque nous avons pris l'anamnèse, nos moyens de diagnostic ne sont pas épuisés. L'anamnèse ne donne que le soupçon, et n'est qu'une indication à déterminer, par la mensuration, la forme du bassin et le degré de rétrécissement.

L'instrument qui est le plus facile à manier pour la pelvimétrie est le compas de *Collin* (Fig. 61). On emploie également beaucoup le compas de *Schultze* (Fig. 62). Ce pelvimètre n'est cependant pas construit assez massivement, Le compas de *Collin* est si ferme qu'il ne fait pas ressort et qu'il ne se plie pas, deux conditions absolument nécessaires si l'on veut obtenir des résultats exacts.

La mensuration du bassin doit toujours être faite la femme étant couchée au lit et seulement recouverte de la chemise. Si l'on veut faire la mensuration d'une gestante, on ne la fera pas venir à la consultation, mais on se rendra chez elle et on aura soin de dire que la femme doit être couchée au lit pour quand on vient. Ce n'est que lorsque la femme est déshabillée, qu'on peut examiner, en même temps décemment et d'une manière suffisante au but à atteindre, les membres, la colonne vertébrale et le bassin.

La pelvimétrie est un moyen indispensable pour l'accoucheur. Celui qui entreprend un accouchement pathologique sans faire la mensuration, agit d'une manière aussi impardonnable qu'un médecin qui, p. ex., n'examinerait pas l'urine dans le cas d'œdème. C'est pourquoi on doit conseiller au jeune médecin de considérer la pelvimétrie comme partie intégrante de la direction de tout accouchement, et cela déjà pour acquérir de la pratique.

On place d'abord la gestante sur le dos, aussi horizontalement que possible, puis soulevant les couvertures, on observe les pieds, on voit s'ils ont la même longueur, s'il n'existe pas d'œdème, si les jambes sont droites, si elles ne sont pas particulièrement grosses.

On examine ensuite les os iliaques, si les crêtes iliaques sont situées à la même hauteur, si elles ne sont pas renversées en dehors. On palpe également la symphise.

Puis on prend la mesure des crêtes et des épines iliaques, c. à. d. qu'on recherche d'abord avec l'extrémité digitale les épines iliaques antéro-supérieures, et qu'on applique sur elles les boutons du compas. Avec un doigt on presse le bouton contre l'épine, avec les autres doigts on fixe le bouton et le compas. On lit alors la distance. On recherche de la même façon de chaque côté le point le plus proéminent des crêtes iliaques, et on mesure ensuite la distance.

Normalement la distance entre les crêtes iliaques mesure 28 cm, celle entre les épines 25. La différence normale est ainsi de 3 cm. Dans le bassin rachitique cette différence est moindre, les distances deviennent égales, ou même les épines iliaques sont plus éloignées l'une de l'autre que les crêtes iliaques.

On ne peut pas oublier que ce caractère du bassin rétréci peut manquer complètement, ou du moins être marqué à un degré très peu prononcé.

Puis on place la parturiente sur le côté. On lui relève la chemise et on considère et on explore la colonne vertébrale de haut en bas. On cherche à taxer la profondeur de la lordose lombaire, on recherche les épines iliaques postérieures et supérieures et les apophyses épineuses des vertèbres situées entre ces épines iliaques. Le débutant peut indiquer ces points au moyen d'un crayon de couleur. On va ensuite vers la partie antérieure du corps, on pousse les couvertures de côté et on recherche le bord supérieur de la symphise. Une fois la partie médiane de ce bord fixée, on applique le compas à ce niveau, en arrière on le met entre les deux épines iliaques postérieures et supérieures, sur l'apophyse épineuse de la dernière vertèbre lombaire ou tout près de cette apophyse, en tout cas exactement au milieu. Si l'on est certain que le compas ne se déplace pas, on l'appuie encore fortement, et on mesure la distance; cette distance constitue le conjugué externe, le diamètre de *Baudelocque*. Normalement ce diamètre mesure 20 cm.

Si le conjugué externe mesure 19 ou 18 cm, on ne peut pas encore par là seul diagnostiquer un bassin rétréci, car une grande maigreur ou un structure osseuse délicate, font trouver les mesures externes trop petites, nonobstant des mesures internes normales. Par contre si le conjugué externe a moins de 18 cm, il existe certainement un rétrécissement du bassin. Pour déterminer la longueur du conjugué interne par le conjugué externe, on soustrait $8^1/_2$—9 cm de la mesure externe.

La gestante reste couchée et on pratique le toucher dans le décubitus latéral, en observant en même temps si la vulve n'est pas particulièrement située en arrière. La paume de la main est tournée vers le sacrum, l'extrémité digitale explore cet os de bas en haut, en faisant notamment attention s'il n'existe pas de proéminences, de faux promontoires etc. Dans le décubitus latéral, on peut lorsqu'il s'agit d'un bassin fortement rachitique, très bien explorer le sacrum par le toucher. On sent au dessus de l'angle de flexion du sacrum, la moitié supérieure tellement proéminer en bas, que d'abord on pense avoir devant soi un bassin spondylolisthésique.

Lorsque le rétrécissement n'est pas très considérable, l'exploration dans le décubitus latéral n'est pas aussi importante. Par le rectum, on sent également très distinctement le sacrum. De même une exploration, la gestante étant debout, penchée en avant, est très favorable lorsque les parties génitales sont fortement situées en arrière. On s'agenouille en arrière de la femme et on pénètre dans le vagin par derrière.

A la **pelvimétrie interne,** on cherche à déterminer le diamètre conjugué vrai, par le diamètre conjugué diagonal qui est facile à mesurer. Cette mensuration se fait le mieux dans le décubitus dorsal. On place la gestante tout au bord du lit. Pour que le bras de la main qui examine puisse être fortement abaissé, on soulève le siège en glissant des coussins sous lui. C'est pourquoi la position obstétricale ou la position oblique présentent également de l'avantage. On introduit deux doigts dans le vagin, on recherche le promontoire avec l'extrémité du médius, et on se marque sur l'index, en dedans du bassin, en arrière du ligament sous pubien, la longueur du conjugué diagonal avec l'ongle de l'index de l'autre main.

On soustrait 1—2 cm de cette ligne pour avoir le conjugué vrai. Il est naturel qu'on doit soustraire beaucoup moins lorsque le conjugué diagonal a une direction peu oblique, c. à. d. quand le promontoire est situé plus profondément. D'autre part la direction de la symphise aura, suivant que son extrémité inférieure est située plus ou moins en dehors, également de l'importance.

Mais des erreurs de quelques millimètres, même d'un demi-centimètre ont à peine de l'importance. Le résultat de la pelvimétrie seul indiquera rarement le traitement, ce n'est même qu'une partie de l'examen.

On construit sans cesse de nouveaux pelvimètres, je crois même qu'il n'y a aucun clinicien ou docent d'obstétrique, qui n'ait consacré des mois ou des années à la tâche de construire un pelvimètre. Ces méthodes compliquées, quelque ingénieusement et complètement qu'elles soient imaginées, ont peu de valeur pour le praticien.

Il y a des circonstances ou par suite d'étroitesse du vagin ou de plaie périnéale mal guérie, la mensuration est très douloureuse, à peine possible. Alors on n'attendra pas un moment pour faire l'anesthésie, ou on refusera, sans mensuration, de se prononcer quant au pronostic. C'est surtout lorsqu'on se décide à l'accouchement prématuré artificiel que la pelvimétrie est tellement indispensable, que sans elle, il est à peine possible d'entreprendre quelque chose de certain ou de justifié au point de vue scientifique.

Pendant l'accouchement la partie qui se présente, bras, jambe ou la tumeur de la tête, rend souvent impossible la mensuration exacte; on doit alors se contenter des résultats de la mensuration externe.

Mécanisme de l'accouchement.

En dernier lieu nous devons parler du mécanisme de l'accouchement comme caractère diagnostique.

Pour reconnaître la position de la tête dans le cas de bassin rétréci, on doit pénétrer très haut, parfois même il n'est possible d'explorer la tête qu'avec la demi-main. S'il s'agit de femmes chez lesquelles le travail a commencé depuis longtemps, de femmes qui, inquiètes et tourmentées, sont très sensibles et indociles, il ne reste qu'à faire l'anesthésie. Sans connaître la position de la tête, il est impossible d'instituer un traitement, et sans une exploration complète du bassin, on ne peut pas seulement poser le diagnostic général.

L'examen combiné présente de grands avantages. Une forte pression exercée par l'extérieur sur la tête, ou un refoulement de tout le fœtus vers le bas, exécuté de la manière dont se fait l'expression, amène parfois au niveau de l'extrémité digitale, des parties qu'on pouvait à peine atteindre auparavant et encore moins reconnaître distinctement.

Le caractère des bassins dont il est question ici, est déterminé par le raccourcissement du conjugué, et son abaissement dans un plan plus profondément situé. Alors que dans le bassin normal, le plan du conjugué se trouve, du moins en arrière, 2—3 cm plus haut que celui dans lequel sont tracés les diamètres obliques et transverses, dans le bassin rétréci, le conjugué descend dans le plan plus profondément situé. Par là seul il se produit déjà une diminution d'espace; celle-ci est encore augmentée par le refoulement du promontoire en avant.

On doit nettement séparer les «engagements (Einstellungen)» sur le bassin, dans la marge du bassin, des présentations définitives dans le bassin. Dans les publications les plus récentes, on emploie encore «présentation du front» pour «engagement du front», «présentation du sinciput» pour «engagement du sinciput» etc. Cela embrouille les étudiants. La distinction nette de ce qui se passe avant et de ce qui se passe après le passage du détroit supérieur, est très importante pour l'élève; car c'est dans cette division, aussi bien au point de vue théorique que thérapeutique, que se trouve la plus grande conquête de l'obstétrique moderne.

On peut ramener les engagements du crâne dans le bassin aplati, à trois anomalies typiques qu'on trouve presque sans exception: la position transversale, l'engagement du front et l'engagement du pariétal antérieur ou postérieur. La position transversale est l'anomalie la plus constante. Elle tient à la forme du détroit supérieur, et on la trouve toujours dans le bassin aplati, qu'il soit généralement peu ou beaucoup rétréci.

En outre le volumineux occiput — intentionnellement je ne cite pas de diamètres déterminés — est retenu. La force agissant d'en haut, dans ses efforts pour abaisser la tête, refoulera donc vers le bas la partie du crâne qui, par suite de son étroitesse, trouve place dans la marge du bassin.

La troisième anomalie est l'abaissement du pariétal antérieur, une obliquité de *Nägele* exagérée.

La moitié postérieure du crâne est retenue au niveau du promontoire saillant, tandis que la moitié antérieure s'engage dans le bassin.

Au toucher on sent donc la suture sagittale située en arrière, souvent tellement en arrière qu'on ne peut l'atteindre qu'après avoir introduit la demi-main. La grande fontanelle se trouve plus vers le milieu près du promontoire, et on peut distinctement sentir la suture coronale antérieure.

Dans de rares cas, on trouve dans la position transversale et dans l'engagement du front, un abaissement du pariétal postérieur au lieu du pariétal antérieur. Cet engagement se change parfois spontanément en engagement du pariétal antérieur. Si l'engage-

Fig. 63.

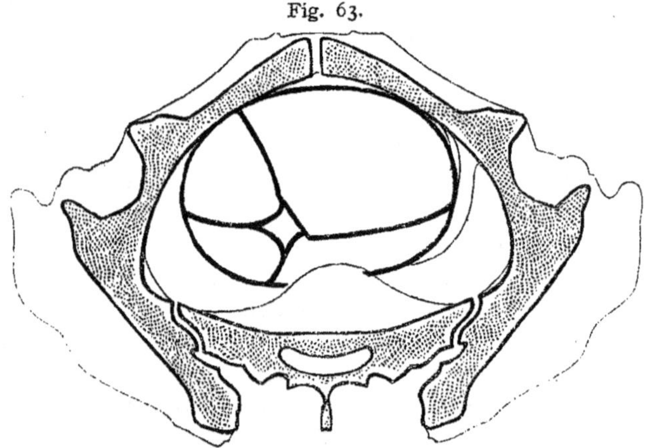

Engagement du pariétal antérieur dans la première position. Suture sagittale située transversalement et en arrière. Grande fontanelle à proximité du promontoire. Occiput retenu.

ment du pariétal postérieur persiste, le pronostic est particulièrement défavorable. Dans le cas d'abaissement prononcé, l'oreille arrive en bas et il en résulte une position latérale de la tête, une soi-disant présentation de l'oreille. Celle-ci appartient aux plus grandes raretés obstétricales et aux présentations les plus dangereuses.

Autrefois on croyait que cette position ne se rencontrait que dans le cas de bassin très rétréci, lorsqu'il y avait écoulement prématuré des eaux et ventre en besace très considérable. Mais *Litzmann* a démontré, qu'on pouvait également observer l'engagement du pa-

Fig. 64.

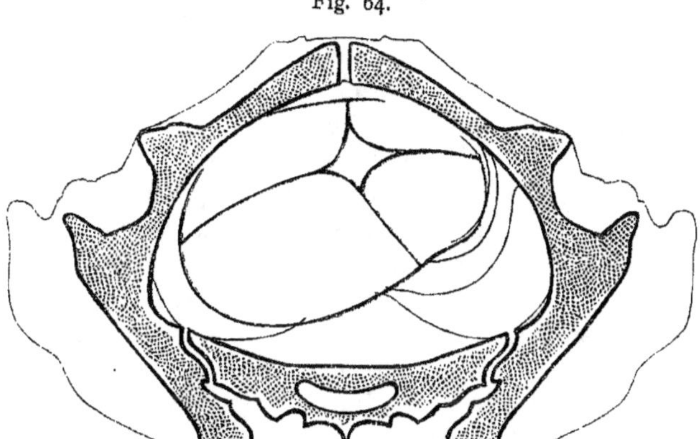

Engagement du pariétal posterieur dans la deuxième position. Suture sagittale parallèle à la paroi antérieure du bassin. Grande fontanelle en avant. Front abaissé. Occiput retenu.

riétal postérieur lorsque le bassin était complètement normal. Il attribue cette position à une déviation de l'axe utérin vers l'arrière.

En dernier lieu, nous devons encore mentionner l'engagement extra-médian, dans lequel l'une des moitiés du bassin est complètement libre, et où l'on sent la tête, avec occiput abaissé, au-dessus de l'autre moitié. Dans ces circonstances, il s'agit de bassins dans lesquels la lordose lombaire est tellement prononcée, que la tête ne peut arriver dans la marge du bassin que par le côté. Lorsque le sinciput s'est d'abord abaissé, on observe également souvent, surtout dans le cas de décubitus rationnel, une période de l'accouchement qui permettrait le diagnostic de position extra-médiane.

Si la tête est comprimée pendant longtemps entre les os du bassin, plusieurs circonstances la rendent plus apte à passer le rétrécissement: d'abord une partie du contenu crânien (sang et liquide cérébro-spinal) est refoulé vers le haut. En second lieu la tête subit des modifications de forme, elle se façonne suivant le bassin, comme toute masse molle se transforme dans une forme solide. Les os se superposent et se déforment. La tête peut également se tourner de façon à présenter des diamètres plus favorables. Nous avons déjà signalé cela pages 33 et 34. J'intercale encore la figure en question.

17*

Dans la fig. 65, la ligne *a a'*, le diamètre bipariétal, serait trop longue pour pouvoir passer par le conjugué ou un diamètre droit latéral. Mais la ligne *b b'*, qui déjà par elle même constitue le diamètre le plus court, est plus courte que la ligne *a a'* d'une quantité *c*. Si les douleurs ont ainsi modifié la forme de la tête de la manière représentée, le crâne peut passer le conjugué, puisqu'il est devenu relativement plus étroit de 1—2 centimètres.

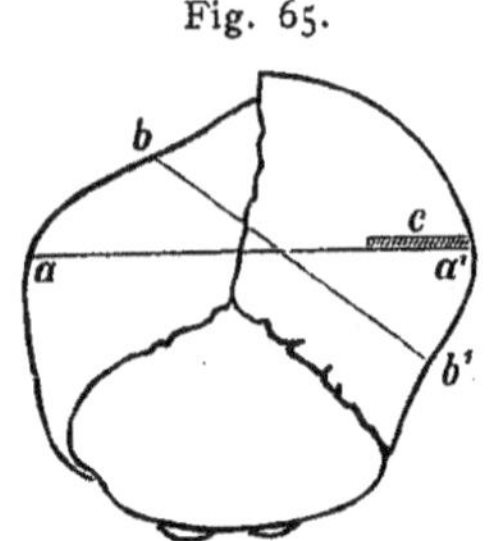

Fig. 65.

D'abord le pariétal antérieur exécute un mouvement presque isolé, tandis que le pariétal postérieur est retenu au niveau du promontoire. Par cet abaissement du pariétal antérieur, la suture sagittale semble d'abord remonter, alors qu'en réalité, aussi bien en avant qu'en arrière, la partie qui s'engage devient de plus en plus considérable.

L'occiput s'abaisse et se tourne vers l'avant dans la moitié antérieure, concave, du bassin; au toucher on sentira donc la grande fontanelle, auparavant située profondément, remontée vers l'arrière et le haut. La circonférence de la tête, la partie convexe du crâne se trouvant en dessous du détroit supérieur, devient de plus en plus considérable, la petite fontanelle glisse plus vers l'avant; soudainement ou progressivement, la plus grande périphérie aura passé le détroit supérieur, la tête n'est plus retenue et tombe en quelque sorte dans la large et basse excavation pelvienne.

Souvent on peut donner un pronostic favorable, dès que la suture sagittale se met un peu obliquement et que l'occiput s'abaisse un peu. Si à ce moment les douleurs continuent, la tête passe la marge du bassin, ou bien il est possible dans des circonstances favorables, de substituer la force de traction à la force de pression.

Si le bassin est encore transversalement rétréci, généralement et considérablement rétréci, ou si le promontoire avance tellement que le plus grand diamètre transverse (l'anatomique) est remplacé par un diamètre transverse plus petit (l'obstétrical), situé plus en avant, l'occiput ne peut pas descendre, le travail cesse, l'enfant meurt et l'utérus se rupture, si l'accoucheur n'intervient pas d'une manière quelconque.

Dans ces bassins considérablement rétrécis, la descente de l'occiput est généralement impossible. La tête reste fixée sur le détroit supérieur suivant l'engagement primitif: transversal, du front et du pariétal antérieur. Il n'y a que la moitié antérieure du crâne qui est de plus en plus profondément pressée et enclavée, quand à voir se produire une «rotation» on ne doit, par suite de la très grande fixation, plus même y songer. Au toucher, on ne sent pas une partie du crâne arrondie, fortement abaissée, mais seulement une petite section plane, dont la partie la plus profonde est souvent constituée par un os frontal. La grande fontanelle se trouve en arrière contre le promontoire, vers le milieu du bassin. Si la lordose

Fig. 66.

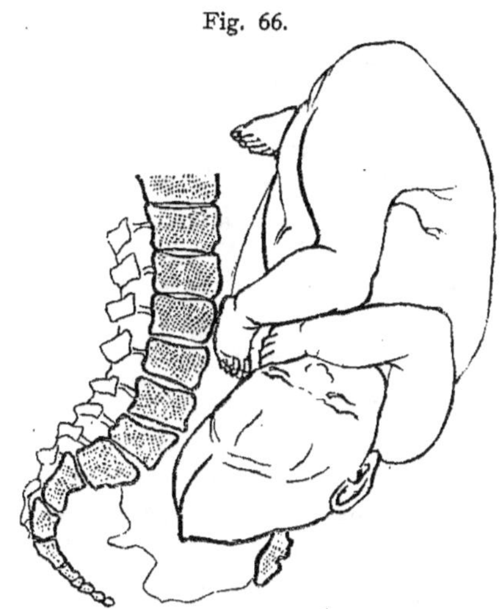

Tête fixée en engagement du pariétal antérieur.

lombaire est fortement proéminente, la tête est située très haut. Dans des circonstances semblables, l'accouchement spontané est encore possible chez les primipares, mais alors il se passe sans mécanisme déterminé, et seulement après que l'enfant est mort et après une déformation considérable du crâne. Celui-ci peut même être complètement brisé par l'action des contractions.

Dans la figure 66, on voit le déplacement considérable des os du crâne, le pariétal postérieur est fortement refoulé en dessous du pariétal antérieur; celui-ci, en quelque sorte descendu isolément, est déprimé par la symphise.

Dans la figure 67 p. 262, la tête est encore parvenue plus bas, de manière que la symphise laissera une marque de pression au niveau de l'oreille, tandis que le promontoire aura imprimé une empreinte profonde dans le pariétal postérieur.

La compression laisse également des traces extérieurement sur la peau, traces qui ont le plus grand intérêt pour l'accoucheur. Je recommande fortement, surtout aux élèves, de toujours étudier les déplacements des os et les marques de pression. Celui qui s'inté-

resse à la science, doit faire ne fut-ce que de courtes annotations
sur ce qu'il rencontre dans la pratique. Les relations d'accouchements qu'on a faites soi-même sont excessivement instructives. On

Fig. 67.

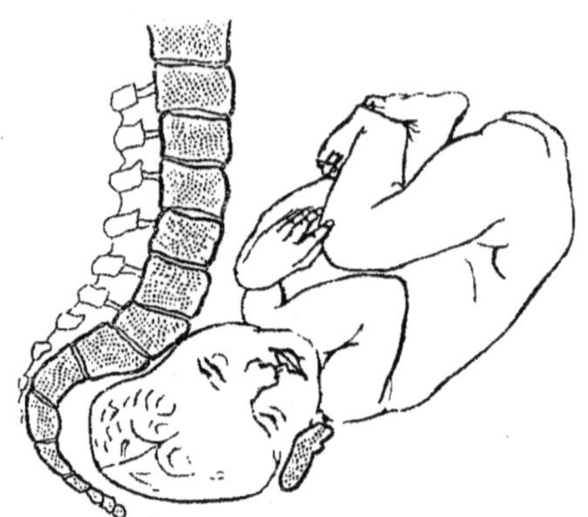

Forte compression du crâne dans l'isthme du bassin.

compare les notes plus anciennes avec les notes plus récentes, les
observations et les manières de voir, et on arrive ainsi le mieux
à l'autognose et à la sûreté. A ces notes appartiennent également
des croquis des marques de pression. S'il existe une grande différence quant à l'intensité de ces marques, de manière qu'une fois
on trouve une rougeur de la peau disparaissant rapidement ou une
suggilation de l'oreille, une autre fois des impressions profondes
des os plans, il n'en est pas moins vrai que la forme des marques
offre en général quelque chose de typique.

La fig. 68 montre une empreinte comme on en voit souvent
dans le rétrécissement du bassin. La tête a eté expulsée en

Fig. 68.   Fig. 69.

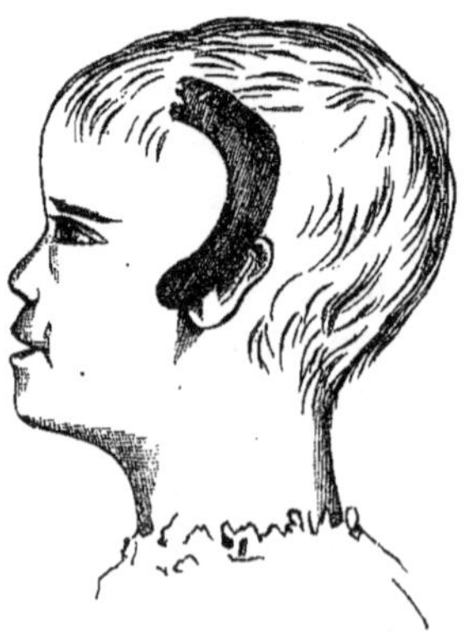

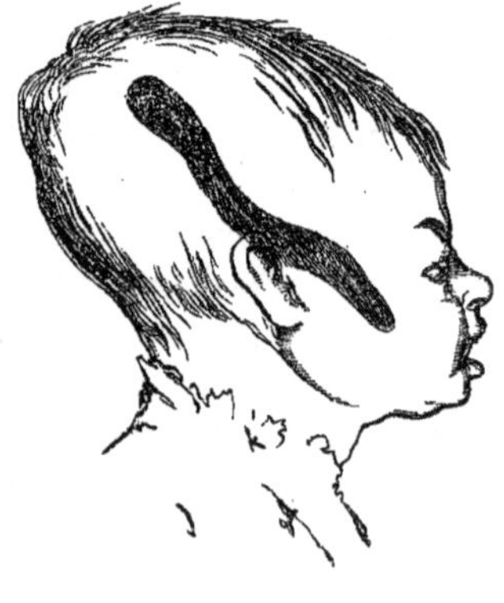

première position puisque la marque du promontoire est imprimée en arrière, et qu'elle se trouve au côté gauche. L'impression est la plus profonde au niveau de l'angle, au niveau de la tubérosité pariétale; souvent elle est tellement profonde que l'espace correspond à la capacité d'une cuiller à thé. L'enfant ne présente aucun symptôme, il n'existe pas de traitement, même après $^1/_4$ d'année on ne voit et on ne sent plus rien de l'impression.

Tandis que cette marque correspond au bassin seulement rétréci dans le conjugué, c. à. d. au soi-disant bassin simplement aplati, la marque plus longue représentée dans la fig. 69, indique que le bassin était aussi généralement rétréci. La tête a acquis, par la pression à laquelle elle a été soumise, une forme dolichocéphale prononcée et elle est arrivée au détroit supérieur avec l'occiput en bas. Et même lorsque la région de la tubérosité pariétale avait passé la marge du bassin, le promontoire était tellement profondément situé et tellement proéminent, qu'on peut encore voir la trace de la pression sur la joue.

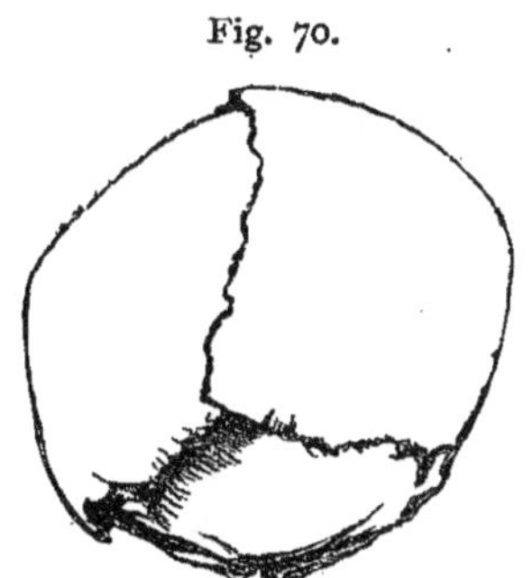

Fig. 70.

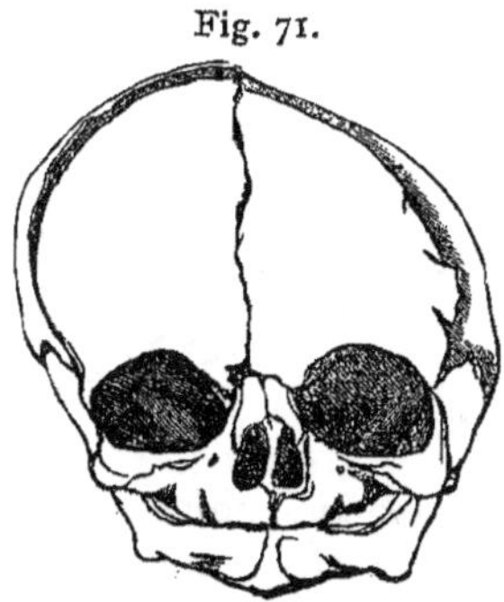

Fig. 71.

Si l'enfant meurt pendant l'expulsion ou immédiatement après, les changements de forme de la tête, dûs à la configuration, ne disparaîssent pas. Sur le crâne macéré on trouve non seulement conservé les déplacements suivant les sutures, mais surtout les déformations des pariétaux. C'est ainsi que dans la fig. 70, le pariétal gauche de l'enfant né en première position, est fortement refoulé en dessous ou pariétal droit, et que l'occiput est profondément enfoncé dans le crâne en dessous des pariétaux.

Dans la fig. 71 on voit le frontal droit engagé en dessous du pariétal correspondant, on remarque en outre que le pariétal droit surplombe le pariétal gauche. Ce qui frappe également c'est l'aplatissement du pariétal gauche par rapport à la convexité prononcée du pariétal droit.

Les crânes 72 et 73 ont également conservé les changements
de forme dûs au bassin rétréci. Répondant à la marque de pression
de la fig. 68, le pariétal est ici abaissé au niveau de la suture
coronale, de façon que le frontal proémine au-dessus du pariétal.

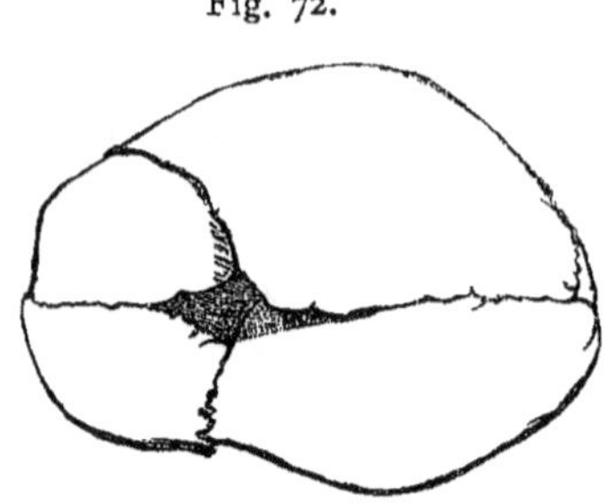

Fig. 72.

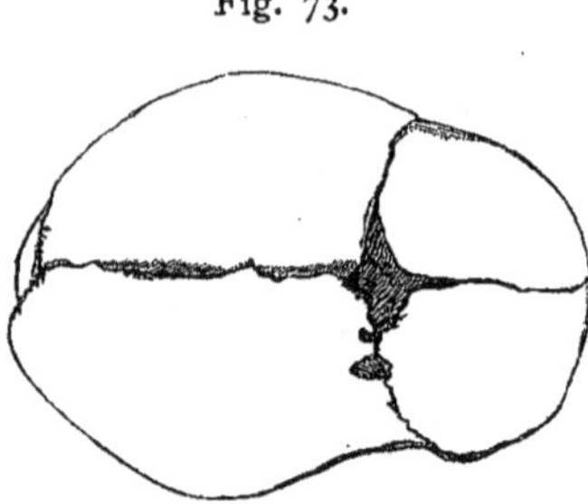

Fig. 73.

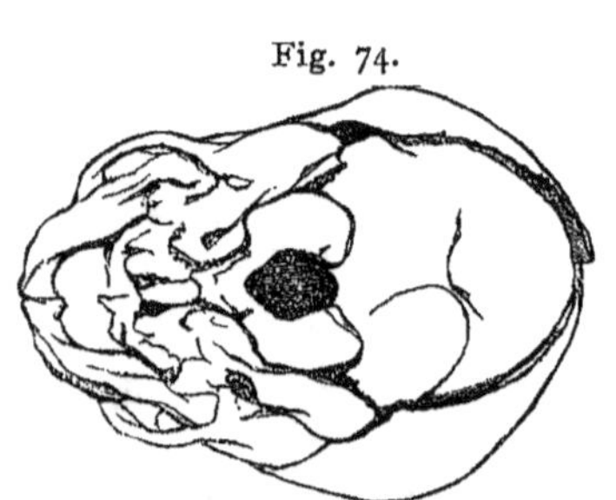

Fig. 74.

Sur le crâne vu par en dessous,
on peut également voir la déformation,
le sillon que le promontoire a imprimé dans la partie latérale de la
tête. C'est ainsi que le crâne fig. 74
provient d'un enfant accouché spontanément. L'occiput est profondément enfoncé en dessous des pariétaux. A la région de la suture coronale gauche le crâne est déprimé.

Jusqu'ici nous avons parlé de l'accouchement dans les bassins
rétrécis qui ont un conjugué trop court, et qui avec cela sont plus
ou moins généralement rétrécis. Ces formes sont celles qui occupent
le plus l'accoucheur. Les bassins généralement et régulièrement
rétrécis sont beaucoup plus rares. J'ai même, dans des accouchements ultérieurs et après un remesurage plus exact, reconnu encore
comme bassins rétrécis dans le conjugué et généralement trop
étroits, des bassins dans lesquels les accouchements se déroulaient
complétement suivant le type du bassin généralement et régulièrement rétréci.

Plus soigneusement on examine les bassins, moins la quantité
de **bassins régulièrement rétrécis** d'une façon certaine devient considérable. D'autre part on ne peut nier, que même dans le rachitisme
on rencontre des bassins régulièrement rétrécis. Les changements
de forme dûs au rachitisme, du moins les changements considérables
doivent encore être rapportés aujourd'hui à la pression du poids

du tronc. Du moins l'observation clinique démontre que chez les enfants qu'on a laissé courir malgré le rachitisme, et qui ont des extrémités fortement déformées, les rétrécissements deviennent très considérables. Si toute influence du poids du tronc manque chez des enfants très faibles, dont l'accroissement est retardé, il peut parfois se développer un bassin grêle, généralement trop étroit, qui conserve le type du bassin infantil. Si tous les diamètres sont raccourcis, la difficulté à l'accouchement sera considérable. Dans le bassin rachitique la tête peut, resserrée dans le diamètre rétréci, s'allonger vers le diamètre plus large; cette compensation manque dans le bassin régulièrement rétréci. Il est vrai que le rétrécissement dans tous les diamètres n'est pas aussi considérable que le rétrécissement du conjugué dans le cas de rachitisme.

Pour le **diagnostic**, on doit prendre toutes les mesures externes; leur amoindrissement uniforme est suspect. Dans le cas de rétrécissement constaté, on peut également mettre à profit la différence des distances entre les crêtes et les épines iliaques. D'autre part une arcade de pubis étroite, dont les os grêles peuvent, au moyen de deux doigts, souvent être démontrés d'une minceur caractéristique, indique un développement régulièrement trop peu considérable des os du bassin.

On observe plus rarement des anomalies de présentation que lorsque le basssin est rétréci d'avant en arrière. Presque toujours une partie du rond occiput trouve un point d'appui dans la marge du bassin, et la présentation de la tête reste constante jusqu'à l'expulsion.

Dans le bassin régulièrement rétréci nous pouvons admettre à priori, que dans la configuration, c'est la compression totale et non pas le raccourcissement de diamètres déterminés qui rend la tête apte à passer le détroit supérieur.

Comme par suite de la forme infantile de ces bassins, le sacrum est également plus concave dans le sens horizontal et le promontoire peu marqué, l'isthme du bassin offre, avec sa forme presque circulaire, partout d'égales résistances.

La tête fœtale pénètrera avec sa partie la plus profonde, avec l'occiput, dans la marge du bassin. Cette partie du crâne régulièrement comprimée se trouve déjà avec son extrémité en dessous du conjugué, alors que la descente, le passage du détroit abdominal, ne réussit pas. Ainsi se produit ce qu'on désignait autrefois sous le nom d'enclavement.

A l'examen on trouve la petite fontanelle dans le voisinage de la partie médiane des plans horizontaux du bassin.

La suture sagittale peut s'étendre dans une direction quelconque, une rotation autour du diamètre longitudinal de la tête,

Fig. 75.

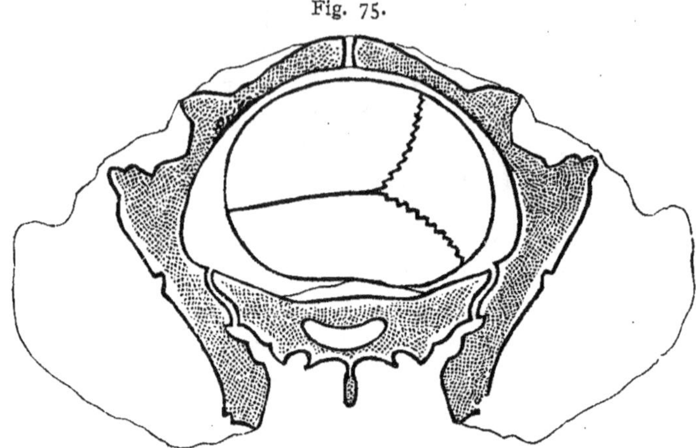

Engagement de l'occiput.

de façon que la suture sagittale change sa situation est même
possible.

Dans le cas d'activité continue des douleurs, la tête doit
s'allonger et s'amincir de la même façon que le fer dans la filière.

Tandis que tous les diamètres de hauteur et de largeur deviennent plus courts, le diamètre fronto-occipital devient proportion-

Fig. 76.

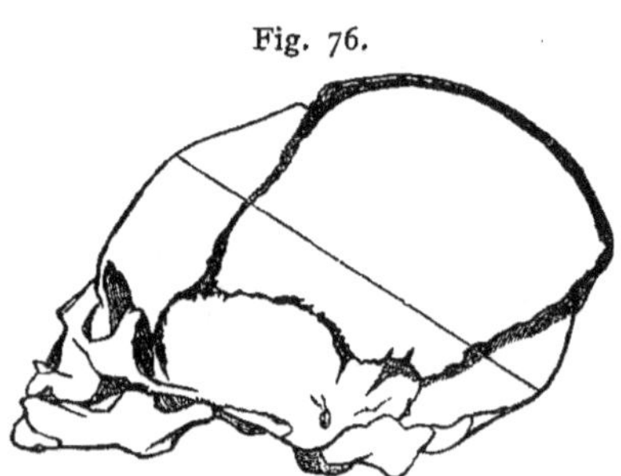

nellement plus long. C'est
ainsi que *Baudelocque* prétend
avoir observé une tête de 20,2
cm (7" 10"') de longueur.

La tête est, dans cette position, comprimée suivant la
direction indiquée par la ligne
de la fig. 76. De semblables
crânes sont très longs, le frontal
et l'occipital sont fortement
refoulés en dessous des os
correspondants. Voyez aussi fig. 69. Je ferai du reste observer,
qu'une déformation semblable se rencontre également dans le bassin
rachitique généralement trop étroit.

Dans le diagnostic de la position de la tête, on commet souvent une erreur quant à la région à laquelle la tête est arrêtée.
L'occiput conique peut déjà profondément proéminer dans l'ex-

cavation pelvienne, alors que la plus grande partie de la tête se trouve encore au-dessus du détroit supérieur. Cette erreur est surtout facile, lorsqu'il existe une grande bosse sanguine qui rend la tête de 3—4 cm plus longue. J'ai même vu que la bosse sanguine pressait déjà sur le périnée, alors que la tête était encore retenue au détroit supérieur.

Dans le bassin regulièrement rétréci les douleurs sont souvent faibles, d'autre part j'ai également observé des douleurs extraordinairement fortes, qui duraient 3 et 4 jours, et je ne crois pas que l'opinion généralement admise, citée plus haut, soit valable partout. On rencontre le ventre en besace comme dans le bassin aplati. La procidence du cordon est rare, parce que la présentation du fœtus est une présentation céphalique constante. La rupture utérine est également plus rare que dans le bassin aplati.

Une forme de bassin caractéristique, appartenant au bassin régulièrement rétréci, est le bassin en entonnoir. Dans le cas de forte cypho-scoliose rachitique, on rencontre aussi, même chez des personnes très petites, une forme de bassin qui est particulièrement intéressante, parce que l'accouchement se passe d'une façon étonnamment favorable.

Si un enfant rachitique reste couché au lit, ou si par suite d'une impossibilité prolongée de se servir de ses jambes, il reste continuellement assis, il doit se développer une forme cyphotique de la colonne vertébrale. Le dos est alors tout plat, sans lordose. Il en résulte que le conjugué devient très large. La tête s'engage facilement dans le large détroit supérieur. Et le détroit inférieur, même lorsqu'il est rétréci, n'a pas de limites osseuses si universelles, pour qu'il puisse opposer des difficultés très sérieuses. On réussit du moins très facilement à dégager la tête située au détroit inférieur, au moyen du forceps.

Nous parlerons du bassin absolument trop étroit, lorsque nous nous occuperons de l'opération césarienne.

Traitement.

Depuis *Michaelis*, il est démontré que les complications de l'accouchement, surtout les mauvaises présentations et l'écoulement prématuré des eaux qui y est relié, offrent des dangers aussi bien que la disproportion mécanique. Il faudra par conséquent diriger une prophylaxie contre la production des mauvaises présentations. Cela n'est nullement impossible. Par des bandages abdominaux appropriés, on peut très bien remplacer le soutien défectueux de l'utérus, la paroi abdominale relâchée. Il est certain que le ventre en besace, augmentant pendant la grossesse, étire les parois abdominales ainsi que la vagin et le segment inférieur de la matrice. Il se développe ainsi un cercle vicieux: les parois abdominales déjà relâchées, permettent une antéversion anormale considérable de l'utérus, et l'utérus anormalement antéversé, étire les parois abdominales et refoule les muscles droits vers le côté. La seule prophylaxie que nous puissions faire, c'est de substituer aux parois abdominales qui fonctionnent mal, une enveloppe ferme, inflexible. De cette façon nous aurons en outre fait la meilleure prophylaxie contre l'écoulement prématuré des eaux, car nous savons que c'est dans les présentations irrégulières que la poche se rupture le plus facilement prématurément. On doit, en outre, ordonner sévèrement à toute femme chez laquelle on a diagnostiqué un bassin rétréci, de se coucher aussitôt que les douleurs se déclarent. Par là on prévient également l'écoulement prématuré du liquide amniotique et le prolapsus du cordon.

Ensuite, on doit encore considérer ceci, c'est que les parois abdominales fermes refoulent, déjà pendant la grossesse, la tête fœtale dans la marge du bassin. Chez la primipare le premier accouchement est souvent normal nonobstant le bassin rétréci. Si donc par un bandage abdominal bien appliqué, rigide, nous maintenons primo la présentation exacte, nous prévenons secundo le relâchement du ventre en besace, et nous pressons tertio la tête contre le bassin, l'application de ce bandage constituera un traitement prophylactique de l'accouchement dans le cas de bassin rétréci.

Accouchement prématuré artificiel.

Il n'y a presque pas d'intervention qui démontre autant au vulgaire la puissance de l'art médical, que l'accouchement prématuré artificiel. On propose à une femme enceinte, qui au premier accouchement a peut être été torturée horriblement par le forceps et les opérations de morcellement, l'accouchement prématuré artificiel. Après que l'on a déterminé la semaine de l'opération, la patiente peut elle-même choisir le jour et l'heure. On apprête tout. On fait venir la nourrice d'avance. L'enfant nait spontanément ou après une légère opération obstétricale, et se développe, lorsqu'il est convenablement soigné, comme un enfant à terme. Il n'existe presque pas de plus beau résultat au point de vue médical. Il est vrai qu'avant qu'on en soit arrivé là, il y a encore mainte difficulté, mainte perturbation, qui, malheureusement, rendent le résultat souvent illusoire.

Autrefois la mortalité de la mère jouait un grand rôle dans la condamnation de l'accouchement prématuré artificiel; aujourd'hui ce scrupule n'existe plus. Si la mère meurt, ce n'est pas l'opération mais bien l'infection qui en est la cause. Lorsque l'enfant est bien soigné et qu'il a une bonne nourrice, le pronostic est favorable pour lui. Je ne conseille du moins l'accouchement prématuré artificiel, que lorsque je sais au préalable que l'enfant pourra être nourri avec du lait de femme.

Tout bassin rétréci dont le conjugué est taxé en dessous de $10^{1}/_{2}$ cm, constitue une indication à faire l'accouchement prématuré artificiel. On le provoquera également chez les primipares, chez elles notamment il donnera de beaux résultats et cela à cause des bonnes douleurs. Malheureusement, on a rarement l'occasion d'observer des primipares avant la fin de la grossesse.

On aura plus souvent l'occasion de pratiquer l'opération chez les multigestes. Chez les multipares, nous ne devons plus nous tenir exactement à des chiffres. L'anamnèse donne des renseignements beaucoup plus exacts. Si l'on sait, par l'anamnèse ou par l'observation propre, que l'accouchement d'un enfant non morcellé est, à la fin de la grossesse, impossible ou du moins très dangereux pour la mère et l'enfant, on est certainement autorisé à provoquer l'accouchement prématuré artificiel. Si l'on ne peut pas promettre avec certitude un enfant vivant, il n'en est pas moins vrai qu'un accouchement plus facile et moins dangereux constitue un grand avantage.

En faisant l'opération trop tôt, le pronostic est mauvais pour l'enfant. *Dohrn* conseille de ne pas opérer avant la 34e ou 35e semaine, ainsi 5 à 6 semaines ante terminum. Si le bassin est notablement rétréci, il n'est certainement pas exact d'attendre encore plus longtemps. Une perforation à faire lors de l'accouchement prématuré artificiel, suppose toujours qu'on s'est fait une fausse idée sur le bassin et sur l'époque de la grossesse. Mais il est difficile de déterminer exactement l'époque de la grossesse. Tous les signes par lesquels nous posons, dans le cas de bassin normal, le diagnostic de l'époque de la grossesse, rapports entre l'utérus et le bassin, l'ombilic, l'apophyse xyphoïde etc. sont trompeurs lorsqu'il s'agit d'un bassin rétréci.

Si l'on a accouché une femme par perforation, et si — à l'accouchement même — on s'est décidé à proposer l'accouchement prématuré artificiel, on doit, comme médecin de la famille, en avertir très tôt le mari. On l'éclaircit, sans lui donner trop d'espoir, sur la signification et la nature de l'intervention.

Comme il est excessivement important de savoir exactement quand la conception a eu lieu, j'ai conseillé à des maris intelligents, de pratiquer le coït à des jours fixes, quelque peu espacés, et de noter exactement la date. La femme, par contre, devait inscrire exactement les jours d'entrée de la menstruation. Aussitôt que la menstruation s'était supprimée, j'examinais toujours à des intervalles de quatre semaines, et j'annotais soigneusement ce que je trouvais à l'examen et le diagnostic.

Si l'on prend en considération tous ces points, ainsi que le début des mouvements fœtaux, on peut déjà souvent acquérir une notion très exacte sur l'époque de la grossesse.

Vers la fin de la gravidité, il s'y ajoute encore la taxation directe du volume de l'enfant. Pour comparer, pour gagner en quelque sorte dans les mains la sensation que donnent l'utérus et l'enfant à la fin de la grossesse, le débutant examinera les autres femmes à grossesse fort avancée qu'il aura dans sa clientèle.

Souvent on parvient à la palpation, à obtenir distinctement entre les deux mains, la tête située au détroit supérieur, et à évaluer ainsi directement son volume. Une mensuration directe, au moyen du compas, est également possible. Seulement on doit enfoncer les pointes du compas le plus possible en arrière, et les amener graduellement en avant, pour noter de cette façon la plus grande distance. Le ventre en besace et la position de la tête au détroit supérieur facilitent la manipulation, mais l'épaisseur variable des parois abdominales amène tant de causes d'erreur, que je n'ai trouvé aucun avantage à cette mensuration.

Ahlfeld a également recommandé de mesurer directement l'enfant. Si tous les autres caractères, que l'on peut certainement se procurer dans la pratique privée, manquent, il faut certes faire la mensuration directe. Mais combien n'est-on pas exposé aux erreurs ici! Une pression plus forte à la mensuration, un fort pannicule adipeux, donnent des différences de 5—6 cm.

Il serait naturellement très peu scientifique, de vouloir omettre la mensuration du bassin avant de procéder à l'accouchement prématuré artificiel. Même dans les cas connus, où par satisfaction personnelle on a, à l'occassion d'une opération de morcellement, fait l'exploration complète du bassin, la mensuration est encore nécessaire. La pelvimétrie est encore bien plus nécessaire chez des femmes qui ne réfèrent que d'accouchements difficiles et d'enfants morts. Des médecins qui faisaient l'opération en se fondant sur l'anamnèse seule et sans pratiquer de mensuration, furent, à différentes reprises déjà, soupçonnés d'avoir voulu provoquer un avortement!

Si le conjugué diagonal a moins de 7 cm, on peut à peine obtenir un enfant vivant. On devrait proposer la perforation ou l'opération césarienne.

Le jour où l'on procèdera à l'accouchement prématuré artificiel est-il fixé, la gestante prendra un à deux bains. Les parties génitales sont naturellement très minutieusement désinfectées. Puis on place la femme dans le décubitus latéral de *Sims*. On introduit la valve de *Sims*, on essuie et on nettoie le vagin avec de la ouate trempée dans une solution de sublimé. On accroche le col et on l'abaisse quelque peu. On introduit dans l'orifice utérin rendu bien apparent, une jusque deux, et si l'orifice utérin le permettait sans peine, également trois bougies. La direction suivant laquelle on enfonce les bougies n'a pas d'importance. Une fois qu'elles sont dans l'utérus, on irrigue encore le col. Un tampon peu serré de gaze iodoformée est mis dans le vagin, et la femme est portée au lit. Devant la vulve on applique une compresse fine, imbibée d'une solution de sublimé ou d'acide phénique. On renouvelle cette compresse toutes les deux ou trois heures, et surtout après l'urination et la défécation.

Par cette méthode, j'ai réussi à garder aseptiques, c. à. d. sans fièvre, des gestantes dont l'accouchement prématuré traîna une semaine. Autrefois il se déclarait presque toujours de la fièvre, lorsque l'accouchement ne commençait pas après deux à trois jours.

Après que ces manipulations, nullement douleureuses pour la gestante, sont terminées, on ne peut pas promettre avec certitude que les douleurs ou l'accouchement commenceront bientôt. Il vaut au contraire mieux, tout en apprêtant tout pour l'accouchement, insister sur le fait que les douleurs se font quelquefois attendre pendant des jours, et qu'il n'en résulte aucun dommage ni pour la mère ni pour l'enfant.

Les utérus sont doués d'une excitabilité très différente, qu'on ne peut pas déterminer d'avance. Dans un cas il se développe bientôt des douleurs, dans d'autres pas. Si les douleurs manquaient après 24 heures, on introduirait encore une à deux bougies dans l'utérus. Le plus souvent cependant l'orifice utérin s'est quelque peu dilaté.

Une pression combinée, une sorte de massage uni à l'expression, a une influence merveilleuse sur l'activité des douleurs. Lorsque l'orifice utérin est mou, déjà quelque peu dilaté, et que la tête se présente, on va avec deux doigts dans l'orifice utérin, et pendant qu'on étend périphériquement celui-ci, on presse, en exerçant en même temps d'énergiques frictions, le fond utérin, le fœtus, vers le bas. S'il se déclare une douleur on attend, pour recommencer la manipulation immédiatement après. On reprend la manœuvre à des intervalles de deux à trois heures, chaque fois pendant cinq à dix minutes. Souvent on réussit à provoquer immédiatement les plus fortes douleurs par l'abaissement de la tête. A l'époque préantiseptique ce procédé aurait été beaucoup trop dangereux, aujourd'hui des doigts aseptiques ne provoqueront aucun mal dans le vagin aseptique.

On ne rompra pas la poche avant qu'on ne soit convaincu que l'orifice utérin permettra le passage de l'enfant. La rupture de la poche est un bon moyen pour provoquer des contractions, mais pour l'enfant cette rupture est très dangereuse. Cette rupture présente encore le moins de danger, lorsqu'une bougie provoque accidentellement une ouverture à la partie supérieure des membranes de l'œuf. Alors il ne s'écoule graduellement, lors des contractions, que peu de liquide amniotique Mais si on laissait s'écouler tout le liquide amniotique, l'enfant mourrait, à moins que de fortes douleurs ne terminent très rapidement l'accouchement.

Je déconseille d'appliquer encore les anciennes, les autres méthodes, de même que de n'introduire les bougies que sous la direction du doigt. C'est de la façon décrite, qu'il est certainement le plus facile de faire le tout antiseptiquement.

Aussitôt que les douleurs ont pressé la tête dans le bassin, je recommande d'appliquer le forceps, si les contractions ne sont pas fortes d'une façon continue. Cette application sera très facile par suite de la petitesse de l'enfant, d'autant plus qu'il s'agit le plus souvent de multipares. Je n'ai quant à moi jamais risqué d'attendre longtemps, et j'ai obtenu d'excellents résultats par l'accouchement rapide.

S'il existe une présentation transversale ou une présentation du siège, on se ménage, par la version ou par l'abaissement des jambes, la possibilité de terminer immédiatement l'accouchement. La question de savoir si cela se fera immédiatement dépend de la largeur de l'orifice utérin.

Pour l'enfant, on doit préparer d'avance une couche chaude. Ce qu'il y a de plus simple, c'est de mettre au fond du panier ou

du lit, quelques bouteilles à bière remplies de sable chaud. On
met également de semblables bouteilles tout autour de l'enfant. On
baigne l'enfant dans de l'eau à 38 ⁰ et on le met le plus vite possible
dans le lit chauffé.

Régulièrement toutes les deux heures, que l'enfant dorme ou
qu'il soit éveillé, on lui donne un peu de lait. Comme ces enfants
n'apprennent ordinairement à sucer qu'après une semaine à 15 jours,
la nourrice doit, par pression sur le sein, faire couler du lait dans
la bouche de l'enfant. On doit bien voir si les langes sont mouillés,
pour savoir si l'enfant reçoit de la nourriture. Deux fois par jour,
on baigne l'enfant dans de l'eau à 38 ⁰ Celsius.

La version prophylactique.

Si l'accouchement dure très longtemps dans le cas de bassin
rétréci, l'enfant meurt, et pour la mère se développe le danger
de l'infection et de la rupture utérine. De sorte que dans ces circonstances, la mère arrive en danger de mort comme l'enfant.
S'il existe une méthode permettant d'éviter prophylactiquement ces
dangers pour la mère et l'enfant, cette méthode sera autorisée
aussi bien qu'une application de forceps au détroit inférieur pour
accouchement retardé, par ex., en supposant naturellement que la
version prophylactique soit aussi peu dangereuse pour la mère et
pour l'enfant, que l'application de forceps au détroit inférieur.

La méthode prophylactique en question pour l'accouchement
dans le cas de bassin rétréci, c'est la version prophylactique. Par
là l'enfant quitte le canal génital avec la tête dernière. Cela présente des avantages et des désavantages. En général la tête dernière passe mieux à travers le rétrécissement que la tête première,
mais on perd l'avantage de l'adaptation progressive du crâne. Il est
certain qu'une configuration aussi complète, un déplacement et une
déformation des os aussi considérables que ceux qu'on observe dans
l'accouchement spontané, se produit avec moins de danger sous
l'action graduelle de la pression de l'utérus. Jamais, par la forte
pression à laquelle la tête dernière, rapidement extraite, est soumise, on ne modifiera la forme du crâne avec autant de ménagements que cela se produit par les douleurs, lorsque la tête arrive
première. C'est précisément après des extractions violentes, qu'on
observe le plus fréquemment des fractures communitives au niveau
de la suture coronale postérieure, également chez des femmes qui
avaient accouché, et accouchèrent plus tard encore, d'enfants vivants,
en présentation de la tête.

Il est vrai que pour la mère les avantages prédominent. Si l'on n'opère, d'une façon complètement aseptique, que lorsque les conditions de la version existent, la courte mais très forte pression ne nuit pas. Si même le bassin était tellement rétréci que la tête se brisât, les parties molles maternelles supporteraient cette pression de courte durée, et le bassin de la mère ne serait certainement pas rompu, les os de la tête étant plutôt brisés.

C'est pourquoi, au point de vue théorique, on doit recommander la version dans le rétrécissement du bassin. Si on ajoute à cela que la statistique démontre également de bons résultats; que chez des femmes chez lesquelles on avait pratiqué toutes les opérations obstétricales, sans qu'elles accouchèrent d'enfants vivants, on obtint, par la version, un enfant vivant, il est certain qu'un grand nombre de raisons parlent en faveur de ce traitement.

Une objection qu'autrefois on faisait souvent contre la version, c'était la fréquence de maladies infectieuses graves dans les couches. Cette objection tombe aujourd'hui. Car une opération semblable engagera certainement à faire l'antisepsie la plus rigoureuse, et de fait le médecin consciencieux n'observera guère d'infection à la suite de la version. On ne peut certainement pas méconnaître le danger de la rupture de l'utérus! Celui qui opère maladroitement, avec violence, peut déchirer l'utérus. Mais alors la partie qui se présentait n'était plus mobile, on avait fait la version sans prendre en considération les conditions de possibilité, on avait laissé passer le moment favorable, la version n'était plus une version prophylactique.

Autrefois on a beaucoup comparé les résultats de la version et du forceps, dans le cas de bassin rétréci. On comparait naturellement des choses qui en somme ne peuvent être comparées. Si l'on peut encore faire la version, il est impossible d'appliquer le forceps, car pour la version il faut que la tête soit mobile, pour le forceps la tête doit être fixée. On pourrait tout au plus se demander: Est-il plus avantageux de faire la version prophylactique, ou d'attendre, pour terminer l'accouchement par le forceps, un peu plus tard, lorsque les conditions d'application de cet instrument seront remplies. On ne dira donc pas version ou forceps, mais version ou attente.

L'insuccès de la version par rapport à l'enfant, ne parle pas non plus contre la version. Un enfant dont la tête dernière se brise à l'extraction violente, aurait également occasionné des difficultés si la tête s'était présentée première. Lorsque la tête vient dernière on a une prise naturelle, le tronc, tandis que sur la tête première on doit d'abord appliquer une prise artificielle, le cranioclaste ou le forceps. Ce qui parle également en faveur de la version, c'est qu'on peut terminer l'accouchement beaucoup plus tôt, avant que la rupture utérine et l'infection n'entrent en considération.

Il est vrai qu'on peut objecter à cela, qu'à la version et à l'extraction on brise un crâne, qui aurait peut-être passé le détroit supérieur sans fracture, si la configuration s'était faite graduellement.

Mais il y aura encore et toujours, comme dans toutes les idées à controverses, des accoucheurs qui se fiant à leur habileté et à leur expérience, préféreront faire la version, tandis que d'autres préféreront attendre. Ce serait un malheur pour la science, si quelqu'un avait suffisamment d'autorité, pour que ses opinions fussent acceptées comme dogme.

Les bassins qui donnent l'indication pour la version prophylactique, sont ceux dont le conjugué est modérément rétréci tout au plus à 8 $\frac{1}{2}$ ou 9 cm. Dans les rétrécissemens plus prononcés on a, par ci par là, dans des circonstances particulièrement favorables, obtenu un enfant vivant, mais on ne peut pas fonder des règles sur des exceptions. Si le bassin avait moins de 8 cm, il serait naturellement faux de faire la version, car la version prophylactique a pour but de sauver l'enfant. Si celui-ci est du reste perdu, il faudrait réduire le volume de la tête venant la première. On attendrait jusqu'à dilatation suffisante de l'orifice utérin, et on perforerait avant qu'il n'y ait danger de rupture utérine. Ou bien on devrait se résoudre à faire l'opération césarienne.

Ensuite les bruits du cœur de l'enfant doivent être normaux. S'ils sont fortement ralentis et s'il y a déjà eu issue de méconium, on ne pourra pas, dans le cas de bassin rétréci, opérer assez vite pour sauver l'enfant.

C'est surtout lorsqu'on aura appris par l'anamnèse, que plusieurs accouchements ont, après l'attente ou l'application de forceps, donné des enfants morts, qu'on sera autorisé à choisir un autre mode de délivrance: la version. S'il existe en outre d'autres complications: procidence du bras ou procidence du cordon, ou les deux en même temps, on se décidera encore plus vite à la version.

J'ai jusqu'à présent parlé d'accouchements dans lesquels la poche des eaux existait encore. On peut également essayer la version après l'écoulement du liquide amniotique. On doit songer que ce n'est pas le manque de liquide amniotique qui rend la version plus difficile, mais bien les contractions se produisant après la rupture de la poche. Si donc après l'écoulement du liquide amniotique les douleurs manquent complètement, comme c'est précisément le cas lorsque le bassin est rétréci, cette circonstance est d'un côté très favorable, et d'un autre côté elle fournit une indication à la version, qui à présent encore a un caractère prophylactique.

Si la parturiente est indocile, alors une forte résistance ou des cris poussés lors de l'examen, p. ex., déterminent déjà une fixation apparente de la tête. Dans ces circonstances on mettra la parturiente dans la position génu-pectorale, et on essaiera de déterminer si la tête est mobile. Si dans cette position on peut non seulement refouler le crâne vers le haut — dans ce cas on refoule l'utérus avec l'enfant — mais également vers le côté, vers la droite et vers la gauche, on pourra faire une tentative de version. Alors on ne promettra pas non plus l'accouchement immédiat, mais on dira aux proches qu'on veut faire une tentative pour sauver l'enfant. Si l'on remarque qu'il n'est pas possible de faire passer le thénar le long de la tête de l'enfant, on cessera la tentative.

Dans ces versions, il faut conseiller d'introduire la main en arrière, à peu près suivant une distance sacro-cotyloïdienne, et du côté de la face de l'enfant. La tête se trouve souvent dans une espèce de dilatation sacciforme de l'utérus au-dessus de la symphise: dans le ventre en besace. Si on pousse donc la main vers le haut, en avant, le segment inférieur de l'utérus est tiraillé et étendu d'une façon dangereuse. On sait en outre, que les ruptures traumatiques de l'utérus siègent le plus souvent en avant.

Autrefois on devait également faire la version dans le cas de bassin rétréci, lorsqu'on ne réussissait pas à saisir la tête réduite avec le forceps. Avant l'invention du céphalotribe et du craniotracteur, la version et l'extraction étaient finalement la seule méthode de délivrance. Aujourd'hui nous possédons dans le cranioclaste un instrument tellement parfait, que lorsque la tête se présente, la version après la cranioclasie est une opération qui n'est plus guère faite.

Dans le cas de rupture utérine, l'enfant est certainement toujours mort, c'est pourquoi dans les présentations de la tête où l'on aura diagnostiqué la rupture utérine, on fera par principe la perforation. Dans les présentations transversales on doit malheureusement faire la version, au risque de déchirer encore davantage l'utérus. Si l'enfant est déjà passé dans la cavité abdominale, on doit essayer de l'extraire par la voie par laquelle il a glissé hors de la matrice. Théoriquement on peut combattre cette dernière règle. On peut déclarer qu'il est faux d'élargir de nouveau la déchirure de l'utérus avec la main, éventuellement de déchirer davantage la matrice dans une autre direction avec l'enfant. On pourrait avec la main et l'enfant léser des anses intestinales ou les amener dans la crevasse. Le seul traitement rationnel serait donc la laparatomie et l'extraction de l'enfant par la plaie abdominale. J'ai moi-même autrefois professé cette opinion. Toutefois l'expérience et les communications trouvées dans la littérature médicale, me font considérer comme avantageux d'extraire l'enfant per vias naturales. Moi-même j'ai extrait un enfant qui se trouvait en partie dans une cavité en dessous du péritoine. Et même si celui-ci était perforé, l'enfant aurait plutôt refoulé les intestins, et ne se trouverait pas complètement entre ces viscères. En outre la déchirure se trouve dans le mou et mince segment inférieur de l'utérus. Pour tous ces motifs, la laparatomie serait dans des cas désespérés semblables une intervention plus grande, que de traverser, après désinfection très rigoureuse, la déchirure avec la main, de faire la version combinée de l'enfant, d'aller chercher les deux pieds, et d'extraire alors le fœtus comme hors de l'orifice utérin véritable.

On a également décrit des accouchements tout à fait atypiques, dans lesquels la tête avait, p. ex. après la section du tronc, glissé à travers la déchirure et se trouvait en dessous du foie. Pour ces événements extraordinaires, il faut trouver, après avoir soigneusement pesé les avantages et les désavantages, un traitement aproprié ad hoc.

Pour ce qui concerne l'exécution de la version, voir chapitre VI. J'insisterai cependant encore sur ceci, c'est que dans les rétrécissements du bassin, il faut être très prudent pour éviter de produire des lésions.

Quand on a terminé la version dans le cas de bassin rétréci, on fait toujours une pause, pour s'éclaircir sur la position de l'enfant. Beaucoup de malheurs seraient évités, si l'extraction n'était pas faite uno continuo avec la version. Il est naturellement insensé d'attendre longtemps. La version et l'extraction sont deux parties d'une opération, mais entre ces deux parties il faut faire une pause, pour choisir la technique exacte de la seconde partie. Car l'extraction du tronc et de la tête offrent beaucoup de difficultés dans le bassin rétréci. Nous pouvons éviter prophylactiquement maintes de ces difficultés, alors que pour d'autres il nous est impossible d'obtenir des résultats favorables.

On doit d'abord soigneusement considérer les intentions de la nature. On doit tâcher d'aider la rotation que l'enfant exécute spontanément. Si l'on remarque qu'en tirant prudemment sur les jambes, l'enfant ne se tourne pas avec le dos vers l'avant, on essaie la rotation vers l'autre côté.

C'est précisément dans les rétrécissements du bassin, où le tronc ne peut pas se mouvoir librement, qu'il serait funeste d'amener les bras ou la tête dans des situations défavorables, par des rotations fausses, forcées. Si dans le cas d'espace très restreint, le siège a été tiré dans l'isthme du bassin avec la face dorsale en arrière, il peut être impossible de rétablir encore une position dorso-antérieure. C'est pourquoi il faut extraire lentement, prudemment, en considérant attentivement les rotations spontanées.

Il résulte de la description de l'extraction faite à la page 127, que les bras peuvent être enclavés entre la ligne innominée ou le promontoire. Ce danger sera encore plus grand dans le bassin rétréci que dans le bassin large. C'est pourquoi dans le cas de bassin rétréci, on doit dégager les bras aussi haut que possible, c. à. d. au-dessus du détroit supérieur. Déjà lorsque l'ombilic est sorti, on introduira toute la main pour remonter jusqu'à l'épaule. L'autre main peut encore agir suffisamment énergiquement sur les jambes, si le tronc devait être descendu. On sera étonné de la facilité avec laquelle on pourra abaisser le bras, lorsqu'on est allé très haut avec la main.

Et le long diamètre transverse permet même un abaissement du bras suivant le diamètre transverse, comme je l'ai décrit à la page 128.

Nonobstant l'extraction d'un des bras, on ne réussit souvent pas à dégager au moyen de celui-ci, l'épaule correspondante. C'est pourquoi, dans ces derniers temps, je me suis abstenu de ces tentatives et qu'immédiatement après le dégagement du premier bras, j'ai introduit l'autre main très haut, pour dégager de la même façon, facilement, le second bras.

En dégageant les bras au-dessus du détroit supérieur le périnée est très exposé. J'ai plusieurs fois observé que l'avant-bras rupturait ou écrasait le périnée, lorsque la main allait au-dessus de la symphise, lorsqu'elle devait être tendue très vers le haut et très vers l'avant.

Si nous nous rappelons l'extraction de la tête dernière dans le bassin normal, nous avons trouvé que dans le cas d'expulsion spontanée en présentation du siège, le menton est fortement pressé contre la poitrine. Nous n'avons qu'à regarder les périphéries du crâne fig. 77, pour remarquer au premier coup d'œil, que c'est dans le cas de parallélisme le plus exact possible entre le diamètre fronto-occipital et l'axe longitudinal de l'enfant, que la tête présente au bassin les meilleures circonférences, c. à. d. les circonférences verticales.

Fig. 77.

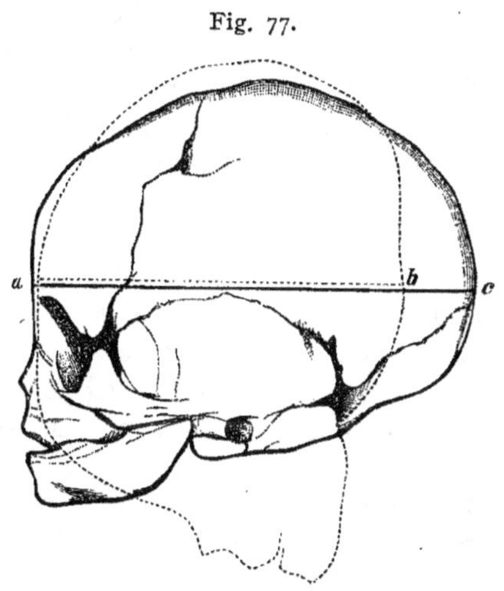

Dans tout accouchement nous produisons des conditions défavorables en ne faisant que la traction sur le tronc, attendu que de cette façon nous éloignons le menton de la poitrine. Dans le bassin rétréci nous devons également, comme dans l'accouchement normal, maintenir le menton de l'enfant sur la poitrine ou l'attirer sur la poitrine.

On tire donc le crâne, se plaçant le plus souvent transversalement de lui-même ou étant déjà situé transversalement, à travers l'isthme du bassin, de façon à amener d'abord, suivant le côté du bassin, le menton vers la poitrine et à l'en rapprocher le plus possible. Par là l'une extrémité du diamètre fronto-occipital se trouve au-dessus, l'autre en dessous du détroit supérieur.

Puis on cherche à faire passer devant le promontoire, la moitié postérieure de la tête. Pour cela on possède deux moyens; en premier lieu, on exerce des tractions en pesant et en soulevant comme si on voulait tourner la tête immédiatement autour de la symphise, et en second lieu on fait, par l'extérieur, énergiquement presser la tête, qu'on sent parfaitement au-dessus de la symphise, dans l'isthme du bassin.

Pour cette pression à exercer par l'extérieur, je ne pourrais donner des règles fixes, toujours applicables. Lorsque le rétrécissement est peu prononcé, on peut presser de n'importe quelle manière, seule la pression d'en haut, le remplacement des douleurs qui manquent, amène la tête dans le bassin. Dans d'autres cas on obtient un résultat, en pressant au-dessus de la symphise directement vers l'arrière, de manière à aplatir la tête suivant le diamètre bi-pariétal.

Dans le bassin généralement et régulièrement rétréci, j'ai aussi obtenu de bons résultats par la version prophylactique. J'ai trouvé qu'ici, il était très favorable de faire énergiquement abaisser le front, par l'extérieur, pendant qu'on tire fortement sur le menton. Dans d'autres cas, par contre, une forte pression sur le côté occipital produisait de l'effet.

C'est ainsi qu'à l'extraction, j'ai souvent rapidement fait changer la direction de la pression exercée à l'extérieur, lorsque je remarquais que cette pression ne produisait pas d'effet. Comme celui qui exécute la pression externe n'a pas, le plus souvent, une connaissance parfaite de ce qu'il a à faire, il serait illusoire de donner des directions de pression particulièrement compliquées.

Si la tête est trop volumineuse pour le bassin, elle est lésée à l'extraction. En premier lieu, il se produit souvent des impressions en forme de cuiller (löffelförmige Impressionen). On les rencontre à la même région que l'impression représentée page 262, fig. 68. De semblables dépressions des os sont très fréquentes, surtout lorsque les crânes sont mous. Elles disparaissent et ne nuisent nullement à l'enfant. Les fractures osseuses sont beaucoup plus dangereuses, et cela parce que l'os, très vasculaire, fournit une extravasation sanguine très considérable à la surface du cerveau. Le cerveau ainsi comprimé se trouve lésé dans sa fonction, et l'enfant meurt. S'il ne se produit pas une forte hémorragie, l'enfant nouveau-né supporte aussi bien la fracture du crâne que l'homme adulte. Chez un enfant, chez lequel le crâne avait été fracturé à l'accouchement, de telle façon qu'on pouvait distinctement suivre la fissure osseuse depuis la grande fontanelle jusqu'à la tubérosité pariétale, j'ai à l'autopsie faite 6 semaines après, trouvé dans le voisinage de la fracture, des masses de cal superficielles. Un autre enfant qui avait été jeté au-dessus d'une clôture de jardin par un femme accouchée clandestinement, présentait une forte ecchymose de l'une des moitiés de la face et une fracture du pariétal. Cet enfant resta néanmoins en vie.

Chez les enfants extraits avec violence, il y a certainement souvent d'autres circonstances qui concourent à la mort du fœtus. La gouttière qu'imprime le promontoire à la région de la suture coronale située en arrière, est caractéristique. Souvent aussi on trouve à ce niveau des fractures communitives. Ainsi fig. 78, à l'endroit marqué par un*. Ici un morceau triangulaire du pariétal peut également se détacher complètement. Le relâchement, l'extension de la suture écailleuse est plus fréquent encore, et existe presque dans chaque extraction difficile. Sous cette suture étendue se trouve souvent une extravasation sanguine considérable. Si le bassin est également rétréci suivant le diamètre transverse ou généralement et régulièrement rétréci, alors la portion écailleuse de l'occipital est, à l'extraction, énergiquement refoulée en dessous des pariétaux. En outre les portions condyloïdiennes se détachent

Fig. 78.

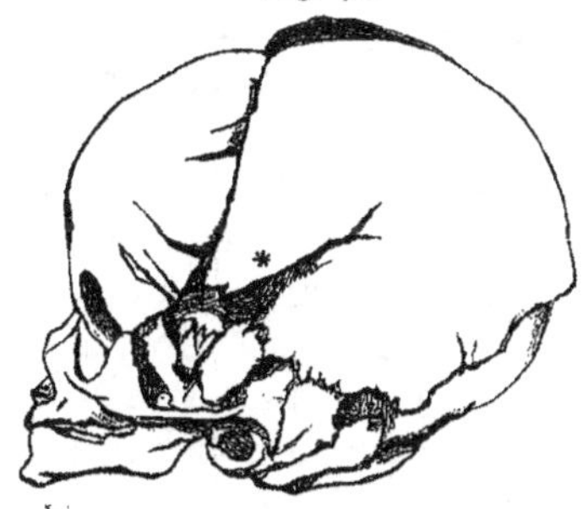

Fractures communitives après l'extraction.

Fig. 79.

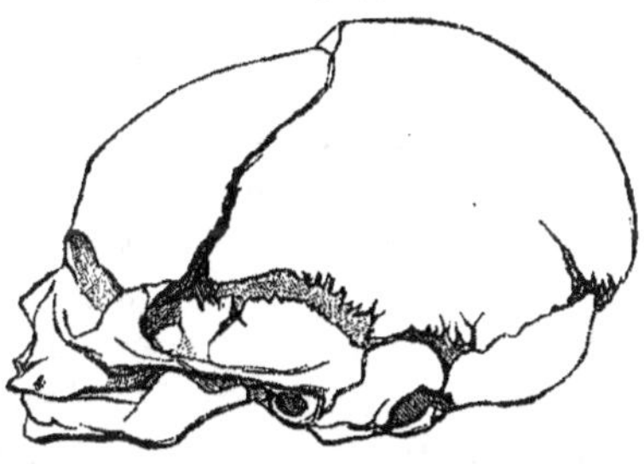

Extension de la suture écailleuse après l'extraction.

de la portion squammeuse. Il se peut que cette lésion se produise d'abord par forte traction, alors la portion écailleuse de l'occipital détachée, peut suivre la pression et s'enfoncer en quelque sorte dans le crâne. De cette façon le trou occipital devient plus petit.

Dans les fig. 80 et 81 on voit les portions condyloïdiennes détachées, situées sur la portion écailleuse de l'occipital. Celui-ci est fortement refoulé en dessous des pariétaux.

Fig. 80.

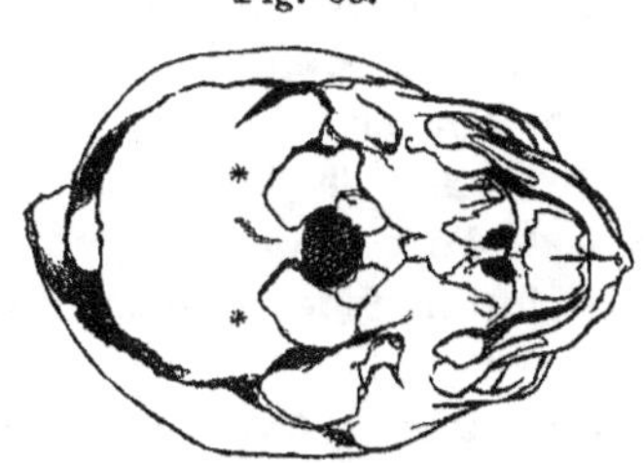

Fig. 81.

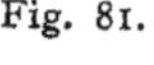
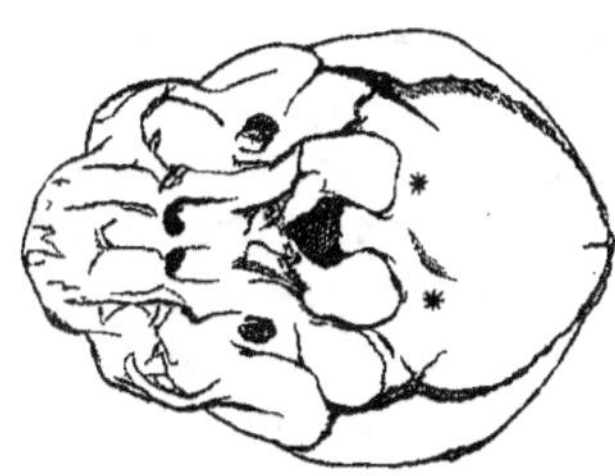

Déplacement des portions condyloïdiennes sur la portion écailleuse de l'occipital.

Dans la fig. 81 le trou occipital est presque divisé en deux, et comme la portion écailleuse est à son extrémité antérieure fortement poussée vers l'avant, le refoulement en dessous des pariétaux n'est pas aussi prononcé. Dans ces lésions, le danger réside également dans l'hémorragie. La moëlle épinière remplit si peu le canal, qu'un écrasement direct ne se produit guère.

Dans les cas où l'on emploie la force brutale, on rencontre des lésions tout à fait atypiques. C'est ainsi que j'ai vu une rupture complète de la colonne cervicale; la tête était complètement mobile, et toute la musculature du cou était imbibée de sang jusqu'au niveau du larynx œdématié.

Si l'enfant est déjà mort avant l'extraction, ou s'il meurt pendant l'extraction, ou s'il se démontre que malgré l'emploi des méthodes décrites, il est impossible de presser la tête dans le bassin, l'application d'une force excessive n'a naturellement aucun sens. Je ne recommanderai qu'une manœuvre, qui m'a déjà souvent rendu d'excellents services.

Je l'ai recommandée à l'occasion de la communication d'une statistique, Arch. f. Gyn. IV. p. 366: „Dans des cas semblables, où après la mort de l'enfant la tête ne suit absolument pas la manœuvre de *Veit*, on doit accrocher les deux mains au-dessus des épaules, l'une du côté de la poitrine, l'autre du côté du dos. Il est vrai qu'en tirant maintenant fortement en bas, on provoquera facilement une fracture de la clavicule, mais on pourra dans le plupart des cas s'épargner la peine de faire la perforation et la céphalotripsie.“

Jamais je n'ai appliqué cette manœuvre lorsque l'enfant vivait, aussi fus-je très étonné, lorsqu'un collègue me communiqua, qu'au moyen de cette manœuvre il avait extrait deux fois un enfant vivant.

Mais si cette manœuvre ne conduit pas non plus au but, on cessera les manipulations, on avertira les proches de la mort de l'enfant et on leur expliquera la nécessité, l'absence de danger pour la mère et le bon résultat d'un amoindrissement du crâne.

La tête dernière n'est pas perforée par beaucoup d'accoucheurs

Même ceux qui se sont graduellement et complètement convertis à l'emploi du cranioclaste, et qui ont sinon mis au ban le céphalotribe, recommandent encore de briser la tête dernière au moyen du céphalotribe. Avant *Seiffert*, l'école de Prague n'admettait même pas du tout que la perforation de la tête dernière fut une opération fondée.

Cette opération est cependant très facile à exécuter, si facile que je crois que les ennemis de l'opération ne l'ont pas du tout ou très rarement pratiquée. Quoi de plus naturel que de ne pas faire une chose qu'on considère comme fausse! Je n'ai, p. ex, jamais appliqué le céphalotribe sur la tête dernière.

En tout cas la perforation de la tête dernière est très facile, quand on l'exécute de la façon dont je l'enseigne.

La technique est simple: on fait très fortement tirer sur les jambes de l'enfant, vers le bas et l'arrière. Par là on obtient de la place en avant, et la tête est fortement pressée contre l'isthme du bassin. A présent on se choisit en avant, immédiatement contre la symphise, une région à laquelle on peut arriver très commodément. Il est tout à fait indifférent si les ciseaux rencontrent une fontanelle ou une suture. Au contraire, il vaut mieux de traverser l'os que les nombreuses parties molles du cou qui empêchent l'écoulement de la pulpe cérébrale. Si l'on cherche, d'après l'ancienne règle, à pénétrer dans le trou ovale, on n'y réussit pas le plus souvent. Ordinairement on enfonce le perforateur un peu à côté, comme cela est représenté dans la fig. 82.

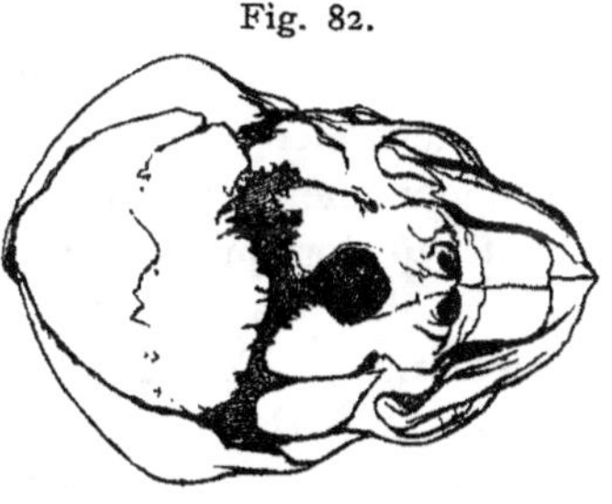

Fig. 82.

Il est très favorable que la tête soit maintenue fixée sur le détroit supérieur, par traction exercée sur les jambes. C'est pourquoi aussi la perforation de la tête dernière est plus facile que celle de la tête venant première.

Dans ces derniers temps, j'ai de préférence exécuté cette opération, la parturiente étant placée dans le décubitus latéral. Le tronc de l'enfant est tiré aussi fortement que possible sur le dos de la parturiente. Intérieurement on refoule la lèvre antérieure du col, puis on perfore la tête. Comme dans le décubitus latéral on ne peut pas bien agir par l'extérieur, j'applique le cranioclaste après la perforation. De cette façon la pulpe cérébrale, surtout lorsqu'on exerce une pression par l'extérieur, s'écoule mieux et la tête est très facile à extraire. Souvent même je n'ai introduit que la branche fermée du cranioclaste, pour maintenir ouvert le passage pour la pulpe cérébrale. Si alors le matière cérébrale est évacuée par pression par l'extérieur, la tête suit facilement la manœuvre décrite à la page 282.

Dans cette méthode on s'épargne la dilatation digitale du canal de ponction, manœuvre dans laquelle on se faisait souvent de petites plaies aux doigts. Et une traction alternative ou simultanée sur le cranioclaste et les jambes est particulièrement efficace.

Le forceps.

Dans le bassin rétréci, le forceps peut aussi bien être l'instrument le plus avantageux, que l'instrument le plus dangereux. Le bassin rétréci en lui-même ne peut jamais fournir une indication pour le forceps, mais bien les suites du rétrécissement du bassin. La faiblesse des douleurs, la longue durée de l'accouchement, le danger de mort pour l'enfant et la mère, constituent des indications pour terminer l'accouchement. On provoque cette terminaison au moyen du forceps, lorsque l'accouchement est arrivé à une période ou l'application de cet instrument est possible.

Au fond les indications sont ainsi les mêmes, que pour l'application du forceps sur la tête située au détroit inférieur. Il est, somme toute, inexact de toujours parler d'indications pour une opération déterminée. L'indication est toujours la même: impossibilité de l'accouchement spontané, sans danger pour la mère et l'enfant. Ce n'est que lorsqu'on a déterminé cette impossibilité, qu'il s'agit, en second lieu, de fixer quelle est l'opération appropriée au stade de l'accouchement. Comme l'application du forceps sur la tête située au détroit supérieur entraîne beaucoup de dangers, nous n'employerons le forceps que lorsque dans le cas d'indication très pressante, la tête est déjà tellement descendue, que seulement une partie du crâne se trouve dans le conjugué, tandis que la plus grande partie se trouve déjà plus bas.

Qu'il me soit permis ici, de constater une grande différence entre les vieux et les jeunes accoucheurs par rapport à l'application du forceps dans le rétrécissement du bassin. Le fait qu'aujourd'hui on distingue parfaitement les obstacles à l'accouchement qui ont leur siège au-dessus du détroit supérieur, de ceux siégeant dans l'excavation pelvienne, constitue certainement le progrès le plus important et le plus considérable de l'obstétrique de notre siècle. Lorsqu'autrefois on ne parlait que de tête fortement appuyée (Anstemmen des Kopfes), d'enclavements etc., on appliquait le forceps dans tous les cas „où cela ne marchait pas". Mais aujourd'hui, où tout le monde apprend que l'arrêt au-dessus du détroit supérieur a une tout autre signification que l'arrêt dans l'excavation, il est naturellement faux d'appliquer le forceps comme correctif de tout trouble de l'accouchement. Combien d'accidents n'ont déjà pas été provoqués par des applications de forceps violentes. Combien rarement obtient-on un enfant vivant par ces applications! Il se peut vraiment que cela en impose au paysan, lorsque le médecin ruisselant de sueur, soufflant, démontre l'enfant mort et explique

„qu'il n'aurait pu venir seul", mais cet ars crudelis doit faire place à une obstétrique plus rationelle, qui, humaine et vraie, ne veut pas rendre possibles des choses irréalisables.

Il faut d'abord qu'il y ait une largeur suffisante de la marge du bassin. Mais comme la tête peut être située si profondément que la mensuration du conjugué diagonal est impossible, et qu'un crâne très malléable peut, par suite d'une circonstance particulièrement favorable, arriver très bas nonobstant le bassin rétréci, on pourra à peine déterminer des limites et des chiffres. Du moins dans la pratique, j'ai toujours rendu l'application du forceps dans le cas de bassin rétréci, dépendante de ce que je constatais au toucher, et non des mesures du bassin. Nous ne déterminerons donc pas un chiffre fixe, mais nous rendrons l'application du forceps dépendante de la situation de la tête. S'il y a une indication à terminer immédiatement l'accouchement, on doit explorer soigneusement le détroit supérieur; le doigt ou la demi-main va du promontoire jusqu'à la symphise, contournant la tête suivant le plan sagittal maternel. Par là on détermine quelle est la partie de la tête déjà pressée dans le conjugué, en prenant toutefois en considération, que la partie de la tête qui se présente peut être considérablement augmentée de volume par la bosse séro-sanguine, et que le bassin rachitique est peu élevé. Si l'on peut sentir complètement la suture sagittale, la distance existant entre elle et le promontoire fournit également un bon point de repère.

Si on trouve la tête complètement mobile, on fait la version, qui est facile. Si la tête peu configurée ne proémine dans la marge du bassin qu'avec une partie convexe peu considérable, si elle n'est fixée qu'en apparence, si on peut la soulever ou la tourner autour du conjugué considéré comme axe, par pression sur le front et l'occiput, l'application de forceps est encore impossible.

Si toutefois la tête était fixée sur le détroit supérieur, et si le segment du crâne situé dans le conjugué représentait une surface plane, en quelque sorte un toit plan au-dessus de l'isthme du bassin, il n'y aurait encore aucun segment du crâne engagé, et on devrait, dans le cas de nécessité absolue de terminer l'accouchement, faire la perforation.

Le forceps ne peut être appliqué, que lorsque la tête bien configurée est sur le point de passer le conjugué. La partie convexe située en dessous du conjugué doit représenter, du moins à peu près, la moitié de la tête. La tête est alors naturellement fixée. Mais cela ne sera possible de la manière désirable, que dans le cas de bassin modérément rétréci. Si la tête non configurée se trouve, fixée ou mobile, complètement au-dessus du détroit supérieur, le forceps est contre-indiqué.

Souvent la tête a une situation qui se rapproche de la position oblique dans la partie rétrécie du bassin. La bosse séro-sanguine est déjà en contact avec le périnée. Dans des circonstances semblables on n'hésitera pas à aider les douleurs, et à délivrer immédiatement la tête qui a presque vaincu le rétrécissement.

Il n'est pas nécessaire que l'occiput se soit déjà abaissé. Même dans le bassin rétréci, le mécanisme normal c'est que le front soit profondément situé. J'ai pu plusieurs fois, là où la tête était descendue dans cette position primitive, entraîner facilement le crâne situé complètement transversalement avec occiput retenu.

De semblables opérations exigent beaucoup de calme, d'attention et d'habilité. La parturiente est couchée dans une espèce de position sacro-dorsale, avec siège fortement soulevé. Le forceps est appliqué dans le diamètre transverse. On exerce les tractions, les manches étant fortement abaissés, directement en bas. Plus le siège de la parturiente est relevé, plus facilement on peut tirer en bas. On doit faire la traction d'essai avec beaucoup d'attention, car il arrive souvent que les cuillers du forceps refoulent au-dessus de la symphise, la tête en apparence fixée. L'accoucheur s'étonne et se réjouit de la facilité avec laquelle il réussit à articuler le forceps, et à la traction il n'a généralement pas saisi la tête. Il n'est nullement nécessaire de toujours tirer dans la même direction. On tire, avec prudence, une fois vers la gauche, puis une fois vers la droite, souvent même il est très favorable de presser, par le relèvement des manches, le pariétal postérieur contre le promontoire, et de le faire passer ainsi devant le promontoire. Une traction oblique, dirigée vers le côté opposé à l'occiput, est indiquée lorsque l'occiput est déjà la partie la plus profondément située de la tête, Il faut naturellement une prudence spéciale pour que l'instrument ne dérape pas.

Lorsque l'opération dure longtemps, il est également favorable de laisser passer quelques douleurs sans exercer des tractions Pendant les douleurs, la tête exécute souvent spontanément les rotations favorables, rotations qu'une saisie trop énergique avec le forceps empêchaient plutôt qu'elles ne les favorisaient. J'ai même vu quelquefois, alors que le forceps avait été déclaré infructueux et que la perforation avait été prise en considération, quelques douleurs vaincre soudainement et rapidement l'obstacle en apparence insurmontable.

Si la tête est, souvent tout d'un coup, passée dans le bassin, on examine et on désarticule le forceps. En articulant de nouveau, la tête, située transversalement, s'est souvent fortement tournée avec l'occiput vers l'avant. La façon dont on extrait à présent la tête a été décrite page 75.

Il est naturel que lorsqu'on déploie trop de force, le crâne fœtal est fracturé, et cela de deux manières différentes. Ou bien parce que le forceps trop fortement serré sur la tête fracture directement les os, ou bien parce que la tête pressée contre le promontoire est brisée par celui-ci.

Dans le premier cas l'accoucheur est en partie coupable, car pour éviter le dérapement, la main rapproche souvent les manches avec trop d'énergie. Comme dans ces circonstances la tête est située transversalement, nous trouverons la lésion sur l'occiput et à l'arcade orbitaire.

Le crâne représenté dans la fig. 83 fut, après de longs efforts, extrait hors d'un bassin rachitique au moyen du forceps. L'enfant était mort. On voit une fracture directe de l'occipital qui se continue sur le pariétal gauche. En outre des fractures communitives indirectes au niveau de la suture coronale gauche, provoquées par la pression du promontoire.

Le crâne fig. 84 montre une fracture de l'arcade orbitaire directement provoquée par le bord du forceps, la tête étant située transversalement.

Si les os du crâne sont très fortement refoulés les uns au-dessus des autres au niveau de la suture sagittale, le sinus longitudinal peut se rupturer. C'est là une lésion absolument mortelle.

Fig. 83.

Fig. 84.

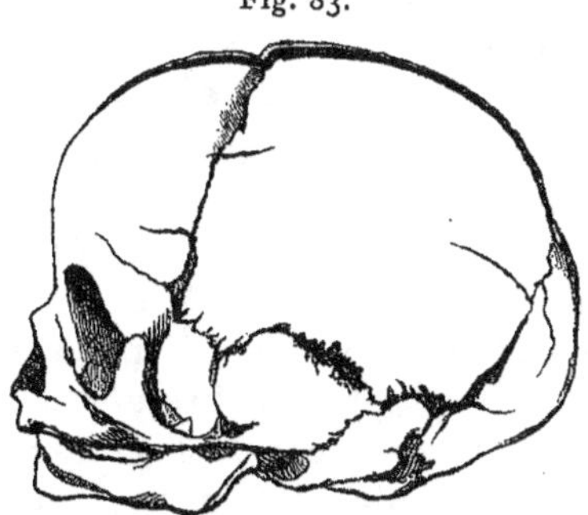

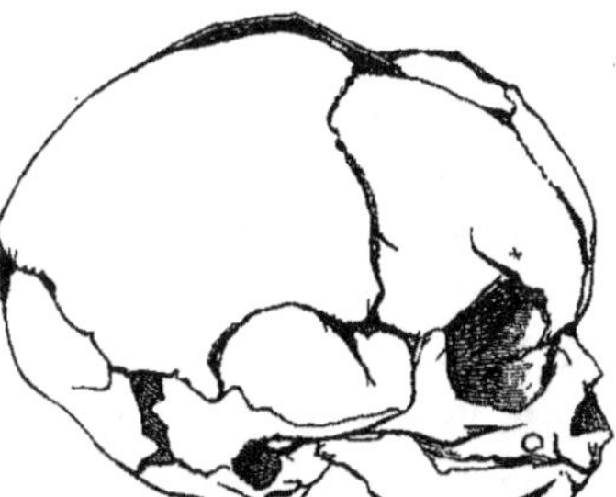

Fractures directes et indirectes après l'application du forceps, la tête étant située transversalement et le bassin étant rétréci dans le conjugué.

Fracture directe de l'arcade orbitaire provoquée par le forceps.

Pour finir je n'hésite pas à avancer, que l'application du forceps sur la tête située au détroit supérieur dans le cas de bassin rétréci, ne peut jamais être qu'une tentative; que les facteurs qui décident du résultat ne peuvent être calculés avec une certitude absolue, et que par conséquent ce n'est pas une preuve que le médecin a mal jugé le cas d'accouchement, lorsqu'il enlève le forceps et fait suivre une autre opération.

Il est notamment absolument nécessaire d'ausculter souvent pendant l'opération. Les pauses qui sont nécessaires pour cela, ne sont qu'avantageuses pour la mère. Aussitôt que l'enfant est certainement mort, on ne se donnera pas inutilement du mal et on ne torturera pas la parturiente, mais on communiquera l'événement aux proches, pour recourir à la perforation après quelqu'attente.

Intentionnellement je n'ai pas mentionné les forceps modernes, les forceps à tractions normales. J'ai employé ces forceps, aussi bien celui de Tarnier, commandé à Paris, que ceux de l'école de Vienne. Avec ces instruments on n'opère pas aussi sûrement qu'avec les anciens forceps, les lésions qu'on provoque au moyen d'eux sont très considérables, par suite de l'impossibilité de calculer la force de levier. Je ne crois avancer trop, en disant que d'ici à peu d'années, personne ne parlera plus de ces forceps.

Cranioclasie.

Lorsque dans le cas de bassin rétréci, on arrive à l'accouchement à une époque où l'enfant est déjà mort, p. ex. après une procidence du cordon existant depuis longtemps, ou après un travail vain, durant depuis plusieurs jours, on n'hésitera pas un moment à faire la perforation et l'extraction au moyen du cranioclaste. Ce serait une grande faute, si l'on voulait exposer la mère à un danger quelconque, pour conserver intacte la forme de l'enfant.

De vieux médecins ont encore souvent une certaine aversion pour faire la perforation, même chez des enfants morts. L'expérience de la période pré-antiseptique y est pour quelque chose. A cette époque, la différence de traitement lorsque la tête se trouvait au détroit supérieur ou au détroit inférieur n'était pas aussi rigoureusement établie qu'aujourd'hui. Nonobstant le bassin rétréci, on appliquait simplement le forceps quand l'accouchement n'avançait pas, et si l'opération ne réussissait pas, on faisait finalement la perforation. La méthode de la perforation était également très dangereuse. Déjà avant qu'on y recourût, on avait provoqué des lésions et l'infection de la femme. Alors le pronostic devenait très fâcheux.

Aujourd'hui que nous écartons l'infection, que nous ne faisons plus des applications de forceps violentes, de longue durée, et que nous disposons d'une méthode de cranioclasie sûre et sans danger, la perforation a perdu de l'effroi qu'elle inspirait.

Nous n'exposerons pas au danger de la rupture utérine, à de grandes lésions, ou à l'infection possible dans tous les accouchements de longue durée, une parturiente chez laquelle existent les conditions de possibilité de la perforation. Nous ferons la perforation aussitôt que l'enfant sera mort. C'est surtout dans la clientèle privée, où nous ne savons pas ce qui s'est passé avant notre arrivée, que nous devons toujours nous efforcer à terminer l'accouchement le plus tôt possible. Quel avantage la mère a-t-elle de l'attente, après la mort de l'enfant? Aucun! Quand l'enfant est mort, on doit terminer l'accouchement dès que l'orifice utérin a acquis la dilatabilité suffisante.

Je recommande instamment, même dans le cas de rétrécissement modéré du bassin, de faire, par principe, immédiatement la perforation d'enfants morts et de les extraire au moyen du cranioclaste.

Les circonstances sont plus difficiles lorsque l'enfant vit. Il est clair que le médecin ne se décidera que très difficilement à perforer des enfants vivants. Mais cette question de la perforation d'enfants vivants ne se présente pas très fréquemment. Dans le cas de rupture utérine les enfants sont le plus souvent morts. Par contre, dans le cas de rupture utérine imminente, d'anneau de contraction situé très haut, d'orifice utérin tiraillé vers le haut ou fortement enclavé, il pourrait encore être question, outre de la perforation, de la version et de l'application du forceps. Il se peut que l'opérateur habile ait une fois de la chance par une version combinée prudente. Mais le risque est grand. On hâtera peut être de beaucoup la production de la rupture utérine ou on agrandira celle existant déjà. Dans des cas semblables, il est certainement plus prudent de faire la perforation. On ne peut pas oublier non plus que des circonstances extérieures, qui ne rentrent pas dans le cadre d'une discussion scientifique rigoureuse, jouent un rôle ici. S'il s'agit p. ex. d'une pauvre femme de prolétaire, qui a une quantité d'enfants vivants, nous considérons comme parfaitement fondé, au point de vue humanitaire et médical, de recourir à la perforation. Après cette opération la mère peut, au bout de peu de jours, quitter le lit et remplir ses devoirs domestiques. Par une version difficile on aura peut être le résultat illusoire d'obtenir un enfant vivant, mais on sacrifiera la vie de la mère ou du moins elle restera longtemps malade au lit, ce qui amène la ruine matérielle et morale de la famille. N'est-il pas plus humain dans ces circonstances de sacrifier la vie de l'enfant et d'assurer la vie et la santé de la mère? C'est naturellement le caractère individuel du cas qui décidera de l'intervention. On ne peut pas poser une règle valable partout. Mais je ne puis pas rejeter par principe la perforation de l'enfant vivant.

Les circonstances sont les mêmes dans le cas où la mère présente une forte fièvre. Ici également on s'efforcera d'accoucher au plus tôt la femme. Si cela n'est pas possible par la version, si la fièvre augmente, si les douleurs cessent, le pronostic pour la mère et pour l'enfant devient excessivement défavorable. Par l'attente nous se sauvons pas l'enfant, mais le danger de mort pour la mère augmente à chaque heure. Si l'on fait l'accouchement, si l'on nettoie le tractus génital par de copieuses injections antiseptiques, les couches se passent souvent tout à fait normalement. Ici on ne peut pas non plus poser la règle sans exception, que lorsque la mère présente de la fièvre, on doit faire la perforation. Car dans plusieurs circonstances j'ai attendu, et obtenu un bon résultat par l'application du forceps. Mais en général on doit, lorsqu'il existe de la fièvre terminer l'accouchement le plus tôt possible, même en s'exposant au danger de tuer l'enfant. Personne ne le fera avec plaisir, mais il serait inhumain de bannir complètement cette opération.

Pour ce qui concerne la largeur du bassin, on ne peut pas donner une limite supérieure. Dans les rétrécissements tout modérés du bassin, ou peut-être le forceps donnerait également un bon résultat, on doit faire la perforation quand l'enfant est mort. Car il est indubitable que le crâne perforé, plus petit, traverse le bassin avec moins de danger que le crâne intact. On ne pourra de même établir des limites fixes inférieures. Mais dans un bassin dont le conjugué a moins de 5 cm, ainsi dans un bassin où la main ne peut plus passer, la perforation et l'extraction au moyen du cranioclaste sont en tout cas impossibles. Par suite de la grande rareté du bassin absolument trop étroit, il s'agira le plus souvent de bassins de 8 à 10 cm. Voir plus bas l'indication relative pour l'opération césarienne.

On enseigne ordinairement que les conditions de possibilité pour l'application du forceps; fixation de la tête et dilatation de l'orifice utérin, sont également celles de la craniotomie. Ceci n'est le cas que dans une certaine mesure. Il existe plusieurs circonstances où la tête, retenue par le rétrécissement du bassin, reste tellement élevée que l'orifice utérin ne peut être dilaté par rien, notamment après l'écoulement prématuré des eaux. Ensuite les rapports du bassin empêchent souvent la fixation de la tête et celle-ci n'est retenue que par la pression de la presse abdominale. Si on voulait attendre dans tous les cas, on comprendrait mal les avantages de la craniotomie. C'est précisément la possibilité de terminer cette opération, avant qu'une trop longue durée de l'accouchement amène des dangers pour la mère, qui constitue le principal avantage.

Quand nous ne possédions pas encore le craniotracteur, quand on employait encore l'instrument grossier, le céphalotribe, on n'était pas, avec raison, aussi prodigue de la craniotomie. On craignait les grands écrasements latéraux, provoqués en partie par la tête, en partie par l'instrument. On ne se hasardait à opérer que lorsque l'orifice utérin était complètement dilaté.

Un des plus grands progrès de l'obstétrique, c'est que pour la craniotomie, il s'acclimate enfin des règles admises partout. Alors qu'au commencement du siècle l'amoindrissement du volume de la tête était une opération atypique, exécutée partout d'une manière différente et avec des instruments qui exposaient énormément la mère, on peut dire aujourd'hui que la craniotomie, exécutée exactement, est une opération sans danger. Une application difficile de forceps au détroit inférieur, exige beaucoup plus de dextérité et de force que la cranioclasie.

Le premier acte de la craniotomie, c'est la perforation du crâne. Je recommande de ne faire cette perforation qu'au moyen du perforateur en forme de ciseaux (fig. 85). J'ai moi même, autrefois, presqu'exclusivement employé les trépans. Mais leurs avantages

Fig. 85.

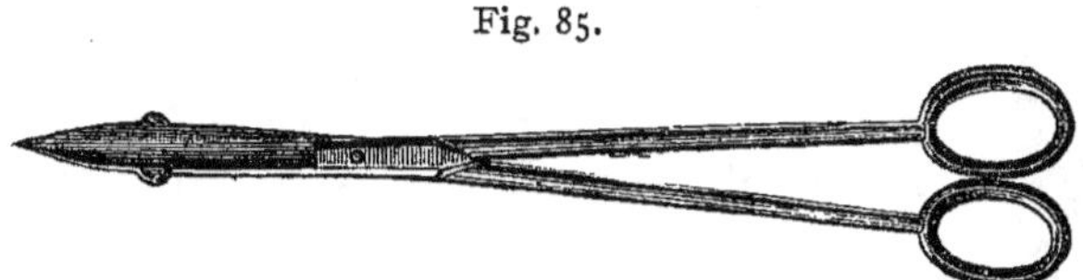

sont illusoires. On arrive bien plus vite à l'intérieur du crâne au moyen des ciseaux de Smellie et cet instrument permet de faire la perforation de la tête complètement mobile.

Trois doigts servant de conducteurs, on choisit un point du crâne auquel on puisse facilement arriver avec les ciseaux. Il est inutile de rechercher une fontanelle ou une suture. Je recommande même d'éviter les deux. Les os se déplacent au niveau des sutures et des fontanelles, de façon qu'à la compression de la tête,

l'ouverture qu'on a pratiquée est déplacée, et que l'écoulement de
la pulpe cérébrale cesse lors de la compression totale du crâne. Au
moyen des ciseaux il est notamment très facile de perforer les os
minces du crâne, en imprimant des mouvements de rotation à l'instrument.

Si en appuyant fermement les ciseaux contre le point où l'on
veut pénétrer dans le crâne, on constate que la tête n'est pas entièrement fixée, on doit la faire immobiliser, par l'extérieur, par l'accoucheuse. Cela réussit facilement pendant l'anesthésie, les parois

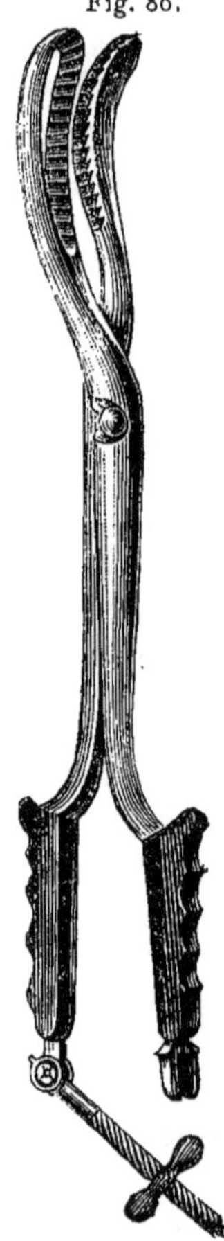
Fig. 86.

abdominales étant alors relâchées; mais sans narcose,
on peut également fixer la tête, par pression sur
tout l'utérus. Ce n'est que lorsqu'on est certain
que la tête ne s'échappe plus à la pression exercée
au moyen des ciseaux, qu'on tourne ceux ci de
côté et d'autre jusqu'à ce qu'on ait perforé le crâne.
On élargit alors quelque peu l'ouverture en ouvrant
les ciseaux, et refermant ceux ci, on avance lentement, jamais par saccades, en imprimant des mouvements de rotation et de vrille, jusqu'à ce que la
pointe heurte contre la base du crâne. On retire
les ciseaux et on introduit immédiatement l'index
de la main protectrice dans l'ouverture faite au
crâne; on fixe ainsi cette ouverture. On prend alors
la branche fermée du craniotracteur et on l'enfonce
dans le crâne. On dissocie le cerveau au moyen
de cette branche, pour faciliter l'issue de la pulpe
cérébrale. La tête devient souvent mobile par là.
On fait a présent une irrigation désinfectante du
vagin pour enlever la matière cérébrale et le sang
qui se sont écoulés hors du crâne. Dans toutes les
opérations semblables on n'emploîra pas le sublimé.
Les nombreuses légères plaies conduisent trop facilement à la résorption et à l'intoxication.

On confie alors la première branche du cranioclaste à un assistant et on lui recommande de la
maintenir bien en place. Puis, laissant la main
interne toujours sur la tête, on introduit l'autre
branche de façon qu'elle soit placée à l'extrémité
du diamètre transverse, ou en arrière dans la concavité du sacrum. La main interne s'assure que

Craniotracteur.

l'instrument est placé vers le haut, à l'intérieur de l'orifice utérin,
immédiatement contre le crâne. Puis la main interne quitte la

tête, en retenant constamment l'instrument pendant qu'elle descend. On articule les deux branches et on rapproche les manches par une pression énergique, de façon à pouvoir y adapter l'appareil de compression. On serre la vis aussi fortement que possible et on contrôle si l'instrument est bien appliqué sur la tête, si parfois la paroi vaginale proéminente ou le cervix n'est pas saisi en même temps.

Si l'on a constaté cela avec certitude, on exerce des tractions. Il s'écoule habituellement de la pulpe cérébrale déjà au premier rapprochement des branches, il s'en écoule encore davantage à la traction. Un assistant se tient prêt avec un irrigateur. Après quelques tractions, ou enlève toujours le sang et la pulpe cérébrale par une irrigation avec une solution désinfectante.

Si on remarque à la traction sur le cranioclaste, que le cuir chevelu, c. a. d. l'os saisi, cède très fortement — car il cède toujours un peu — on peut changer la position de l'instrument. On amène la branche externe à l'autre côte du crâne et on tourne la branche interne autour de son axe pour pouvoir articuler. Rien n'est plus facile que cette manipulation excessivement simple.

Si même l'os saisi se détachait complètement, il n'y aurait pas encore de mal. Par là le crâne diminue de volume et devient de plus en plus propre à passer le rétrécissement. J'ai notamment dans le cas de crânes mous d'enfants morts ou œdématiés, arraché jusque trois et quatre fois de grandes parties de la tête, avant que la tête entière ne suivit. L'une des mains doit contrôler attentivement, c. a. d. toujours rester sur la tête pour couvrir les rebords osseux tranchants, de manière que la vagin ne soit pas lésé.

Le grand avantage du cranioclaste sur le céphalotribe consiste, en réalité, en ce que le cranioclaste rend la tête conique et l'allonge, tandis que le céphalotribe l'élargit par pression.

Le procédé devient un peu plus compliqué lorsque le bassin est tellement rétréci que même le crâne vidé, étiré par le craniotracteur, ne traverse pas le bassin. Il s'agira toujours ici d'enfants morts, car si l'enfant était vivant, il existerait une indication pour faire l'opération césarienne.

Mais si l'enfant est mort et si l'on suppose un conjugué de plus de 5 ou 6 cm, de manière que l'enfant fortement amoindri de volume puisse passer le détroit supérieur, le procédé suivant sera indiqué. Il est certain que cette manière d'opérer, qui dure des heures entières, est dangereuse, et que plus l'opération césarienne donnera de bons résultats, plus vite on fera également dans ces cas, même chez des enfants morts, l'opération césarienne.

Voici comment on procède dans ces circonstances: on enlève d'abord, par morceaux, et en protégeant le plus possible la mère, l'enveloppe de la tête, la voûte du crâne. On tord et on arrache les deux pariétaux et l'occipital au moyen de la pince à excérébration de *Boër* ou d'une longue et forte pince à polypes, on

Fig. 87.

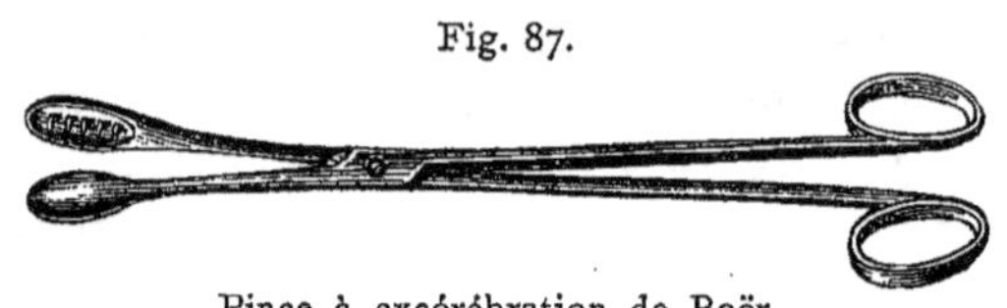

Pince à excérébration de Boër.

applique alors la branche fermée du cranioclaste sur la base du crâne, et la branche fénêtrée dans la bouche ou au dessus du menton. Si l'on rapproche à présent très fortement les manches au moyen de la vis, le cuir chevelu vient recouvrir les dentelures des os brisés et la base du crâne doit se mettre entre les branches, c. a. d. se placer perpendiculairement à la marge du bassin; on peut alors la tirer vers le bas en lui imprimant des mouvements de rotation. Le plus grand diamêtre de la base, placé verticalement, n'entre plus en ligne de compte, et on doit autant que possible amener les diamêtres transverses dans les diamêtres transverses du bassin de façon à utiliser les plus grands espaces. De cette manière il est possible de faire passer le crâne par le détroit superieur de bassins dont le conjugué ne mesure que 5 cm. Si après cela, comme il faut s'y attendre, la sortie du tronc occasionnait des difficultés, on enfoncerait une branche du cranioclaste dans la poitrine et on appliquerait l'autre branche sur la colonne vertébrale. Alors on pourra certainement extraire l'enfant essangue, par une traction énergique.

Si on ne réussit pas on abaisse un bras. Si après cela l'extraction est encore impossible, on désarticule ce bras et on abaisse l'autre. Il n'est alors pas difficile d'extraire l'enfant par celui-ci.

Il est certain que l'accoucheur expérimenté peut faire cette opération de différentes manières. C'est ainsi qu'on a déjà fait la perforation avec des ciseaux à papier, et l'extraction avec un tisonnier. Mais il est certain que la méthode décrite est la moins dangereuse et la plus facile.

Je ferai remarquer pour finir que l'application du cranioclaste est également possible dans le décubitus latéral. Ce décubitus permet, notamment chez les primipares, de très bien protéger le périnée et d'observer la sortie de l'enfant.

L'opération césarienne.

S'il nous a été possible de constater un progrès heureux pour la craniotomie, il en est encore plus le cas pour l'opération césarienne. Il n'y a pas longtemps encore que l'opération césarienne était considérée par plusieurs accoucheurs, comme une opération fondée au point de vue théorique, mais sans résultat au point de vue pratique.

Si l'on admettait partout l'indication absolue, et qu'on pratiquait l'opération césarienne quand le bassin avait un conjugué de moins de 5 cm, ou qu'il était absolument trop étroit, par suite de tumeurs irréductibles des parties avoisinantes ou des os du bassin, on était cependant peu disposé à faire intervenir l'indication relative, c. a. d. que lorsque les bassins permettaient d'accoucher per vias naturales non pas l'enfant intact mais le fœtus morcellé, on préférait faire la craniotomie. Dans les cas notamment où un accouchement prématuré artificiel ultérieur paraissait devoir réussir, j'ai également préféré perforer immédiatement l'enfant vivant.

Il est clair que cette aversion pour l'opération césarienne était fondée, aussi longtemps que cette opération donnait un pronostic excessivement défavorable. Quand notamment on laissait le mari et la femme libres de décider si l'on devait faire l'opération césarienne ou la perforation, la dernière intervention était presque toujours choisie. Le médecin ne pouvait cependant pas, en bonne conscience, engager à laisser pratiquer l'opération césarienne, il devait dire la vérité, que cette opération était excessivement dangereuse.

Le mauvais pronostic n'avait pas seulement comme seule cause la difficulté de l'opération et l'inexpérience de l'opérateur. La meilleure preuve de cela, ce sont les excellents résultats obtenus par quelques médecins praticiens. Souvent l'opération n'était faite qu'après épuisement de toutes les autres méthodes d'accouchement, sur une parturiente infectée, presque moribonde. Je connais suffisamment de semblables histoires, par des communications privées. Il en était de l'opération césarienne comme des premières ovariotomies, que nous ne nous hasardions à faire que dans des cas désespérés et où nous obtenions ainsi de mauvais résultats. Par là l'opération tomba en discrédit chez les médecins et plus encore chez le public.

Il n'était que logique, que de meilleurs résultats amenèrent un changement d'opinion. Les meilleurs résultats se produisirent d'abord par l'amélioration générale de la technique des opérations sur le ventre, et par les avantages de l'antisepsie dont profita également l'opération césarienne. Avec ces progrès coincida accidentellement la proposition de *Porro*, de combiner l'amputation de l'utérus avec l'opération césarienne.

D'autres ainsi que moi avons fait cette opération avec un bon résultat. La technique n'était pas difficile, et les résultats étaient en tout cas de beaucoup meilleurs à ceux de l'opération césarienne préantiseptique. Les résultats étaient infiniment meilleurs qu'autrefois.

Contre l'opération de *Porro* s'éleva *Sänger* de Leipzig. Rarement un combat scientifique a été soutenu avec plus de connaissance de cause, d'énergie et de résultat. Tous ceux qui furent d'abord les adversaires de *Sänger* se sont pliés à ses arguments. Il est certainement aussi méritant de sauver une ancienne opération que d'en inventer une nouvelle. *Sänger* a le grand mérite d'avoir fait les deux en même temps. Il a sauvé l'ancienne opération césarienne et l'a transformée en une opération nouvelle. Plus sa méthode se sera graduellement simplifiée, plus vite elle s'acclimatera. Tirer de là cette conclusion défavorable qu'il resterait peu de neuf, serait faux. La méthode de suture de l'utérus de *Sänger* est le point essentiel de toute l'operation et l'invention, la création et l'exécution de cette méthode tourneront toujours à sa gloire.

Jamais aucun accoucheur ne s'est décidé à faire la perforation de l'enfant vivant, qu'avec la plus grande aversion. Et celui qui attendait intentionnellement jusqu'à ce que l'enfant fut mort, pour faire alors la perforation, se trompait soi même, en quelque sorte d'une manière sophistique. Et quand l'attente exposait la mère au danger de mort par rupture utérine ou infection, elle était encore plus condamnable. On ne peut certainement nier qu'il existait un problème non résolu. De quelque façon qu'on agissait, on commettait un péché de perpétration ou d'omission.

Nous ne nous tirerons de ces embrouillements, que lorsque nous reconnaîtrons le droit complet de l'opération césarienne quant à l'indication relative. Il est certain que l'expérience et les résultats provoqueront graduellement cela. La crainte qu'une opération aussi dangereuse que l'opération césarienne serait trop souvent exécutée sans indications par des opérateurs trop audacieux, n'est certainement pas justifiée. Les bassins dans lesquels il peut être question de l'opération césarienne ne sont nullement fréquents; si dans les grandes cliniques environ 0,5 % de tous les cas conduisent à l'opération césarienne, ce sera là à peu près le rapport exact. Et combien de fois, le praticien ne trouvera-t-il, encore aujourd'hui, un enfant mort qui lui épargnera la question de faire l'opération césarienne.

Si l'on considère en outre que l'opération césarienne ne peut être exécutée quant à l'indication relative, que lorsque la mère est absolument bien portante et sans fièvre, et n'a pas été lésée par des tentatives d'accouchements, il en résulte que par là le nombre des cas sera encore considérablement réduit.

Quoiqu'il en soit, on pourra déjà soutenir aujourd'hui, que lorsque le bassin ne permet pas l'extraction d'un enfant vivant, l'opération césarienne est indiquée et parfaitement justifiée. Grâce aux instructions de *Sänger,* cette opération n'est pas plus difficile que d'autres opérations que le médecin doit entreprendre pour sauver une vie humaine. Et lorsque la génération présente des étudiants, élevée antiseptiquement, familiarisée avec la chirurgie moderne et la connaissance de la technique des opérations sur le ventre, et imbue de la légitimité de l'opération, sera entrée dans la pratique, nous entendrons parler d'opérations césariennes heureuses, d'autre part que d'hôpitaux et de cliniques.

Les bassins pour lesquels il peut être question d'opération césarienne, sont ceux dont le conjugué mesure à partir de $8^1/_2$ cm jusque environ 5 cm. En dessous de cette mesure on faisait autrefois également l'opération césarienne, même si l'enfant était mort, attendu que l'accouchement per vias naturales est complètement impossible.

Entrent en outre en considération: des tumeurs des parties avoisinantes et des rétrécissements de l'orifice utérin ou du vagin par des cicatrices.

Dans le cas d'indication relative, il faut naturellement d'abord constater que l'enfant vit et que les bruits du cœur sont normaux. Puis on communiquera à la mère et aux proches la résolution d'entreprendre l'opération. On peut, en meilleure conscience qu'autrefois, conseiller l'opération, et plus populaires deviendront les résultats, plus vite aussi le public consentira à la proposition.

Qu'on pourrait quitter la parturiente si elle refusait l'opération, n'est certes pas un conseil réfléchi. Si quelqu'un ne veut pas laisser pratiquer une herniotomie ou une amputation, nécessaire par suite de gangrène, le médecin ne se retirera pas non plus, mais il continuera à traiter le malade, après avoir expliqué clairement son opinion sur le cas et après avoir donné le pronostic. C'est ainsi que si l'on refuse l'opération césarienne, on sera éventuellement obligé de faire la perforation. Il n'existe pas de loi qui défende cette opération.

Si l'on ne peut pas, comme pour l'opération de *Porro,* déterminer tout à fait librement l'époque de l'opération, ainsi ne pas opérer dans les derniers temps de la grossesse, il sera cependant toujours possible de laisser au moins s'écouler suffisamment de temps pour que les préparatifs nécessaires soient faits. Le meilleur temps pour l'opération est celui où l'orifice utérin a environ 5—6 cm et où les douleurs sont fortes.

Pour ce qui concerne les instruments, il n'y en a pas d'autres nécessaires que ceux que possède tout médecin: bistouris, ciseaux et quelques pinces hémostatiques. Aujourd'hui tout médecin tient certainement toujours prêt, pour tous les cas qui peuvent se présenter, des éponges aseptiques et du matériel de suture aseptique, qui est employé partout dans la pratique journalière. De même on pourra toujours facilement se procurer de l'acide phénique et de l'iodoforme. Ce n'est pas ici la place pour donner des indications plus précises sur les serviettes, la soie et les éponges aseptiques, et d'un autre côté cela nous conduirait trop loin.

Si l'on a plusieurs assistants à sa disposition, cela facilitera l'opération. Toutefois, un seul aide suffira. Les choses nécessaires à l'opération doivent alors être apprêtées très attentivement, de manière que p. ex enfiler des aiguilles ne prenne pas trop de temps.

On désinfecte soigneusement les parties génitales. On place la parturiente complètement nue sur une table. On nettoie le ventre avec de l'éther, on le savonne et on le désinfecte. On chloroformise la parturiente.

On fait ensuite une incision commençant environ à deux travers de doigts au dessus de l'ombilic, contournant celui-ci à gauche et allant jusqu'au mont de Vénus. On doit être prudent en faisant cette incision. Dans le cas de ventre en besace notamment, les parois abdominales sont souvent si minces que par une seule incision on arrive immédiatement jusque dans l'utérus. Je connais même un cas ou par la première incision on fit une forte plaie à l'enfant.

Les parois abdominales étant complètement divisées, on attire l'utérus hors du ventre, la face latérale gauche en avant. On applique sur les intestins, jusque tout près de l'utérus, une serviette phéniquée bien exprimée. On réunit la partie supérieure de la plaie au moyen de deux points de suture. Puis on applique une ligature élastique en dessous du crâne de l'enfant, c. a. d. sur le cervix. On fixe rapidement la ligature au moyen d'une pince hémostatique ordinaire. On ouvre la cavité de l'utérus par une incision médiane. Dès qu'on a pénétré dans l'utérus, on introduit un doigt dans l'ouverture, et on fend la matrice dans une étendue d'environ 10 cm. Le plus souvent on tombe sur le placenta de couleur foncée, saignant considérablement. On le décolle latéralement avec la main. On va immédiatement plus loin. Arrivé sur les membranes de l'œuf on les perfore au moyen du doigt, on saisit une jambe, on attire rapidement l'enfant, on lie l'ombilic et on remet l'enfant à l'accoucheuse.

Comme après l'application de la ligature élastique l'enfant est privé d'oxygène, ces manipulations doivent se faire rapidement.

C'est pourquoi je conseille également d'attirer l'utérus au dehors et de ne pas perforer le placenta, mais de le détacher; cette dernière manière de procéder se fait certainement plus rapidement.

Si l'on fait l'incision in situ, les mains de l'assistant, qui presse les parois abdominales contre l'utérus, gênent; le sang et le liquide amniotique arrivent plus facilement dans la cavité abdominale. L'opération ne peut être faite aussi rapidement.

Immédiatement après l'extraction de l'enfant, on procède au décollement complet du placenta.

On ne doit pas faire l'incision de l'utérus trop grande. Il vaut mieux ultérieurement, pour extraire la tête, inciser encore un peu plus l'utérus. J'ai un jour dû faire l'opération de *Porro*, quoique j'avais déjà opéré d'après *Sänger* et que la plaie ne donnait absolument pas d'hémorragie après la suture. L'utérus incisé d'une façon démésurée ne se rétractait pas bien. L'hémorragie utérine ne s'arrêtait pas et je ne me hasardais pas à attendre plus longtemps. J'amputais l'utérus et la femme guérit.

Le placenta et l'enfant sont-ils extraits, on procède à la suture. On peut pour cette suture employer de la soie. D'autres emploient d'autres substances. La soie est certainement le matériel le plus familier au plus grand nombre de médecins, et comme tout doit être fait rapidement et sûrement, et qu'on a également obtenu de bons résultats avec la soie, on peut, en tout cas, faire aussi peu d'objections à la soie ici que dans d'autres opérations gynécologiques.

La suture est double, les fig. 88 et 89 page 300, la feront comprendre. On suture d'abord le parenchyme utérin. On prend pour cela de fortes aiguilles, très courbes, armées de soie forte. On enfonce l'aiguille immédiatement au dessus de la caduque, on prend autant que possible de parenchyme utérin, pour cela il faut une aiguille courbe, et on sort très près de la plaie, de façon que le trou de sortie ne se trouve éloigné du rebord de la plaie que de 0,3—0,5 cm. Si l'on sortait à une plus grande distance du bord de la plaie, on ne pourrait certainement obtenir ni un aussi

Fig. 88.

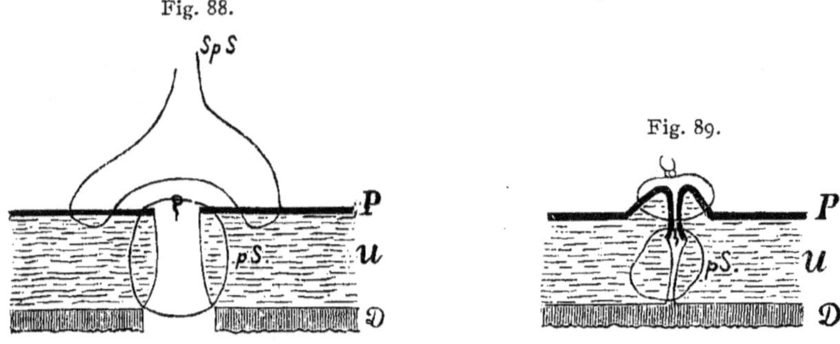

SpS. = suture sympéritonéale.   P. = péritoine.   U. = uterus.
pS. = suture parenchymateuse.   D = caduque.

bon, ni aussi solide affrontement de la plaie dans la profondeur. On noue d'abord cette suture. Les sutures doivent être espacées de 1 cm. Quand on a fini avec cette suture, on relâche la ligature élastique pour laisser arriver un peu de sang à l'utérus. Cela me semble très important. La mauvaise contractilité de l'utérus est, abstraction faite d'une incision utérine trop grande, souvent à rapporter à ce que l'utérus est resté trop longtemps sans liquide nourricier. C'est pourquoi la proposition de *Sänger*, de ne laisser comprimer le cervix que manuellement, est très digne d'attention. Mais pour cela il faut certainement un assistant expérimenté, dont l'opérateur ne dispose pas dans la pratique privée. S'il s'écoule du sang de la plaie, on l'éponge et on comprime de nouveau, c. a. d. qu'on resserre la ligature.

On applique a présent la suture sympéritonéale, comme cela est indiqué dans les figures. On suture le péritoine avec une aiguille fine et de la soie fine, de la même manière que celui qui fait les autopsies, suture le cadavre après l'autopsie. On prend, sur chaque côté, une partie de péritoine large d'environ 0,75 cm et on rapproche le péritoine par la suture. La membrane séreuse se replie de sorte qu'une seconde fermeture est formée. Cette suture doit être faite très soigneusement. On applique toujours une suture sympéritonéale entre deux sutures parenchymateuses. Par là on a l'avantage que le péritoine se laisse bien rapprocher et que la fer-

meture est double et très ferme. Plus soigneusement et plus fortement on suture, moins il est plus tard nécessaire de faire des liga-
tures médiates supplémentaires.

Je considère le nouement de chaque fil en particulier comme
plus sûr que la suture continue. Il est certain qu'on peut acquérir
une grande habilité dans cette suture, et qu'alors aussi on peut, en
tirant d'une façon égale, obtenir de la fixité. Mais le débutant
pourra en tout cas mieux rapprocher les surfaces de la plaie en
nouant chaque fil. Un autre inconvénient de la suture continue,
c'est que le fil doit être très long, qu'il arrive très facilement en
contact avec des objets non aseptiques et que, complètement im-
bibé de sang, il est toujours tiré à nouveau à travers la plaie.

Quand on a fini de suturer, on enlève la ligature élastique.
Quand les sutures sont bien appliquées, les trous faits par l'aiguille
ne saignent même pas, comme j'ai pu m'en convaincre plusieurs
fois. Mais s'il y avait de l'hémorragie on appliquerait encore quelques sutures. Le péritoine est tellement souple qu'on réussit
même à placer d'autres sutures au dessus des premières.

On enlève à présent la serviette située derrière l'utérus, serviette qui est souillée par du sang provenant de la matrice ou des
parois abdominales. Par mesure de précaution, ou éponge rapidement la cavité abdominale. On lave l'utérus avec une solution
phéniquée chaude, on le réduit et s'il se contracte mal on le masse
un peu. On fait une pulvérisation d'iodoforme sur la plaie utérine. Un assistant écarte quelque peu les jambes de l'opérée, pour
voir s'il n'y a pas d'hémorragie par le vagin. *Leopold* conseille
d'injecter de l'ergotine dans l'utérus.

Puis on ferme la plaie abdominale.

Pour ce qui concerne les soins consécutifs, on agit encore différemment. *Sänger* ne fait pas de pansement pour pouvoir combattre une hémorragie éventuelle, c. a. d. une atonie de l'utérus, par
des frictions sur la matrice. Il applique une vessie de glace sur
le ventre.

Il m'a semblé préférable de faire un pansement serré et de
presser l'utérus vers le bas en position antéfléchie, au moyen
de coussinets de ouate.

Comme les hémorragies sccondaires se sont surtout présentées
chez des médecins inexpérimentés — aussi chez moi — et que
des opérateurs expérimentés, tels que *Sänger*, les craignent moins,
il semble que les fautes relevées plus haut, aient bien été la cause
des hémorragies secondaires.

Le traitement consécutif est le même que celui de toute laparatomie. En tout cas la suture bien appliquée est tellement fixe et solide, qu'on peut, sans crainte, faire des frictions de la matrice et des injections intra-utérines.*)

Aujourd'hui l'opération de *Porro* ne sera justifiée que si l'utérus est malade, si les choses se présentent de telle façon que même sans gravidité il existerait une indication à faire l'extirpation de l'utérus. Ainsi dans le cas de myome.

De même s'il existe une fièvre très élevée et de la métrite, on pourra certainement enlever l'utérus et traiter le pédicule dans la la plaie abdominale — extra-péritonéalement —. *P. Müller* a opéré avec succès de cette façon.

Dans tous les autres cas, on doit faire l'opération césarienne de *Sänger*. Cette opération peut être faite non seulement à la première grossesse, mais encore aux grossesses ultérieures. Ce n'est que dans le cas d'ostéomalacie, où, par suite de la marche rapide de la maladie, l'avortement même est indiqué, qu'il serait justifié de prévenir le danger d'une grossesse ultérieure par l'amputation de l'utérus.

L'opération de *Porro* se distingue de l'opération césarienne, en ce que, après l'extraction de l'enfant, la ligature élastique reste en place et que l'utérus est sectionné. On arrète l'hémorragie dans le moignon de l'utérus, par la ligature médiate des vaisseaux, par

---

*) Depuis la publication de ce traité, le Professeur Fritsch a modifié les sutures de l'utérus. C'est ainsi qu'il ne fait plus les sutures séro-séreuses, ayant rémarqué que ces sutures étaient superflues par rapport à l'hémostase.

Une autre modification consiste en ceci, c'est qu'il comprend la caduque dans la suture. Par là on gagne du temps, on s'épargne de la peine, l'affrontement et la fixité de la plaie sont mieux assurés et l'hémostase est plus parfaite. Pour pouvoir faire cette suture simple, il faut qu'il n'y ait pas eu de tentative d'accouchement. Si celle-ci avait été faite, on ferait la suture simple, si l'on tombait en avant sur le placenta ou sur les membranes de l'œuf adhérentes. S'il existait une forte fièvre, on procéderait à l'opération de *Porro*. S'il existait une fièvre modérée sans phénomènes septiques, et si l'on constatait des phénomènes de décomposition dans l'utérus, on pratiquerait une irrigation, on cautériserait, on appliquerait de l'iodoforme, et, au niveau de l'endroit à suturer, on enlèverait la caduque au moyen de la curette; puis on tamponnerait l'utérus avec de la gaze à l'iodoforme.

Les sutures doivent être éloignées de $1—1\frac{1}{2}$ cm du bord de la plaie, au niveau de la surface externe, et de 0,50—0,75 cm au niveau de la surface interne de l'utérus, elles doivent être espacées de 1 cm.

La suture se fera donc de la façon suivante: On enfoncera l'aiguille à gauche à 1 cm du bord de la plaie, on traversera la musculature utérine (la caduque inclusivement) pour sortir à 0,50 cm de la surface interne de l'utérus, et on ressortira avec l'aiguille à droite, en lui faisant décrire un trajet en sens inverse.

la suture. On peut alors enlever la ligature élastique. Il est certainement possible d'arrêter toute hémorragie par la suture seule, sans laisser le lien élastique. D'autre part plusieurs cas — j'ai pu moi-même l'observer — démontrent que la ligature élastique peut rester en place sans aucun danger, qu'elle peut ainsi être abandonnée dans la cavité abdominale.

Comme en général la méthode extra-péritonéale de traitement du pédicule a donné de meilleurs résultats, on doit certainement recommander cette méthode de traitement du moignon. On suture le pédicule dans la plaie abdominale, et on le traite ultérieurement d'après les principes généraux de la gynécologie.

J'ai obtenu de bons résultats aussi bien par la méthode intrapéritonéale que par la méthode extra-péritonéale de traitement du pédicule.

Chapitre onze.

Traitement de l'avortement.

Diagnostic. Forme du fruit. Symptômes. Marche. Traitement. Marche de l'avortement après le quatrième mois de la grossesse. Traitement. Avortement provoqué.

———

L'avortement*) c. à. d. l'expulsion du fruit depuis le commencement de la grossesse jusqu'à une époque où l'enfant est viable, se rencontre si souvent, que sur quatre cas de grossesse on compte un avortement.

Ce n'est pas ici le lieu d'entrer dans les détails de l'étiologie, qui comprend presque toutes les maladies et toutes les influences nuisibles qui peuvent frapper l'espèce humaine. Je renvoie sous ce rapport aux traités d'obstétrique.

Le diagnostic se confond en partie avec le diagnostic de la grossesse. Si celle-ci est certaine, il s'agit de déterminer si l'avortement aura lieu. Il se produira s'il existe une dilatation du canal cervical et s'il se déclare de l'hémorragie et des douleurs.

Il existe dans la littérature plusieurs histoires d'avortements arrêtés, où l'hémorragie et les douleurs avaient duré plusieurs jours; mais ce sont là, en tout cas, de rares exceptions à la règle. La gravidité peut continuer s'il y a hémorragie et également s'il y a des douleurs, mais si les deux se produisent en même temps, l'expulsion de l'œuf en est certainement toujours la conséquence.

Il peut arriver au praticien inexpérimenté de prendre un polype pour un œuf abortif et réciproquement. L'anamnèse et la marche éclairciront bientôt cette méprise. L'examen direct donne souvent moins d'indications, quand p. ex. un polype rond, couvert de coagula sanguins, ramolli et proéminent dans le canal cervical, se présente ou qu'un œuf encore adhérent pend hors de l'orifice utérin interne.

———

*) Autrefois on disait avortement jusqu'au 4e mois, accouchement précoce jusqu'au 8e mois et accouchement prématuré jusqu'à la fin normale de la grossesse. Presque tous les auteurs et médecins ne se tiennent pas à cette division, de sorte qu'il vaut mieux de la laisser tomber complètement.

Je veux également attirer l'attention sur une autre erreur. Souvent le médecin n'est appelé qu'après qu'une forte hémorragie a eu lieu. Le sang et tout ce qui a été perdu, a été jeté. A l'examen, on trouve l'utérus distinctement augmenté de volume, l'orifice utérin perméable, et à l'intérieur de l'utérus une muqueuse tuméfiée. L'œuf a d'ailleurs déjà été jeté avec le sang. L'utérus sera naturellement encore plus volumineux qu'une matrice non gravide, et l'orifice utérin sera encore perméable. Espérer la continuation de la grossesse dans des cas semblables, constitue une erreur qui a, sans contredit, souvent une signification plutôt humoristique que scientifique.

D'un autre côté j'ai déjà souvent été consulté pour faire le curage de débris d'œuf, et à l'examen je trouvai un utérus vide. J'ai vu un cas, où un jeune médecin avait voulu faire un raclage de prétendus débris d'œuf, et où il avait perforé l'utérus. Dans ces circonstances un sondage prudent de l'utérus permettra de poser le diagnostic. S'il n'existe pas de symptômes exigeant une intervention immédiate, on attendra éventuellement jusqu'à ce que le cas s'éclaircisse.

On doit également examiner l'œuf, c. à. d. le produit de la grossesse qui a été expulsé, pour pouvoir juger si oui ou non il est resté quelque chose dans l'utérus.

L'œuf sans caduques n'est expulsé qu'à une période très peu avancée de la grossesse, lorsque le chorion frondosum et le chorion laeve ne se sont pas encore différenciés. Dans le cas d'hémorragies, on trouve alors souvent dans les coagula un petit œuf de 4—5 cm de diamètre, villosités comprises, auquel n'adhère rien ou peu de chose des caduques.

Dans ces avortements précoces, la muqueuse utérine n'est pas beaucoup plus et spécifiquement pas autrement hypertrophiée que dans la menstruation. Lorsque l'œuf, faiblement adhérent, a été expulsé, les couches supérieures de la muqueuse s'exfolient. Les petits et frêles lambeaux de la caduque réfléchie se fondent en quelque sorte, et une hémorragie transporte le détritus au dehors. La caduque vraie reste dans l'utérus et subit des phénomènes de régression.

J'ai vu autrefois des cas d'avortements très précoces où, sans que de la „caduque" fut expulsée, les femmes restérent parfaitement bien portantes et conçurent de nouveau plus tard.

D'un autre côté il est très probable que la muqueuse utérine modifiée restera modifiée, que la régression ne se fera pas très favorablement, et qu'une des différentes formes de l'endométrite sera la conséquence de l'avortement. Une partie des villosités peut également rester adhérer, de façon qu'il se développe un polype.

Si l'on songe à la possibilité, à la probabilité même, d'endométrites ultérieures, le curage de l'utérus serait, d'après les idées actuelles, également indiqué même lorsqu'il n'y a pas de symptômes pressants. En tout cas l'involution de l'utérus est très favorisée par cette intervention, et cela sans danger aucun si l'on opère convenablement. Il est suffisamment démontré, que nonobstant l'enlèvement complet de la muqueuse, la nouvelle muqueuse qui se forme jouit des mêmes propriétés fonctionnelles que l'ancienne.

Si chez une primipare il a fallu de violentes douleurs pour presser l'œuf à travers le cervix, la caduque se détache complètement, déjà même à la 4e ou 5e semaine. Alors est expulsée une membrane double, triangulaire, ayant la forme de la cavité utérine. On trouve conservé dans mainte collection, de belles préparations semblables provenant d'époques très peu avancées de la grossesse.

Les œufs qui ont plus de 5 semaines sont, par suite de la formation du placenta, déjà plus fortement unis à l'utérus. Une partie de la muqueuse utérine est toujours expulsée en même temps que l'œuf. Souvent le détachement se fait complètement et également, de façon qu'on trouve les deux caduques. Sur de semblables œufs on voit ordinairement un grand coagulum de sang, correspondant à l'orifice utérin et maintenu par du mucus cervical, puis les membranes de l'œuf recouvertes de caduque, membranes qu'on aperçoit blanc mat à travers les déchirures de la caduque.

Le plus souvent il n'y a que de petites parties de la caduque réfléchie qui adhèrent à l'œuf. La caduque vraie, souvent rabattue vers le haut, en quelque sorte dévidée, est également friable et déchirée. Quelques parties adhèrent à la caduque réfléchie, tandis que d'autres sont adhérentes au pôle supérieur de l'œuf; d'autres parties restent dans l'utérus.

Sous l'eau on peut reconnaître les parties constituantes en les plaçant l'une dans l'autre. Ces œufs se rupturent facilement spontanément lorsqu'ils pressent contre l'orifice utérin interne. Le commencement de décomposition d'un œuf mort facilite notamment la déchirure des membranes. Un examen fait avec rudesse ou une tentative de décollement maladroite peut rompre l'œuf. Alors toute forme caractéristique se perd, on ne trouve que des fragments de membrane d'œuf dans les volumineux coagula sanguins.

Lorsque les œufs sont retenus pendant longtemps, il se développe tant d'apoplexies dans les caduques, que les enveloppes de l'œuf acquièrent une épaisseur de 1—2 cm. Le sang s'est coagulé et durci, par suite la caduque est friable et épaissie. Les masses sanguines coagulées proéminent dans la cavité ovulaire. Les membranes de l'œuf se détachent de la caduque et se rapprochent. Finalement les parois de l'amnios sont fortement pressées l'une contre l'autre et la cavité antérieure n'est plus représentée que par une fente. Par suite de ces transformations, l'œuf est changé en une masse ferme, dure, dont l'expulsion réclame déjà un assez grand nombre de douleurs et se fait par suite souvent lentement. De semblables œufs sont retenus pendant des mois et sont alors expulsés lors d'une forte menstruation.

Un tel œuf est rond, ferme et dur, et représente souvent la forme de la cavité utérine.

Dans les œufs expulsés prématurément, le fœtus a le plus souvent disparu. Le cordon ombilical cassant se rupture, de façon que le fœtus tombe au dehors et se perd, ou bien le fœtus succombé se dissout dans le liquide amniotique.

Symptômes et marche.

Les symptômes de l'avortement sont les douleurs et l'hémorragie. Les douleurs ne sont pas toujours très fortes. Mais dans certains cas elles deviennent très intenses, de manière à prendre le caractère de coliques utérines.

L'hémorragie est souvent très considérable. On a souvent rencontré des cas de mort, là où tout secours manquait.

Si l'hémorragie s'arrête et si les douleurs cessent, l'œuf est le plus souvent au moins expulsé jusque dans le cervix.

Souvent l'œuf est en quelque sorte encore fixé, parce que la caduque vraie renversée se trouve encore à l'intérieur de l'utérus et est retenue par l'orifice utérin interne.

La durée de tout le processus est différente. Rarement l'expulsion se terminera en un jour, en comptant depuis le début de l'hémorragie.

Souvent l'avortement traîne pendant des jours et des semaines. J'ai observé cette dernière durée dans le cas d'avortement habituel par suite de rétroflexion de l'utérus.

Tandis que la résistance principale pour l'expulsion de l'œuf est en général fournie par l'orifice interne, l'obstacle se trouve,

chez les primipares, souvent dans l'orifice externe. Quand celui-ci
est tout à fait étroit et que le col est relativement dur, les douleurs
et la pression exercée par l'œuf contre l'orifice, ne suffisent pas pour
le dilater. Alors le corps utérin expulse l'œuf. Celui-ci se trouve
dans le canal cervical et ne peut pas traverser l'orifice externe. Il en
résulte que l'utérus a une forme presque renversée, de manière que
le col est plus large que le fond. Cette forme pyriforme est souvent
importante au point de vue diagnostique. Le canal cervical représente une ampoule qui devient particulièrement distincte au toucher,
lorsqu'avec l'extrémité digitale on refoule l'orifice utérin externe
vers l'orifice interne.

Chez les multipares, il arrive parfois qu'après l'expulsion d'une
partie de l'œuf, l'orifice interne se referme. Alors le canal cervical est
tellement long, que j'ai déjà vu interpréter faussement des cas semblables. La sonde et le doigt n'avaient pas trouvé l'orifice interne,
et le médecin avait pensé que l'utérus était vide.

La signification de l'endométrite ou des états pathologiques de
la muqueuse utérine par rapport à l'avortement, n'est pas encore
complètement élucidée. A priori il est tout à fait probable que
l'avortement sera la suite de maladies de l'endométrium. Par suite
de l'entrelacement intime des villosités choriales avec la caduque
sérotine, il n'est certainement pas indifférent si cette dernière est
normale ou anormale.

On a, à différentes reprises, observé une véritable inflammation
purulente entre le placenta et l'utérus. Le fait que l'infiltration à
petites cellules s'étendait jusque profondément dans la caduque, de
même que l'existence de dépôts purulents, prouvent une durée assez
longue et un caractère intensif de l'inflammation.

En observant attentivement, on trouve très souvent de la
fièvre à l'avortement. J'ai même fréquemment constaté une fièvre
élevée, avant qu'il ne fut question d'une putréfaction, d'une résorption de ptomaïnes. Ce fut la fièvre qui permit d'abord de
diagnostiquer que le fœtus avait succombé. Il est d'autre part naturel
qu'il y aura de la fièvre de résorption, lorsque toute la cavité
utérine est remplie de sanie. Toutefois on rencontre également des
cas remarquables, où par ex. pendant des jours il s'écoule du sang
et de la sanie, sans qu'il existe une élévation de température. En
tout cas il s'agit de savoir ici, si une rétention de sanie force l'utérus
à la résorption, ou si le contenu s'écoule librement.

De petites parties de l'œuf, des soi-disants débris d'œuf, peuvent
rester pendant des semaines et des mois dans l'utérus sans se putréfier.

Deux choses sont possibles. Ou bien une partie de caduque renfermant quelques villosités choriales reste sous forme de polype. La connexion vasculaire s'est maintenue et la partie de muqueuse continue à s'organiser partiellement. Cela à été démontré par *Küstner*. Ou bien une petite partie d'œuf, n'ayant souvent que la grandeur d'un pois, ne peut, quoique décollée, tomber au dehors par suite de flexion de l'utérus. Dans les deux cas, surtout dans le dernier, il se produit des hémorragies répétées. Celles-ci peuvent être très fortes. Mais parfois il n'y a qu'un suintement continu de mucus sanguinolent.

Comme maladie consécutive il se produit également une endométrite hémorragique, dans laquelle on n'enlève avec la curette que de la muqueuse et pas de débris d'œuf. Les symptômes sont tout à fait les mêmes. Il en résulte que dans les hémorragies après avortement, on ne peut jamais admettre avec une certitude absolue un débris d'œuf.

Les débris d'œuf peuvent également donner lieu aux hématomes libres de l'utérus, polypes fibrineux de *Virchow*, qui peuvent acquérir finalement un volume assez considérable par des dépôts continuels de fibrine — provenant de l'hémorragie — sur le petit débris d'œuf ou le restant de placenta.

De semblables polypes sont très rares. Ils se développent également au niveau de la région placentaire, sur des thrombus externes fortement proéminents et sur des lambeaux de caduque restés adhérents. En tout cas, il faut qu'il existe des circonstances particulièrement favorables à leur développement, attendu que malgré la fréquence des avortements de tels polypes se rencontrent très rarement.

Traitement de l'avortement.

Il y a 20 ans encore, tous les accoucheurs enseignaient: l'avortement est un noli me tangere, on tamponnera, on donnera du seigle ergoté et on attendra. Ce n'est qu'en dérangeant la marche de l'événement, en déchirant l'œuf, qu'on crée des circonstances défavorables, surtout la rétention de débris d'œuf et la putréfaction. Depuis quelque temps on enseigne précisément l'opposé: aussitôt que le diagnostic est posé, l'utérus est vidé au moyen des doigts ou de la curette. Attendre constitue une faute, attendu que par là trop de sang est perdu et que le contenu utérin se putréfie, qu'il se développe des maladies consécutives etc.

Il n'y a presqu'aucun état pathologique, pour lequel il existe des opinions si complètement différentes. Qui a raison?

Ici également nous nous retrouverons dans ce dédale d'opinions, en suivant le principe d'agir rigoureusement suivant les indications. Sans aucun doute, il faut qu'un œuf mort sorte de l'utérus. Si nous possédons une méthode de provoquer ceci immédiatement et rapidement, nous la choisirons; excepté si des dangers plus grands que les dangers de l'attente sont liés à cette méthode. En général le but du traitement sera donc de hâter l'avortement, l'expulsion de l'œuf. Mais comme un grand nombre d'avortements se terminent, sans aucune intervention médicale, sans danger et sans maladies consécutives, nous arriverons à ne pas toujours considérer l'attente comme dangereuse, et à ne pas intervenir chaque fois trop promptement. La nature seule est également en état d'amener la guérison.

Au point de vue pratique, ou pourra énoncer les indications pour le traitement de la manière suivante:

Si l'on est appelé pour un avortement, on détermine d'abord si l'avortement est réellement en train de se faire. Puis on se renseigne sur la largeur de l'orifice utérin. Si celui-ci est encore étroit, une dilatation forcée, même la dilatation au moyen de substances qui se gonflent, est provisoirement inutile et dangereuse, en tout cas douloureuse. On tamponne et on attend. On fait le mieux le tamponnement avec de la gaze à l'iodoforme mouillée, ou avec de la ouate à l'acide salicylique ou à l'acide benzoïque mouillée. On introduit un assez grand nombre de tampons pour exciter l'utérus à des efforts d'expulsion. On attache un fil à chaque tampon, pour pouvoir retirer facilement les tampons. On donne en même temps à des intervalles de une heure 5—6 grammes de poudre de seigle ergoté. L'ergotine Denzel agit de même, on en donne environ 3 grammes par jour dans une mixture. Puis on attend, on prend la température, on se fait montrer les linges qui se trouvent en dessous de la femme pour contrôler la perte de sang, c. à. d. qu'on surveille attentivement la patiente.

Souvent il se déclare rapidement des douleurs qui durent quelques heures. Si on enlève alors les tampons, on trouve en haut sur les tampons, l'œuf expulsé hors de l'utérus. On extrait l'œuf hors du vagin, on nettoie celui-ci par quelques irrigations; après 3—4 jours la coloration sanguine de l'eau servant à irriguer a disparu, et la patiente peut quitter le lit. Aujourd'hui encore on doit maintenir qu'un grand nombre d'avortements peuvent être traités avec succès de cette façon simple, sans douleurs ni opérations. Le praticien surtout doit le savoir, car si, partisan enthousiaste du traitement actif, il introduisait immédiatement la curette dans chaque cas, il pourrait provoquer beaucoup de douleurs inutiles. Faisant même complètement abstraction de cela, on ne pourrait pas extraire l'œuf hors de l'orifice utérin étroit, il serait lésé, des débris resteraient dans l'utérus et il se développerait des maladies consécutives.

Nous avons supposé dans la marche que nous venons de décrire, que l'hémorragie n'était pas considérable et que la durée n'était pas longue. S'il en est autrement, nous aurons un motif pour intervenir. Lorsque l'hémorragie est considérable, l'orifice utérin est toujours dilaté ou du moins ramolli. S'il n'est pas dilaté, on le dilatera à largeur suffisante, le mieux au moyen du doigt. J'ai dans les avortements toujours préféré dilater au moyen du doigt qu'au moyen d'instruments. En procédant bi-manuellement, cette méthode n'offre pas de difficultés.

L'hémorragie considérable est une indication pour l'intervention immédiate. Qu'il me soit permis de proposer ici deux méthodes de valeur presqu'égale. La première présente cependant de grands avantages et est plus sûre. On anesthésie la femme et on la place dans la position obstétricale. Il est tout à fait étonnant combien dans la narcose, on peut plus commodément traiter l'utérus d'une façon combinée. Pendant l'anesthésie on réussit plus facilement à introduire la main dans le vagin et à abaisser l'utérus par pression. On nettoie d'abord, au moyen d'un cathéter utérin, le vagin et l'utérus avec une solution phéniquée. Puis on pénètre dans le vagin et dans l'utérus, en pressant cet organe vers le bas par l'extérieur. Si l'on n'arrive pas au but avec deux doigts, on doit en quelque sorte introduire un doigt instrumental: un objet contre lequel un doigt presse, fixe, l'œuf, et qu'on retire en même temps que le doigt en maintenant l'œuf. J'ai employé dans ce but une sonde recourbée à la partie supérieure. Au moyen de l'extrémité digitale on presse l'œuf contre le crochet de la sonde, on maintient l'œuf de cette façon, et on retire en même temps le doigt et la sonde. Les pinces écrasent et détruisent l'œuf, ou ne sont pas d'un emploi aisé pour ce qui concerne l'enlèvement complet de l'œuf.

Cette méthode n'est naturellement à employer que dans le cas d'œuf entier, dont le grand placenta est saisi avec le crochet et décollé de l'utérus par des mouvements de rotation autour de l'axe longitudinal. Avec la sonde recourbée on ne peut pas enlever de débris d'œuf.

Si on emploie la curette, celle-ci doit être très grande, avoir un centimètre de diamètre à la partie supérieure et une longue fenêtre. De semblables curettes pour avortement présentent sur les curettes non fenêtrées ou cuillers, l'avantage que le placenta se prend dans la fenêtre, qu'il est ainsi fixé et facilement extrait.

Si pour un motif quelconque on ne fait pas l'anesthésie, il est préférable d'opérer dans le décubitus latéral.

Cette méthode a — comme d'ailleurs toutes les méthodes — du bon et du mauvais. Le bon consiste dans la possibilité de pouvoir, sans narcose, opérer facilement et sans douleur. On place la patiente au bord du lit dans la position latérale de *Sims*. On introduit la valve, on saisit la lèvre antérieure du col au moyen d'une pince de *Muzeux*, ce qui est très facile par suite de la grandeur de la lèvre. On attire quelque peu l'utérus. L'accoucheuse tient d'une main la valve, de l'autre la pince. Il n'est pas rare à présent de voir immédiatement dans l'orifice utérin, l'œuf noir; on le saisit directement et on l'extrait. Si cela n'est pas le cas, on désinfecte d'abord le vagin, puis on fait prudemment le sondage, on explore la cavité utérine avec la sonde. On introduit alors la curette dans la cavité utérine et on enlève l'œuf ou les débris d'œuf.

Le désavantage de cette méthode, c'est qu'on renonce à l'action combinée, au contrôle par l'extérieur. Il en résulte qu'il arrivera facilement au débutant de ne pas savoir si l'utérus est complètement vide.

Celui qui ne connaît pas exactement la sensation qui se produit lorsque la curette glisse le long de la paroi utérine mise à nu, se trompera facilement. J'ai vu plusieurs fois le débutant se tromper, lorsque la femme se trouvait dans le décubitus latéral. Comme le toucher est également à peine possible, qu'il est notamment impossible lorsque le cervix est étroit et la matrice située très haut, il est en tout cas difficile de s'éclaircir complètement dans le décubitus latéral. Il en est autrement, lorsque le diagnostic a été préalablement posé en détail par l'exploration bimanuelle.

Ensuite la perforation de l'utérus est plus à craindre dans le décubitus latéral, que lorsqu'un bon contrôle est exercé par l'extérieur. C'est précisément lors de l'emploi de la position latérale, qu'on a fréquemment observé des perforations. C'est pourquoi on n'employera que de grandes curettes pour l'avortement. Cette méthode offre donc des dangers, surtout pour le débutant.

Celui qui n'est pas au courant de la méthode de traitement intra-utérin, opèrera plutôt dans le décubitus dorsal en contrôlant consciencieusement par l'examen combiné, soit qu'il fasse l'anesthésie, soit qu'il parvienne à déterminer la patiente à se tenir tranquille pendant la douloureuse opération.

Dans des cas très rares, on réussit également à exprimer l'œuf par une pression semblable à celle exercée pour l'expression du placenta suivant *Credé*.

Höning exécutait cette pression l'utérus se trouvant en antéversion. J'ai trouvé plus facile d'exercer cette pression lorsque l'utérus se trouvait rétroversé.

Si l'on peut, dans le cas de parois abdominales lâches, parfaitement entourer l'utérus, on exerce une pression énergique, par en bas, avec deux doigts, sur la face postérieure, par le dehors, sur la face antérieure. Mais on ne réussit pas souvent à faire l'expression de l'œuf. Celui-ci ne se déchire pas par ces manipulations. Par suite de la douleur qu'on provoque, on ne peut pas continuer ces tentatives pendant longtemps, et il ne reste plus alors qu'à attendre ou à curetter, c. à. d. à faire ce qui est indiqué.

Lorsque la marche est celle qui vient d'être décrite, on pourra, dans le cas individuel, hésiter s'il est indiqué d'attendre ou d'intervenir. L'un tient la perte sanguine pour minime, attend avec droit des avantages de la méthode expectante quant au décollement de la caduque et craint tous les dangers de l'opération; l'autre, par contre, croit devoir épargner autant de sang que possible et se décide à opérer immédiatement. Des influences subjectives et objectives se feront valoir ici. Il y aura de jeunes médecins qui, au courant de la gynécologie moderne, opéreront volontiers, et on trouvera de vieux médecins qui, moins au courant de cette technique, préféreront procéder comme ils le font couramment depuis des dizaines d'années.

Tandis qu'on ne peut dénier ici un fondement aux différentes manières de voir, il existe des indications précises dès que le produit est putréfié. Alors il faut, dans tous les cas, enlever le dangereux contenu utérin. Après une abondante irrigation du vagin avec une solution phéniquée, on examine d'une façon combinée, pour déterminer quel est le volume de l'utérus, si l'on peut pénétrer dans l'orifice utérin, si on trouve l'œuf dans la cavité utérine. Il n'est pas rare, lors de cette exploration, de pouvoir immédiatement enlever l'œuf d'une façon complète et de constater avec certitude que la matrice est complètement vide.

Si cela n'est pas le cas, on fait le curage de l'utérus de la façon décrite plus haut. Les résultats qu'on obtient de cette façon sont étonnamment favorables. J'ai souvent enlevé des œufs abortifs dans des cas où je fus seulement consulté, pour qu'une „autorité" coopérât encore à assumer la responsabilité avant la mort de la malade. Si la causa peccans est éloignée, les malades se rétablisent très rapidement.

Le traitement est parfois très difficile. L'orifice utérin peut d'abord s'être rétréci de nouveau. Si, p. ex, il s'est déjà passé une semaine, si la moitié de l'œuf a été expulsée et si l'utérus a subi l'involution, l'orifice interne est parfois tellement étroit qu'on peut à peine introduire une curette. Dans ces circonstances je ne me suis jamais hasardé à temporiser et à employer le laminaria ou le tupelo, j'ai, au contraire, dilaté au moyen des doigts, et si cela ne réussissait pas, au moyen de dilatateurs. De semblables utérus enflammés se laissent facilement dilater.

Une autre difficulté qui n'est en général pas très fréquente, consiste dans l'hémorragie. La muqueuse utérine peut être tellement hyperhémiée, que lors de la première introduction de la curette il jaillit un flot de sang. Même celui qui n'opère pas rapidement ou qui n'est pas exercé, observe quelquefois des hémorragies presque mortelles lors du curage de débris d'œufs en putrescence. Je ferai remarquer que ces hémorragies dangereuses ne se produisent que dans le cas de grands fragments de 3—5 cm de diamètre et de forte fièvre. Nonobstant l'hémorragie on doit évacuer l'utérus, car ce n'est qu'alors que l'hémorragie s'arrête.

Si l'hémorragie, surtout chez une femme déjà très anémique, était trop considérable pour pouvoir continuer à opérer, je conseille instamment de tamponner la cavité utérine avec de la gaze tannino-iodoformée. Cette méthode, que j'emploie déjà depuis des années, est très avantageuse. D'abord l'hémorragie s'arrête promptement, surtout si l'on fait suivre un tamponnement du vagin. Ensuite la gaze maintient l'orifice utérin dilaté, de façon que si un nouveau traitement intra-utérin est nécessaire, celui-ci est considérablement facilité. Puis l'iodoforme agit admirablement comme désinfectant, surtout lorsque le contenu est putréfié, et en dernier lieu les petits débris de caduque se détachent si bien, qu'en enlevant la gaze, on éloigne en même temps tout ce qui se trouvait encore fixé ou dé-taché dans l'utérus, c. à. d. que les débris adhèrent à la gaze et sont extraits avec celle-ci.

La question de savoir quand on doit enlever la gaze, se règle complètement d'après la fièvre. Si celle-ci diminue ou si elle dis-paraît complètement, on laisse la gaze pendant 3—4 jours. Les débris de caduque se seront d'autant plus sûrement détachés et les vaisseaux se seront d'autant plus sûrement thrombosés. On ne doit pas se laisser effrayer par une seule élévation de température, fut-elle même très considérable. Après de semblables opérations il se déclare, même dans le cas de résultat favorable, souvent peu de temps après l'intervention, un fort frisson et une température jusqu'au-dessus de 41°. Puis la température s'abaisse graduellement et déjà le jour suivant la convalescense définitive peut avoir commencée.

Si l'on croit avoir réussi à enlever complètement l'œuf, on explore la cavité utérine pour avoir la certitude qu'il ne reste plus rien. Puis on fait une irrigation de l'utérus; par cette irrigation de petits débris sont encore enlevés. On peut par là clore le traitement. Dans les trois jours suivants on fait une irrigation du vagin et on donne un peu d'ergotine. J'ai de cette façon traité avec succès un nombre très considérable d'avortements. D'autres cautérisent la cavité utérine. A cet effet on emploie aussi bien le perchlorure de fer que l'acide phénique liquide, qui est en tout cas plus actif. En cautérisant, l'utérus se contracte très bien et très rapidement. C'est pourquoi la cautérisation présente peut être des avantages pour prévenir l'agrandissement durable de l'utérus.

On peut aussi tamponner encore plusieurs fois la cavité utérine avec des bandes de gaze iodoformée. Je ne conseille de faire ceci que dans les cas où il est indiqué d'arrêter l'hémorragie et d'éviter la putréfaction.

Les résultats du traitement simple sont — pourvu que l'œuf soit réellement complètement enlevé — si favorables, qu'il n'est pas nécessaire de cautériser et de tamponner l'utérus par principe.

Marche de l'avortement après le quatrième mois de la grossesse.

La marche de l'avortement après la seizième semaine de la grossesse, lors du soi-disant partus immaturus, est tout autre que dans l'avortement précoce. Ici les symptômes se rapprochent déjà plus de l'accouchement normal. C'est ainsi p. ex., qu'à partir du 5ᵉ mois le premier symptôme ne consiste plus dans l'hémorragie, mais bien dans les douleurs.

Les fœtus se présentent souvent par les pieds ou par le siège, fréquemment la version spontanée se produit pendant l'accouchement.

L'orifice utérin s'ouvre et on sent la poche des eaux se former, tout à fait comme à la fin de la grossesse. Les douleurs ont ici une importance spéciale quant a la marche favorable de l'événement. Il est étonnant par quel étroit orifice utérin le fœtus peut souvent passer. Le crâne fœtal mou est comprimé et étiré, après la naissance il reprend cependant sa forme, de sorte qu'immédiatement après qu'une tête de 5—6 cm vient de traverser l'orifice utérin, celui-ci ne semble plus perméable que pour deux doigts.

Jusqu'au septième mois, il arrive souvent que la poche ne se rupture pas et que l'œuf est expulsé in toto. C'est là un événement excessivement rare dans les mois suivants. Un accouchement avec des membranes d'œuf intactes est excessivement favorable.

Lorsque le fœtus succombe à une époque avancée de la grossesse, il se déclare, avec une constance plus grande encore que dans le cas d'avortement prématuré, de l'horripilation ou un véritable frisson. Souvent les gestantes ne se sentent mal que pendant quelques jours, puis l'appétit et le bien-être reviennent.

Ce qui est le signe le plus important par rapport à la mort de l'enfant, abstraction faite de la cessation des bruits cardiaques, c'est le grand relâchement et la mollesse du ventre, ainsi que l'impossibilité de sentir distinctement le fœtus. Par la macération dans le liquide amniotique les enfants deviennent si mous, qu'on ne réussit pas à sentir des parties déterminées, même en pénétrant très profondément.

La cessation des mouvements fœtaux est également importante, mais ici des erreurs peuvent souvent être commises, en ce sens que des mouvements péristaltiques de l'intestin peuvent être pris subjectivement pour des mouvements fœtaux.

Ordinairement l'accouchement se produit une semaine à quinze jours après la mort de l'enfant, mais souvent le fœtus peut encore rester pendant des mois dans l'utérus. Si l'on est dans le doute par rapport au diagnostic, et si l'on ne se hasarde pas à se prononcer catégoriquement, on prendra exactement la mesure du ventre. Si au bout de 15 jours la circonférence du ventre n'augmente pas ou diminue même, le diagnostic est certain.

Dans le cas d'accouchement prématuré, il est également faux de crever la poche avant la dilation suffisante de l'orifice utérin, attendu que par là on se rend beaucoup plus difficile l'accouchement de l'enfant et l'extraction du placenta.

Ici également le chorion crève parfois seul, et le très extensible amnios se bombe très fortement vers le bas jusque tout près de la vulve. Même dans le cas d'un orifice utérin permettant à peine l'introduction de deux doigts, la poche formée par l'amnios seul peut complètement remplir la cavité du bassin.

Les présentations les plus favorables sont les présentations de la tête. Si la volumineuse tête a passé l'orifice utérin, l'enfant tombe au dehors ou peut facilement être extrait. Des difficultés se développent plutôt lorsque le fœtus se présente par les pieds. Si l'utérus est rempli, les douleurs pressent facilement la tête au dehors, tandis que les contractions ont peu ou point d'effet lorsque seulement la tête et le placenta se trouvent dans l'utérus. On est dans des circonstances semblables, où, par suite de l'époque peu avancée de la grossesse, le ramollissement du segment inférieur de l'utérus est encore peu prononcé, réduit à faire la traction, et il est parfois excessivement difficile de tirer la petite tête molle à travers l'orifice utérin étroit. Celui-ci laisse facilement passer le tronc mince, facilement compressible, tandis que la tête a peut être un diamètre trois fois plus grand et, par suite des os, une dureté beaucoup plus considérable que le tronc. C'est pourquoi on peut souvent extraire le tronc avec facilité, alors que même une tête de 5—6 mois est exposée à être arrachée, par suite de la solidité encore peu prononcée des ligaments.

Lorsque la tête était fixée de cette façon, j'insinuais une main entre l'orifice utérin et la tête fœtale, tandis qu'avec l'autre main je tirais légèrement sur les jambes. J'amenais d'abord au dehors la mâchoire inférieure, puis j'appliquais les deux extrémités digitales dans les fosses canines et j'exercais des mouvements de levier de façon à relever l'orifice utérin et à abaisser la face. La résistance était ordinairement la plus forte lorsque l'orifice utérin se trouvait au niveau du cou, des yeux et de la racine du nez. Une fois que par ces mouvements de levier le col, avait été refoulé au-dessus du front, l'enfant suivait rapidement la traction légère exercée par l'autre main.

Souvent on n'arrive pas non plus au but de cette façon, de manière que même chez des fœtus petits on a diminué le volume de la tête. J'ai plusieurs fois, chez des primipares, dans le cas d'orifice externe très étroit, dur, extrait la tête arrachée en faisant la perforation du crâne au-dessus de l'oreille, au moyen du doigt indicateur. En exerçant une pression par l'extérieur je provoquai l'écoulement de la pulpe cérébrale, puis appuyant le doigt recourbé en crochet à l'intérieur de la cavité cranienne sur la base du crâne, j'entraînai la tête au dehors. Dans des circonstances semblables la mâchoire inférieure ne fournit pas un bon point d'appui, elle s'échappe facilement.

S'il existe une présentation transversale, ce serait une erreur funeste que de vouloir forcer la version dans l'accouchement prématuré. Ordinairement un enfant qui a succombé descend rapidement dans le bassin, ce n'est qu'après que l'accouchement subit un arrêt. Le diagnostic de la présentation transversale est facile à poser. C'est surtout dans des cas semblables que l'on réussit, sans grande difficulté, à favoriser l'évolution spontanée. On saisit la partie qui se présente et on extrait l'enfant, tandis que la mère presse et qu'on excerce en même temps des pressions par l'extérieur. L'accrochement du doigt dans l'anus, l'application du cranioclaste sur une partie quelconque du fœtus, n'offrent pas de difficultés spéciales. Que l'enfant soit maintenant né en présentation de la tête ou en présentation des pieds, l'extraction du placenta offre souvent des difficultés considérables par suite de l'étroit orifice-utérin et du dur et petit utérus.

La conduite à tenir à cette période est décrite plus loin.

Avortement artificiel.

Déjà page 224 nous avons mentionné, que dans le cas d'incarcération de l'utérus gravide l'avortement artificiel pouvait être indiqué, de même dans le cas d'utérus prolabé irréductible (page 218) et de carcinome (page 232). En dehors de ces indications, l'avortement artificiel pour vomissements incoercibles est avant tout important au point de vue pratique. Il y a ici des cas, le plus souvent chez des primipares, où l'épuisement de la mère ne laisse absolument pas de choix. Si l'on ne veut pas sacrifier la mère et le fœtus, on doit interrompre la grossesse.

L'avortement est également indiqué dans les affections des reins qui, comme je l'ai démontré dans l'Arch. f. Gyn. X, page 286, s'aggravent souvent rapidement pendant la grossesse. Il est vrai que la nécessité d'intervenir se manifeste seulement au 5e ou au 6e mois.

Je considère de même une hypertrophie de la glande thyroïde à développement rapide, conduisant à la dyspnée, ainsi qu'une maladie de Basedow, comme des indications à interrompre la grossesse.

De plus on rencontre également des cas, très rares il est vrai, ou l'on doit provoquer l'avortement pour hémorragie. Si au 2e ou au 3e mois de la grossesse une hémorragie dure pendant des semaines entières, si à la suite de cela la femme dépérit considérablement, nous aurons certainement une indication à hâter l'événement. Surtout parce que l'expérience nous apprend que dans des circonstances semblables, la grossesse s'interrompt tout de même spontanément.

Pour provoquer l'avortement artificiel, on procède — en ayant soin d'observer une antisepsie rigoureuse comme pour l'accouche-

ment prématuré artificiel (voy. page 298) — de la façon suivante:
La gestante étant placée dans le décubitus latéral de Sims, on introduit dans l'utérus, jusqu'au-dessus de l'orifice utérin interne, une tige de tupelo aussi grosse que possible. L'orifice interne est souvent si dur, que la première tige ne peut avoir plus de 0,4—0,5 cm. Après avoir tamponné lâchement le vagin avec de la gaze à l'iodoforme, on attend.

Les différents utérus se comportent différemment à l'égard de cette intervention. Les douleurs se déclarent le plus lentement chez les primipares. Ici on dilate souvent l'utérus à une largeur égale à la circonférence du doigt, sans qu'une contraction utérine se produise. Chez les multipares l'événement se passe le plus souvent beaucoup plus rapidement.

Si l'utérus a été dilaté par les tiges de tupelo de manière à permettre facilement l'introduction d'une grande curette, ce qu'il y a de mieux à faire c'est d'anesthésier. Pendant l'anesthésie il n'est pas difficile, en procédant d'une façon combinée, de renverser l'utérus sur le doigt et de dilater ainsi suffisamment la matrice. Si par là il se produit même une déchirure du col, cela n'aura pas de suites fâcheuses dans le cas de marche aseptique. On doit toujours arriver à une dilatation suffisante pour pouvoir explorer la cavité au moyen du doigt.

Quand cette dilatation a été atteinte, on enlève l'œuf en une seule séance. Des fœtus de 3 mois, et même des fœtus encore un peu plus volumineux, peuvent être extraits au moyen d'une pince à polypes ou de la curette. Mais comme à cette opération l'œuf est le plus souvent déchiré, il est nécessaire après avoir terminé, d'explorer consciencieusement la cavité utérine. Par une forte pression exercée à l'extérieur on provoque l'inversion du fond utérin, et on avance le doigt interne vers le fond, de manière à pouvoir toucher complètement les parois utérines.

L'opération n'est pas facile, mais il vaut en tout cas mieux de terminer sous anesthésie en une séance, que de laisser l'œuf se putréfier en ajournant l'opération. Nonobstant l'antisepsie la plus rigoureuse il se déclare de la fièvre après quelques jours, et on doit alors tout de même terminer l'opération sous des conditions beaucoup plus défavorables.

Une chose qu'il faut éviter, je me permets d'y insister particulièrement, c'est de ne faire que la ponction des membranes et d'abandonner l'avortement à lui-même. Ce procédé ne peut être employé qu'après le 4e mois. Dans les premiers mois de la grossesse, surtout au 2e et au 3e mois, époque à laquelle on provoque

le plus souvent l'avortement, l'œuf doit être enlevé par l'opération;
spontanément il n'est ordinairement — surtout chez les primipares
— expulsé que très lentement.

La caduque est le plus souvent assez fortement adhérente.
C'est pourquoi, même dans l'avortement spontané, on attendra plutôt
un peu, s'il n'existe pas d'indication pour hâter la marche des événements. Ce n'est qu'au bout de quelque temps que la caduque se
détache. Des débris de caduque, qu'on ne peut que difficilement
détacher avec le doigt, se trouvent souvent, par le rapetissement
progressif de l'utérus, complètement libres dans la cavité, ou sont
entraînés au dehors par une irrigation de la cavité utérine.

Chapitre douze.

Placenta praevia.

Etiologie. Diagnostic et marche. Traitement. Tamponnement. Colpeuryse, ponction des membranes, version combinée. Accouchement forcé. Décollement prématuré du placenta normalement inséré.

Le placenta praevia se rencontre beaucoup plus fréquemment chez les multipares que chez les primipares. Comme l'utérus multipare est beaucoup plus lâche et plus large, on peut admettre que cette largeur favorise la descente de l'œuf.

Des efforts corporels ont peut être de l'importance au point de vue étiologique, car on rencontre plus souvent le placenta praevia dans la classe pauvre que dans la classe aisée. D'après les idées les plus récentes, la muqueuse utérine ne se trouve jamais à l'état de repos absolu, Elle mûrit graduellement, puis elle subit, après qu'elle a cessé de saigner, progressivement des métamorphoses régressives. Il résulte de là qu'à des époques déterminées, la cavité utérine doit être plus étroite qu'à d'autres périodes où la muqueuse atteint son moindre degré de développement. Il se peut qu'à cette dernière période, un œuf fécondé puisse plus facilement descendre et se fixer plus facilement en bas, que dans le cas de gonflement considérable de la muqueuse où la descente devient impossible.

Nous savons de plus que la muqueuse utérine se gonfle déjà lorsque l'œuf franchit la trompe. Il serait possible qu'une péristaltique accidentellement trop forte expulsât prématurement l'œuf, tellement tôt, qu'il descendrait avant que la tuméfaction ne se soit produite.

Chez les primipares le placenta prævia est rare. Dans tous les cas que j'ai pu observer chez les primipares, la forme du placenta fut cause qu'il devint prævia. Le placenta avait une forme longue, rectangulaire. Le bout inférieur se trouvait au-dessus de l'orifice utérin. J'ai observé des cas très caractéristiques à une période peu avancée de la grossesse. La partie située en bas était trois fois aussi épaisse que le reste du placenta.

Diagnostic et marche.

Si dans les derniers mois de la grossesse il se déclare, surtout chez les multipares, spontanément une hémorragie considérable, il peut à peine être question d'autre chose que de placenta prævia. On réussira certainement toujours à atteindre le tissu placentaire. Par suite de l'importance de l'événement, une exploration détaillée, si même elle provoque quelques douleurs et de l'hémorragie, est certainement justifiée.

Une mollesse particulière du col est caractéristique. Quelques auteurs soutiennent, que dans le cas de placenta prævia on sent plus distinctement battre des vaisseaux à côté de l'utérus qu'à l'état normal.

La présentation de l'enfant est souvent anormale dans le cas de placenta prævia, parce que le travail commence déjà à une époque où les présentations sont généralement encore irrégulières.

A la fin de la grossesse ce sont les présentations de la tête qui prédominent.

Comme le placenta est profondément situé, le cordon ombilical fait facilement procidence.

Ce qui est caractéristique pour le placenta prævia, c'est une hémorragie se déclarant spontanément.

L'époque du début de cette hémorragie par rapport à la grossesse offre beaucoup de variétés. La première hémorragie peut se déclarer aussi bien déjà six semaines ante partum, que seulement lors du début du travail, l'enfant étant à terme.

On a déjà indiqué à différentes reprises, que peut être un grand nombre d'avortements étaient dûs au placenta prœvia. J'ai observé que le placenta prœvia se présente déjà au 4ᵉ et 5ᵉ mois, quoique rarement. Les cas les plus défavorables sont ceux où l'hémorragie, une fois commencée, continue sans interruption. Il arrive que pendant 15 jours on est dans le doute, si on doit terminer l'accouchement ou non. L'hémorragie exige la délivrance et le long canal cervical la fait paraître impossible.

Il se peut également qu'un cotylédon détaché s'atrophie complètement et qu'il se produise une thrombose définitive des sinus placentaires. Car il se présente des cas heureux, positivement rares, ou un accouchement tout à fait normal succède à une hémorragie abondante.

Ordinairement les choses se passent ainsi: l'hémorragie pendant la grossesse s'interrompt, mais se répète fréquemment. Une semblable répétition de l'hémorragie conduit alors généralement à l'accouchement.

Le placenta se décolle parce qu'il ne peut pas changer sa forme comme le segment inférieur de l'utérus. Si le placenta est en état, en se rapetissant, de s'adapter à la forme de l'utérus, il ne peut cependant pas s'étendre au delà de son volume. Si le segment inférieur de l'utérus devient plus grand que la partie de placenta qui y est insérée, il s'en détache, cette partie de placenta ne pouvant suivre l'extension du segment inférieur. Ce défaut d'adaptation des surfaces d'insertion doit se produire aussitôt que le segment inférieur se forme. Ainsi surtout au début du travail, alors l'anneau de contraction remonte très haut, tandis que le pôle ovulaire inférieur reste en bas. La conséquence du décollement c'est l'hémorragie provenant des vaisseaux maternels.

Si tout le placenta se décolle, s'il tombe au dehors en avant de l'enfant, on appelle cela prolapsus du placenta. Cet événement est rare. Comme par suite du rapetissement considérable de l'utérus, l'hémorragie s'arrête le plus souvent après le prolapsus du placenta, on a voulu utiliser cette circonstance au point de vue thérapeutique. *Simpson* a proposé de détacher complétement le placenta dans le cas de placenta prœvia. Quoiqu'il renseigne que 19 fois sur 20 l'hémorragie cessa, il n'a cependant pas trouvé d'imitateurs.

Ce qui est particulièrement funeste, c'est la faiblesse des douleurs existant presque toujours dans le cas de placenta prœvia. Cette faiblesse tient à la disparition des éléments musculaires dans le segment inférieur de l'utérus par suite du développement considérable des vaisseaux. Ensuite l'excitation de l'orifice utérin par la poche des eaux ou la partie fœtale qui s'engage manque, par suite de la présence du placenta. La minceur du fond utérin y contribue également. Dans le cas de grossesse à terme développée dans une corne rudimentaire de l'utérus, il se déclare également de courtes et infructueuses douleurs, qui cessent bientôt sans dilater l'orifice utérin ou sans provoquer la rupture de l'utérus. Ici la constitution membraneuse de l'utérus est certainement la cause de la faiblesse et de l'insuccès des douleurs. La même chose se présente dans le cas de placenta prœvia où le fond est également remarquablement mince. Après l'accouchement le danger pour la mère n'a pas complètement disparu. Ce sont surtout les cas où l'hémorragie continue pendant la période de la délivrance qui sont les plus défavorables.

Les dangers sont les suivants: d'abord l'utérus peut être atonique, comme cela arrive après de grandes interventions, après un accouchement de longue durée, surtout chez la parturiente affaiblie par la perte sanguine.   Ce sont là les cas les plus rares.

Puis l'hémorragie peut provenir des orifices veineux béants de la region placentaire.   Lorsque cette région se trouve dans le fond utérin, elle est entourée à la partie supérieure et à la periphérie de couches bien contractiles.   Il en résulte que la région placentaire est comprimée et qu'il se forme facilement des thrombus.   Une hémorragie de la délivrance ne peut ainsi se produire.   Mais si la surface d'insertion se trouve en partie dans le segment inférieur de l'utérus, la compression ne sera pas d'égale intensité.   L'utérus est beaucoup plus mince à ce niveau.   Les veines de la région placentaire ne peuvent se rétracter par elles mêmes, et ainsi l'hémorragie continue malgré la bonne contraction du corps utérin.

Ensuite il peut exister de grandes déchirures dans le canal cervical, dans le segment inférieur de la matrice.   Elles se produisent lors de l'extraction de la tête.   Si la tête est extraite rapidement à travers l'orifice utérin non complètement dilaté, les tissus se déchirent et cela d'autant plus facilement que la région placentaire est pauvre en faisceaux musculaires.

Ces déchirures constituent bien la cause la plus fréquente d'hémorragies de la délivrance, attendu qu'on doit souvent opérer lorsque l'orifice utérin est étroit.   Ces hémorragies sont particulièrement dangereuses.   Après la perte sanguine antérieure très considérable, l'écoulement d'une petite quantité de sang conduit à la mort.

Jounia dit très bien: Si le sang ne se précipite plus à flots, il n'en est pas moins vrai que le sang s'écoulant goutte à goutte, coupe facilement le faible fil de la vie de femmes épuisées au plus haut degré par la perte sanguine antérieure.

Si la femme a surmonté tous les dangers avant et immédiatement après la délivrance, le danger de la septicémie et surtout de la pyémie l'attend encore.   Autrefois, lorsqu'on ne faisait pas la désinfection, ce danger était surtout grand.

Aujourd'hui encore on trouve indiqué dans toutes les statistiques sur le placenta prœvia, un grand nombre de cas de pyémie.

Le pronostic est certainement plus défavorable qu'on ne pourrait le croire d'après les avis cliniques.   Le grand nombre de cas tout à fait désespérés survenant à la campagne, n'étant pas rapportés, ne sont naturellement pas utilisés pour la statistique.

Le pronostic pour l'enfant est encore plus défavorable.   Il est rendu particulièrement mauvais par le grand nombre d'enfants expulsés prématurément.

Si même le placenta n'est pas complètement décollé, l'abaissement de la pression sanguine, suite de l'anémie, est funeste à l'enfant.

Traitement.

Comme l'hémorragie est le plus souvent terminée avec l'accouchement, le meilleur traitement sera donc celui qui provoquera le plus rapidement la terminaison de l'accouchement.

Si ce principe est exact, il n'en est pas moins vrai que dans le cas de placenta prœvia, il se déclare déjà des hémorragies à une époque où l'on ne peut encore songer à terminer l'accouchement. De semblables hémorragies de la grossesse où le col est long, ne peuvent être traitées que par le tamponnement. On bourre tout le vagin avec des tampons mouillés, bien exprimés, et on refoule fortement l'utérus vers le bas au moyen d'un bandage de corps ferme et bien appliqué.

Pour faire le tamponnement, on emploie préférablement la gaze à pansement qui s'insinue parfaitement dans la voûte du vagin. Les bourdonnets de ouate sont durs et on ne peut pas aussi bien les serrer. J'ai quelquefois pu arrêter l'hémorragie en repliant le long cervix vers le haut, et en le fixant dans cette position par des tampons. La malade reste en repos au lit et on lui prescrit à l'intérieur des acides et de l'opium, pour abaisser la pression sanguine.

Quand le tamponnement est bien fait la malade ne peut uriner, aussi doit-on la sonder de temps en temps. On enlève les tampons au bout d'environ 24 heures. On fait, sous faible pression, une irrigation du vagin avec une solution phéniquée et on reste pendant une heure auprès de la gestante, qui doit garder le repos absolu. De cette manière l'hémorragie s'arrête parfois pour plusieurs jours. Mais si vers la fin de l'irrigation l'eau qui s'écoule est encore teintée de sang, ou si le doigt constate la continuation de l'hémorragie, il ne reste qu'à tamponner immédiatement de nouveau.

Avant de faire cela on examine la largeur de l'orifice utérin, et on observe s'il n'existe pas de contractions de l'utérus, pour reconnaître si peut être le travail ne commence pas. Dans le cas de placenta prœvia, on sent souvent des contractions que la parturiente ne ressent pas.

Si le travail a réellement commencé, je recommande encore aujourd'hui l'emploi du colpeurynter. Je puis certifier que je l'ai appliqué avec succès dans un grand nombre de cas. Après l'année

1872, quand je prenais rigoureusement en considération l'antisepsie, je n'ai plus employé le colpeurynter pendant des années.
Mais aujourd'hui que l'on a appris à désinfecter cet instrument
comme tous les autres, on peut l'employer sans crainte. Le colpeurynter ne tamponne naturellement pas complètement. Mais lors

Fig. 90.

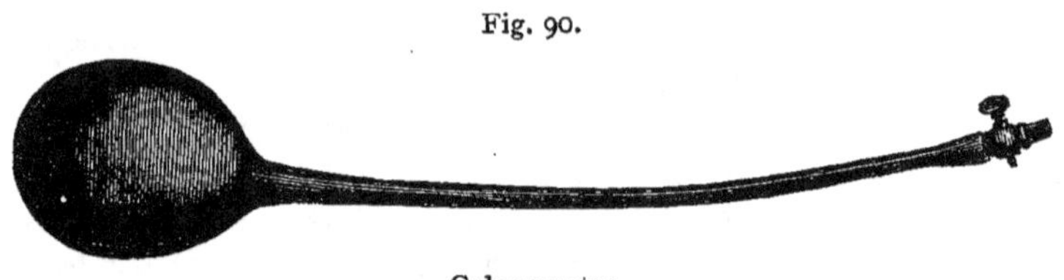

Colpeurynter.

du travail, on ne peut également obtenir ceci au moyen de tampons.
Et par rapport à l'excitation aux contractions, l'effet est certainement
meilleur pour le colpeurynter que pour le tamponnement. La grande
facilité d'application, la possibilité d'augmenter l'excitation en remplissant fortement l'instrument, et de la diminuer en ouvrant le
robinet, constituent également des avantages. Et avec quelle facilité ne peut on enlever le colpeurynter pour aller constater la dilatation de l'orifice utérin, alors qu'il est si difficile, et si douloureux
pour la patiente, d'enlever les tampons et d'en remettre des nouveaux.

Et lorsque le col est complètement effacé, le colpeurynter
dilate directement l'orifice utérin en déplissant la surface du vagin.
L'orifice utérin est en quelque sorte étiré.

Si après quelque dilatation de l'orifice utérin on arrive jusqu'aux
membranes de l'œuf, on rompra la poche. Lorsqu'il s'agit d'un
placenta prœvia marginal, il est important d'examiner alternativement avec les deux mains, l'une main arrivant plus haut à droite,
l'autre à gauche. Dans le cas de placenta prœvia central, le doigt
rencontrera partout le tissu placentaire.

Pour rompre la poche on emploiera, si on ne réussit pas
avec le doigt, un cathéter dur, une sonde utérine, ou dans la
pratique privée une aiguille à tricoter qu'on peut facilement désinfecter.

Par l'écoulement du liquide amniotique la surface interne de
l'utérus devient plus petite in toto et par là chaque vaisseau
en particulier est rétréci. On obtient donc, d'une façon moins
dangereuse, l'effet que *Simpson* voulait atteindre par le décollement
du placenta.

En outre la tête presse contre l'utérus la partie de placenta
détachée, de manière qu'à partir de ce moment maint accouchement

se passe sans nouvelle hémorragie. Le placenta expulsé présente un segment recouvert de sang noirâtre.

Si l'orifice utérin est déjà facilement perméable pour deux doigts, on rupture la poche avec les doigts. Comme à cette période l'anémie n'est la plupart du temps pas encore très forte, on peut faire l'anesthésie, pour éventuellement faire suivre immédiatement la version combinée à la rupture de la poche. Si on réussit de cette façon à engager un pied, cela est très favorable. Voir plus bas.

Quelques auteurs ont rejeté la ponction de la poche, parce que par là la version pourrait plus tard être rendue plus difficile. Après beaucoup d'expériences, je ne suis pas de cet avis. Les adversaires en question ont bien certainement eu en vue le placenta prœvia central, dans lequel la ponction des membranes ou la perforation et la lacération du placenta, recommandée par d'anciens auteurs dans le but de laisser écouler le liquide amniotique, est sans contredit à déconseiller. Mais si on sent la tête qui se présente ou si on réussit, ce qui vaut encore mieux, à transformer une présentation transversale en une présentation des pieds, la ponction des membranes donne dans le cas d'insertion marginale du placenta, des résultats tout à fait excellents.

Après la ponction des membranes et l'écoulement du liquide amniotique, on doit, s'il existe une présentation droite, frictionner l'utérus aussi fortement que possible pour provoquer des contractions. Si l'on reste au lit de la parturiente, si après chaque douleur, même faible, on frictionne de nouveau, si l'on agit également par expression sur le bas-ventre, on réussit souvent à provoquer des douleurs plus fréquentes et à mener l'accouchement rapidement et heureusement à sa fin.

Dans le cas de placenta prœvia central, c. à. d. lorsqu'au toucher on ne peut atteindre les membranes de l'œuf ni à droite ni à gauche, on laisse le colpeurynter en place jusqu'à ce qu'on puisse risquer l'accouchement forcé.

Aussitôt qu'il est possible de faire la version, on ne peut différer cette opération.

Depuis des siècles, il n'y a certainement pas eu un seul accoucheur qui n'ait perdu des parturientes dans le cas de placenta prœvia. Je prétends même que les cas d'accouchements les plus difficiles pour le médecin sont ceux où il existe un placenta prævia. Les nouvelles propositions, pratiques et non pratiques, qui surgissent encore tous les jours, démontrent le mieux qu'une méthode de traitement, suffisante pour chaque cas, n'a pas encore été trouvée jusqu'ici.

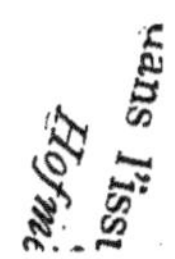

Et combien le public, qui ne juge que d'après les résultats obtenus, n'est-il pas ingrat ici. Si l'on est appelé dans le cours de la grossesse et si l'hémorragie s'arrête, on ne peut rien faire, rien prévenir, on ne pourra que dire de venir immédiatement avertir si l'hémorragie se renouvelle. C'est ainsi qu'on sera peut être appelé, le jour et la nuit, quatre à cinq fois, qu'on trouvera la femme toujours plus anémique et qu'on ne pourra cependant pas aider. Si déjà à présent on prépare le mari à tous les dangers qui pourront survenir, il ne peut cacher ses alarmes à la femme. La gestante même perd courage, son moral se déprime et elle se prépare ainsi de la manière la plus défavorable à l'accouchement. Si l'on ne parle pas des dangers, et si l'on doit finalement intervenir pour sauver la vie, si l'on a un mauvais résultat — et qui n'en a pas eu! — on dit de nouveau: jusqu'à l'arrivée du médecin la parturiente n'était qu'un peu affaiblie, le médecin a opéré et bientôt la mort est survenue. Finalement le médecin est la cause de tous les malheurs.

Le médecin qui habite la grande ville, où dans toutes les circonstances on peut avoir rapidement du secours, est encore le mieux partagé. Mais à la campagne, où l'on doit souvent aller à plusieurs lieues de distance, il peut se présenter qu'on arrive toujours trop tard. Trop tard pour arrêter les hémorragies de la grossesse, trop tard pour agir sur l'activité des douleurs, trop tard pour sauver la vie de la parturiente à l'accouchement. Je n'ai pas connu d'événement obstétrical qui m'ait donné plus de soucis et d'heures difficiles que le placenta prævia.

Si on lit les nombreux ouvrages, aussi bien les anciens que les récents, traitant du placenta prævia, on voit indiqué partout d'opérer tôt, de ne pas seulement considérer théoriquement la largeur de l'orifice utérin, la condition générale de possibilité de la version, mais de régler avant tout sa conduite d'après l'état général de la parturiente.

L'anémie contre-indiquera souvent l'anesthésie. Lorsqu'on est notamment seul responsable, il est préférable de décider la mère à se tenir tranquille par des paroles sévères et fermes, que de faire l'anesthésie.

Si après l'anesthésie la mort par anémie se produisait, si l'acne revenait plus complètement à elle, il serait difficile de e le public que l'anesthésie n'est absolument pour rien le malheureuse.

nier a le grand mérite d'avoir énergiquement recommandé

la version combinée et l'extraction lente. J'ai dans ces derniers temps toujours agi et toujours fait agir d'après ce principe.

Comme il s'agit le plus souvent d'enfants petits, mobiles, et de femmes multipares à parois abdominales lâches, il suffit d'introduire deux doigts ou la demi-main dans l'orifice utérin. Les doigts sont en quelque sorte là à l'affût, pendant qu'on essaie, par une pression énergique de l'autre main, d'abaisser les jambes de l'enfant. Aussitôt qu'on a saisi une jambe, on tire le siège dans l'orifice utérin, c. à. d. qu'on termine la version.

On attend à présent, on irrigue avec un désinfectant aussi indifférent que possible, par ex. une solution phéniquée à 1%, et on voit si l'hémorragie s'arrête. Après l'engagement du siège, il n'est pas rare de voir l'hémorragie cesser complètement, nonobstant qu'elle fut antérieurement très considérable. On attend alors quelque temps. On donne des analeptiques à la parturiente et on l'observe attentivement. L'accoucheur fait frictionner l'utérus par l'extérieur pour provoquer le plus possible de douleurs, et ne tire sur la jambe saisie qu'assez fortement pour l'empêcher de glisser de nouveau vers le haut.

Comme il s'agit le plus souvent d'enfants petits ou ayant succombé par suite de la perte sanguine de la mère, on prend beaucoup moins en considération l'enfant que la mère. *Hofmeier* dit très exactement: il faut avoir le courage de laisser mourir l'enfant. Je me permettrai d'exprimer cela plutôt de la façon suivante: les avantages de l'extraction lente sont tellement considérables, qu'on ne peut y renoncer au risque de devoir lui attribuer la mort de l'enfant.

Si l'hémorragie s'est arrêtée, on tire lentement sur les jambes. On ne devrait hâter l'extraction que si l'enfant était à terme et vivant. Dans toute autre circonstance on cesse les tractions après la sortie du siège, et on va à la recherche des bras dont on fait lentement et prudemment l'extraction. Puis on réintroduit la main et on pousse, en dilatatant en même temps le col, les doigts entre la tête et l'orifice utérin. On refoule plutôt prudemment, à droite, à gauche, en arrière et en avant, l'orifice utérin au-dessus de la tête, qu'on ne tire la tête à travers le col.

L'extraction lente n'est donc pas du tout une proposition théorique, c'est au contraire une proposition éminemment pratique.

Il se présentera malheureusement toujours des cas où la version combinée ne réussira pas. Le cervix est trop volumineux et trop long, l'enfant est situé trop haut, d'épaisses parois abdominales empêchent une action par l'extérieur, ou bien la présentation transversale est trop constante pour pouvoir être transformée par le seul refoulement au moyen des doigts. Il ne reste alors, s'il y a danger de mort, que l'accouchement forcé. Le plus souvent l'introduction de la main réussit très facilement. Les déchirures du col, qui ont été décrites après l'emploi du procédé, ne tiennent pas à la main. La circonférence de la main a presque 10 cm de moins que celle de la tête. S'il s'agit ainsi d'un enfant à terme et si on se propose de faire immédiatement l'extraction, le col est étendu par la tête, à peu près de 10 cm en plus que par la main. En outre la main repliée est à peu près ronde, la tête est ovale, et c'est précisément la partie latérale, se rupturant facilement, qui est étirée par l'occiput, aussi se déchire-t-elle très facilement.

Il est donc évident, qu'après l'accouchement forcé on doit extraire au moins aussi lentement qu'après la version combinée. Si l'enfant vit, on attendra après avoir abaissé les jambes, c. à. d. après la terminaison de la version. On auscultera de nouveau, on vérifiera la vie de l'enfant en lui chatouillant la plante des pieds et on fera une irrigation désinfectante du vagin. Si la cessation de l'hémorragie et l'état général de la parturiente le permettent d'une manière quelconque, on attendra, et on ne fera l'extraction que lorsque la vie de l'enfant l'exige absolument.

J'ai dans quelques cas également appliqué le forceps, et même le cranioclaste.

Lors d'une insertion marginale, j'ai vu un jour la tête refouler devant elle une partie du placenta et l'arracher. L'enfant vint en danger de mort et fut sauvé par une extraction rapide au moyen du forceps.

Lorsque l'orifice utérin était étroit et l'enfant mort, je n'ai pas hésité à faire la perforation et à appliquer le cranioclaste. L'opération est très facile à exécuter, et plus la tête est petite, mieux et plus sûrement on évite les déchirures. Si notamment le placenta prœvia se présente chez la primipare, la période d'ouverture peut traîner très longtemps; s'il se déclare alors de la fièvre, — le tractus génital peut à peine être tenu aseptique par suite de l'hémorragie et du tamponnement — la parturiente arrive en danger de mort. Alors existe l'indication générale, de terminer l'accouchement aussitôt que possible. La meilleure méthode dans le cas d'orifice utérin étroit et rigide, qui rend une version combinée difficile, c'est la perforation et l'extraction au moyen du cranioclaste. Cette méthode a encore un très grand avantage, c'est qu'on ne lèse pas la mère et qu'on ne transporte pas des saletés du vagin dans le cervix et dans l'utérus.

Après l'extraction de l'enfant le placenta est souvent immédiatement expulsé. En tout cas son extraction n'offre généralement pas de difficultés. Toutefois j'ai dans le cas de placenta prævia trouvé quelquefois des adhérences en brides; de sorte qu'ici également on peut dire: pas de règle sans exceptions.

Décollement prématuré du placenta normalement inséré.

Un ensemble de symptômes, ressemblant à ceux du placenta prœvia, se développe lorsque le placenta normalement inséré se détache prématurément. A la suite de causes inconnues — il se peut que des maladies de l'organisme maternel, p. ex. le mal de Bright conduisent à ce résultat — une partie du placenta se détache déjà pendant la grossesse, de sorte qu'on trouve sur elle des coagula sanguins datant de plusieurs semaines. Avec cela la partie adhérente du placenta suffit à maintenir la communication entre la mère et l'enfant, mais ce dernier peut, nourri insuffisamment, toutefois naître atrophique et non viable.

Autre chose est le décollement prématuré comme complication de l'accouchement. La dessus on possède également peu de données positives. Une frayeur, une chute, une sortie en voiture sur un chemin raboteux, ainsi un traumatisme, conduiraient au décollement. Toujours il s'agit de multipares.

Ce qui est seul certain, c'est que par l'écoulement soudain d'un hydramnios le placenta peut se détacher. Mais ici également des circonstances accessoires paraissent avoir une influence. J'ai déjà vu des masses très considérables de liquide amniotique s'écouler à grands flots, sans que l'hémorragie fut plus considérable qu'à un accouchement normal.

Il est vrai que j'ai également observé un cas, où immédiatement après l'écoulement de l'hydramnios il se déclara une hémorragie. La parturiente dut être délivrée à cause de l'hémorragie, et succomba après l'accouchement à l'hémorragie par atonie utérine, malgré tous les traitements.

Le plus souvent le placenta se décolle au milieu. Il se forme un hématome rétro-placentaire, entre l'utérus et le placenta. Quelques auteurs prétendent même avoir senti cet hématome par l'extérieur.

S'il se déclare des douleurs, il peut s'écouler soudainement une grande quantité de coagula noirs, preuve qu'ils se trouvaient déjà depuis longtemps derrière le placenta.

Ou déjà dès le début une partie du sinus placentaire se détache, alors le sang suinte d'une façon continue.

L'ensemble des symptômes peut se manifester tout à fait soudainement, de sorte que le médecin est appelé pour les symptômes alarmants de l'anémie aigue.

D'un autre côté un suintement qui dure plusieurs jours peut se passer sans provoquer de symptômes généraux.

A l'opposé de ce qui existe dans le cas de placenta prævia, dans le cas de décollement prématuré du placenta normalement inséré l'orifice utérin est dur, et même très dur et tendu. Ce qui est ensuite caractéristique, c'est que les membranes de l'œuf ne sont non seulement dures et tendues pendant les douleurs, mais également dans l'intervalle des contractions. Ces deux symptômes sont à rapporter à l'hyperextension de l'utérus par l'extravasation du sang.

L'utérus est partout sensible et on peut difficilement palper l'enfant.

La constitution du sang qui s'écoule exclut une hémorragie provenant d'un vaisseau rupturé, car le sang est foncé, non mélangé de sang clair.

Au toucher on ne réussit pas à atteindre le placenta.

On ne peut pas faire grand' chose dans ces cas. Le traitement souverain est la ponction des membranes, qu'on fera même lorsque l'orifice utérin est étroit. On doit de plus donner du seigle ergoté, frictionner l'utérus et l'exciter aux contractions de toutes les façons.

Ce que j'ai également fait, c'est d'appliquer un bandage de corps fortement serré; en même temps je tamponnai le vagin jusqu'à ce que l'orifice utérin fut suffisamment dilaté.

L'enfant est toujours mort, c'est pourquoi on terminera l'accouchement aussitôt que possible, par la perforation et l'extraction au moyen du cranioclaste.

Si l'on tire vraiment lentement, si l'on imite ainsi en quelque sorte la dilatation graduelle de l'orifice utérin par les douleurs, on réussit à extraire l'enfant perforé sans provoquer de lésions, déjà lorsque l'orifice utérin a 5 cm.

Ici également on n'opérera que s'il existe une indication générale à terminer l'accouchement. S'il n'existe pas de dangers, on attend.

Chapitre treize.

Traitement des hémorragies de la délivrance.

La période de la délivrance.   Conduite à tenir à cette période.   Manœuvre de Credé.
Adhérences.   Traitement.   Transfusion.   Inversion utérine.

Lorsque l'enfant est expulsé, l'utérus doit par suite de l'horror vacui suivre l'enfant, de manière que les parois ovulaires s'appliquent l'une contre l'autre. Si à l'intérieur de l'utérus la région placentaire et le placenta ne s'adaptent plus, il n'en résulte nécessairement pas un décollement direct immédiatement après la sortie de l'enfant. Car le placenta suit l'utérus, il peut se resserrer, se bomber, et être d'abord encore fortement adhérent. La preuve en est fournie par les cas où après l'accouchement du premier jumeau, le second jumeau resta en vie pendant plusieurs jours à l'intérieur de l'utérus.

Pour que le décollement du placenta se produise, il faut des douleurs, et cela pour deux motifs différents; en premier lieu les contractions rendront l'utérus rond à l'extérieur et creux à l'intérieur, de manière qu'il est ainsi créé de la place pour le placenta qui se détache, alors qu'antérieurement les parois de la matrice étaient juxtaposées. En second lieu les douleurs détachent directement l'utérus du placenta.

Avant que ne commence l'activité des arrière-douleurs, douleurs souvent à peine ressenties, le placenta est adhérent et obture les vaisseaux sanguins maternels. L'observation pratique nous apprend également que les hémorragies de la délivrance ne commencent pas immédiatement post partum, mais seulement après le décollement complet ou partiel du placenta. Le traitement expectant de la période de la délivrance a suffisamment démontré, qu'il n'est absolument pas nécessaire de manipuler l'utérus immédiatement après la naissance de l'enfant, et que les manipulations prématurées provoquent précisément de l'hémorragie, du décollement partiel.

Un fait important, c'est que pour l'accouchement précipité

(Sturzgeburt) p. ex., ou pour l'accouchement clandestin, on ne trouve, au moins à ma connaissance, indiqué dans la littérature aucun cas de mort par hémorragie; même la lecture de relations d'infanticides m'a appris, que dans ces accouchements se passant sans aucune aide compétente, le placenta est expulsé après quelque temps sans perte sanguine considérable. Il ressort de tout cela, qu'immédiatement après l'expulsion de l'enfant, la région placentaire est en tout cas encore recouverte, obturée, par le placenta.

Aussitôt qu'il se déclare des douleurs — et les premières ne sont pas du tout perçues — l'utérus devient dur. La douleur ou la contraction de l'utérus rend à la matrice sa forme primitive, tout à fait comme une balle en caoutchouc creuse, comprimée, reprend sa forme aussitôt que la pression cesse. Il se forme une cavité qui est immédiatement remplie par le placenta qui se détache. Par suite de l'horror vacui, il doit alors se produire une hémorragie derrière le placenta, l'extravasation rétro-placentaire.

Le placenta descend, l'endroit d'insertion du cordon ombilical en avant, et arrive, par suite du rapetissement graduel de l'utérus, de la partie active du canal obstétrical dans la partie passive, c. à. d. du corps utérin dans le segment inférieur de la matrice.

En descendant le placenta entraîne avec lui les membranes de l'œuf, qui sont en quelque sorte dévidées de leur base.

Si le placenta se trouve en dessous de l'anneau de contraction, dans la partie passive du canal génital, il peut être éloigné par l'effort propre de la parturiente (efforts de pressions), par remplacement de ces efforts de pression (pression exercée par la main de l'accoucheur sur le ventre de la parturiente), ou en agissant par en bas (traction sur le cordon ombilical, saisie directe du placenta et traction exercée sur le placenta même). Si la parturiente se lève ou si elle se redresse, le placenta tombe au dehors par son propre poids.

Ce processus ne se passe pas toujours rapidement. Dans plusieurs circonstances le placenta reste d'abord complètement en haut dans le corps utérin, de manière qu'à l'extérieur on sent le volumineux utérus, et à l'intérieur distinctement l'anneau de contraction et au-dessus de celui-ci un segment convexe du placenta.

Dans d'autres circonstances de nouveau, le placenta renversé dilate l'anneau de contraction, mais il ne peut le franchir, attendu que dans le cas de renversement complet du placenta son diamètre est assez grand.

Mais si le placenta n'est pas inséré dans le fond utérin, s'il ne peut donc se renverser, s'il est au contraire inséré latéralement, alors il glisse au dehors avec un segment en avant, lors du rapetissement de l'utérus. Comme dans ces circonstances l'action exercée par le placenta sur les membranes de l'œuf n'est pas aussi régulière, une partie des membranes restera plus facilement dans l'utérus.

Traitement de la période de la délivrance ou conduite à tenir à cette période.

Si l'on examine s'il est nécessaire d'aider et d'intervenir ici, et comment on doit le faire, on ne peut d'abord pas oublier le principe que l'accoucheur ne peut intervenir que pour soutenir la nature, qu'à cette période de l'accouchement on ne peut employer aucune manœuvre, aucune méthode, qui pourrait contrarier la marche de la nature. Celui qui dérangera la marche physiologique des choses provoquera des malheurs. Ce malheur sera peut être peu important, des suites fâcheuses ultérieures pourront peut-être être évitées, mais l'intervention trop hâtive est néanmoins fautive. D'autre part il n'y aura pas de faute commise, si le médecin, observateur consciencieux de la marche physiologique et au courant de ce que peut fournir la nature, n'intervient qu'en soutenant celle-ci.

En d'autres termes: intervenir par principe, ou ne pas intervenir par principe sont deux choses également fausses. Dans les différents siècles, il s'est déjà souvent élevé des discussions par rapport à la conduite à tenir à la période de la délivrance. Le plus souvent une méthode s'acclimata fortement et fut finalement employée d'une façon outrée; alors arriva la réaction. Puis on discuta avec aigreur pendant un temps, et le résultat fut le choix du juste milieu: la condamnation des propositions extrêmes.

D'après nos explications, il serait donc faux de vouloir immédiatement ou prématurément, ainsi avant qu'il n'existe des douleurs, enlever le placenta, J'ai autrefois fait cela, et je puis certifier qu'à cette époque j'observais fréquemment des hémorragies de la délivrance et des rétentions de membranes.

En malaxant ou en massant trop tôt, en exécutant la manœuvre de *Credé* avec rudesse et faussement, on décolle partiellement le placenta, on provoque ainsi une hémorragie avant que l'utérus ne soit vide et on empêche son rapetissement. Car ce n'est qu'après l'éloignement du placenta, que l'utérus peut se contracter de manière à ce que les vaisseaux soient obturés.

Il est donc certainement fautif d'agir énergiquement sur l'utérus, immédiatement après l'expulsion de l'enfant. Mais il en est tout autrement si après l'expulsion de l'enfant on palpe l'utérus, si l'on recherche les contours de l'organe, si par l'application légère de la paume de la main on cherche à constater s'il existe une contraction, et qu'en laissant la main en place on détermine si une douleur se déclare et si elle est continue. Si l'on frictionne l'utérus in toto — et non pas par endroits comme on le fait avant l'accouchement pour provoquer des douleurs — en appliquant la main sur la matrice en quelque sorte comme une nouvelle enveloppe concentrique, on imite par là la nature. On soutient celle-ci, on empêche l'utérus de se dilater de nouveau et on hâte la production des contractions utérines. Il y a une grande différence si quelqu'un masse rudement et fait des malaxations ou si, comme dans la manœuvre de Dublin, il ne laisse agir que le poids de la main et exerce de légères frictions.

Il n'est en général pas facile de constater si se placenta a quitté l'utérus et s'il se trouve en dessous de l'anneau de contraction. Les accoucheuses gagnent rarement la dextérité voulue pour juger rapidement ceci. Mais au point de vue pratique cela n'a pas d'importance non plus, attendu qu'il n'est pas absolument nécessaire d'exercer la pression à un endroit déterminé.

Je conseille donc de procéder de la manière suivante: après que le cordon ombilical a été lié et sectionné, on applique légèrement et prudemment la paume de la main sur l'utérus. L'utérus est en antéflexion, de façon que la main se trouve plus sur la partie postérieure du fond utérin. On ne peut absolument ni malaxer ni masser.

On attend à présent une arrière-douleur. Une fois celle-ci passée, on provoque après une pause une nouvelle arrière-douleur pendant laquelle on exerce une légère pression sur tout l'utérus, S'il s'est produit quelques arrière-douleurs — environ 10 — l'arrièrefaix se trouve presque toujours dans le segment inférieur de l'utérus. On tire alors quelque peu sur le cordon ombilical, et on enlève de cette façon le placenta se trouvant déjà dans la vagin ou tout à fait libre dans le segment inférieur de l'utérus. Pendant la traction la main externe aide par pression. Si le placenta ne suit pas cette traction, s'il s'écoule encore un long temps, environ $1/2$ heure, ou s'il se déclare une hémorragie, il faut extraire le délivre avec la main ou appliquer la manœuvre de *Credé*.

Le premier procédé était autrefois sévèrement proscrit. Encore aujourd'hui il serait trop tôt pour recommander aux accoucheuses d'appliquer cette méthode dans tous les cas. Mais le médecin, qui est parfaitement au courant de l'antisepsie, aura certainement de l'avantage à extraire le placenta en le saisissant avec la main. Cela est moins douloureux que d'employer en quelque sorte l'utérus comme piston, et de refouler le placenta au dehors en abaissant la matrice par pression.

Il n'est pas difficile de pénétrer dans le large vagin, il suffit d'introduire deux doigts, le pouce et l'index. Presque toujours on sent le bord du placenta et on peut le saisir directement. Si cela offre des difficultés, on exerce des pressions à l'extérieur et on opère d'une manière combinée. L'opérateur habile provoque peu de douleurs en procédant de cette façon. Lorsque l'arrière-faix se trouvait encore dans l'utérus, et que le point d'insertion du cordon était situé au niveau de l'anneau de contraction, j'ai également recourbé l'index, je l'ai enfoncé dans le placenta immédiatement au dessus du point d'insertion du cordon, et j'ai de cette façon saisi et extrait l'arrière-faix.

Je puis certifier qu'en opérant ainsi, on provoque moins de douleurs qu'en faisant la manœuvre de *Credé*. Ce procédé est sans contredit aussi plus rationnel, attendu qu'on n'altère nullement la situation de l'utérus. Toutefois, comme je l'ai dit plus haut, je ne me hasarderais pas à enseigner cette méthode aux accoucheuses.

L'autre procédé est la manœuvre de *Credé*, qui a provoqué tant de discussions. Qui voudrait méconnaître le bien produit par cette manœuvre. A une époque ou le décollement manuel du placenta fournissait un si grand nombre de victimes par infection, il fut proposé une méthode qui rendait presqu'inutile l'introduction de la main. Ce n'est qu'après l'introduction de la manœuvre de *Credé*, qu'on n'entendit plus parler de la fréquence des adhérences. Jusqu'à cette époque de mauvaises accoucheuses et de mauvais médecins, excusaient les opérations de la délivrance les plus brutales par «l'adhérence de l'arrière faix»! Le mérite de *Credé* est donc grand.

Il est vrai qu'aujourd'hui les rapports ont beaucoup changé. On ne verra plus un avantage aussi grand qu'auparavant, dans le fait seul, qu'on atteint le but désiré en agissant par l'extérieur. Et il serait triste pour les accoucheurs, si à chaque et pour chaque procédé on ne trouvait graduellement des améliorations.

La manœuvre de *Credé* s'exécute de la manière suivante: si l'utérus s'est durci, on l'entoure avec une ou avec les deux mains.

Puis on réduit une latéroversion éventuelle et on exerce une pression lente, mais énergique, d'en haut et en avant, vers l'arrière et le bas.

Souvent on réussit déjà à provoquer la sortie du placenta, en pressant l'utérus contre la colonne vertébrale et en exerçant, avec la main à plat, une pression directement vers l'arrière. Le placenta arrive dans le vagin jusqu'à l'orifice vaginal, où il exécute, lorsque le périnée est conservé, chez la primipare, le même mécanisme que la tête, c. a. d. qu'il s'appuie contre l'arcade pubienne et qu'il glisse d'abord avec la partie inférieure au dessus du périnée.

Après que le placenta a été éloigné, on conserve encore l'utérus pendant quelque temps dans la main, pour observer son degré de contraction, c. a. d. sa tendance à se relâcher de nouveau. Lorsque l'utérus se ramollit, il est faux d'exercer immédiatement des frictions ou même de faire des «malaxations». L'utérus ne peut naturellement toujours être dur comme la pierre. Mais on doit éviter une accumulation de sang à l'intérieur de la matrice. On diagnostique le mieux cette accumulation de sang dans l'utérus, en tâtant le pouls. C'est chose remarquable comme le pouls indique bien l'hémorragie. Si le pouls est lent et fort, il n'y a ni hémorragie intra ni hémorragie extra-utérine. Ce n'est que lorsque le pouls est fréquent, qu'on doit examiner l'utérus même. A une multipare, on commandera de dire s'il s'écoule du sang. Chez une primipare on vérifiera fréquemment et rapidement s'il existe de l'hémorragie ou non. Si l'on a tenu soi même la main pendant un certain temps sur l'utérus, on applique la main de l'accouchée sur le «globe dur» et on lui recommande d'avertir immédiatement «lorsque le globe disparaît». Pendant ce temps, on peut s'occuper de l'enfant, se laver etc. Si 20 à 30 minutes post-partum il ne s'est pas déclaré d'hémorragie, et si tout s'est passé normalement, le danger est passé; on peut après avoir examiné le périnée et le placenta, confier l'accouchée à l'accoucheuse.

Si à l'exécution de la manœuvre de *Credé* il se manifeste des difficultés momentanées, on interrompt les manipulations pendant quelques minutes pour les reprendre après. Souvent l'utérus est très sensible, ou bien les femmes s'opposent à toute tentative de pression en tendant les parois abdominales. Si dans ces cas l'attente, les exhortations et des frictions douces, dont on n'augmente que très graduellement l'intensité, ne conduisent pas au but, l'opium à l'intérieur ou encore mieux la morphine en injection sous-cutanée sont d'un excellent effet.

Après l'accouchement à terme, la non réussite de la manœuvre de *Credé* par suite de contraction tétanique de l'utérus, est un événement très rare. Dans ces circonstances, on sent au toucher l'orifice utérin complètement rigide, à peine perméable pour deux doigts. Le placenta est mobile à l'intérieur de l'utérus, et on peut le tourner de côté et d'autre avec les doigts. Par suite de l'étroitesse du col et du manque d'effet d'une pression exercée par l'extérieur, on réussit très difficilement à amener l'arrière-faix au dehors.

Je n'ai jamais observé des cas semblables immédiatement post-partum, ou dans des accouchements conduits par moi-même. C'est seulement quelques heures après l'accouchement, que j'ai été appelé auprès du tétanos. Il me semblait très probable que cet état était dû à l'emploi àbusif de seigle ergoté, ou aux rudes manipulations de l'accoucheuse. Sans cette étiologie, par ex. à la clinique, je n'ai jamais vu un cas de tétanos utérin à la période de la délivrance.

Dans des circonstances semblables, l'une main remonte le long du cordon ombilical, maintenu par l'autre main, et trouve de cette façon facilement et rapidement le chemin pour pénétrer dans l'utérus. Si l'une main se trouve à l'intérieur de l'utérus, l'autre lâche le cordon ombilical et se porte sur le ventre pour contrôler l'opération interne. Alors on ne tirera ou on ne tiraillera sur le placenta, avant qu'on n'en sente le bord supérieur. Ce n'est que rarement que l'on réussit à enlever tout le placenta par la partie d'arrière-faix qui se présente. Et une lacération est désagréable pour plusieurs motifs. Si l'on est arrivé jusqu'au bord supérieur du placenta, on recourbe les phalanges supérieures, on applique les extrémités digitales contre la paroi utérine, dure, tétanique, et on glisse vers le bas le long de cette paroi. De cette façon le placenta, qui se trouve décollé à l'intérieur de l'utérus, doit suivre. Si l'on connait exactement le procédé opératoire, si l'on va immédiatement très haut, si l'on n'essaie pas d'abord de tirer à la partie inférieure ou même à enlever le placenta par morceaux, l'opération peut être exécutée facilement et rapidement.

Si c'est possible, on exécute l'opération sous anesthésie. Alors on peut facilement abaisser l'utérus, la patiente n'opposant pas de résistance et ne tendant pas les parois abdominales.

Dans l'ancienne littérature revient aussi le spectre du **spasme** et de la **stricture** de l'utérus. Des groupes musculaires différents du corps utérin, à direction diagonale ou transversale, se contracteraient, de façon qu'il se développerait une espèce de forme en sablier.

Une telle explication est en tout cas fausse, attendu qu'il est impossible d'isoler de semblables faisceaux musculaires, autre part qu'au niveau de l'orifice utérin interne.

Dans les cas où il fut possible de diagnostiquer une forme à peu près semblable, l'utérus était situé tout à fait obliquement, de manière qu'à un examen incomplet, on pouvait croire à une stricture à direction oblique. La longueur considérable du canal cervical pourrait en outre facilement conduire à une erreur par rapport à l'endroit de la stricture, qui se trouve au niveau de l'orifice utérin interne.

Des **adhérences du placenta** n'empêchent pas plus rarement la sortie de l'arrière-faix que le tétanos utérin.

Les adhérences peuvent d'abord être des adhérences en forme de brides. Ou bien tout le placenta reste à l'intérieur de l'utérus, et en introduisant la main on sent la bride qui maintient l'arrière-faix, ou bien le placenta a été enlevé d'une manière quelconque et il manque un cotylédon suspendu par une bride à la paroi de l'utérus.

De telles adhérences sont très rares. Elles sont à rapporter à des maladies accidentelles, localisées à la surface interne de l'utérus, à l'inflammation de la sérotine. On peut hardiment déchirer une semblable bride ou la sectionner avec les ongles. On ne peut s'imaginer une rupture de l'utérus à la suite de cela.

On a également décrit des adhérences en surface. A priori elles doivent toujours exister, lorsque les arrière-douleurs ont manqué, que l'utérus ne s'est pas bien contracté, qu'il est resté complètement atonique et que l'extravasation sanguine rétro-placentaire ne s'est point produite.

Mais comme toutes ces choses coïncident rarement, qu'il est presqu'impossible qu'il en soit ainsi, «l'adhérence complète en surface» ne sera pas un événement fréquent.

J'ai toujours remarqué que de jeunes accoucheurs informent souvent d'adhérences, alors que des accoucheurs plus vieux les trouvent plus rarement ou même pas du tout.

On peut facilement s'imaginer que le débutant, à des moments aussi agités que ceux où il y a danger de mort par hémorragie, ne se rende pas un compte exact de chaque détail. Et si le débutant n'était pas excité, s'il n'était pas sensible au danger de mort de son prochain, cela serait assez triste.

Quoiqu'il en soit, lorsqu'il existe une «adhérence totale en surface» il ne peut pas y avoir d'hémorragie. Le placenta se trouve sur la région placentaire comme l'emplâtre sur la plaie. Ce n'est qu'après un décollement partiel que le sang s'écoule. On peut se convaincre de cela dans les circonstances rares où il existe une inversion de l'utérus. Ici l'hémorragie manque dans le cas d'adhérence totale. Mais aussitôt que le placenta est décollé, il s'écoule du sang noir en grande quantité.

D'autre part, on ne peut nier que des parties de placenta peuvent être adhérentes en surface. J'ai également observé des cas semblables; mais il ne sont certainement pas fréquents.

D'après leurs instructions, les accoucheuses doivent dans le cas de troubles de la délivrance, toujours garder le placenta et le montrer au médecin. Si une partie manque, on ne doit pas toujours immédiatement admettre que l'accoucheuse a, à l'encontre de ses instructions, enlevé le placenta par morceaux en pénétrant dans l'utérus.

Il est hors de doute qu'un cotylédon mobile peut, même lorsque le placenta se détache spontanément, être séparé par écrasement lors du passage de la partie étroite de l'utérus au niveau de l'angle d'antéflexion. Même après la manœuvre de *Credé* des parties de placenta sont déjà restées dans l'utérus.

Et même lorsque le placenta a été évacué totalement, un placenta succenturiata peut encore rester à l'intérieur de l'utérus. Ceci est excessivement rare, mais une fois qu'on a observé soi-même la chose, on ne doutera pas qu'elle puisse se présenter, et on ne se hasardera pas à accuser une accoucheuse d'avoir agi contre les règles, lorsqu'on trouve un reste de placenta à l'autopsie.

Si le placenta est incomplet, ou s'il a été **extrait** par lambeaux, de manière qu'après avoir réuni et assemblé tous les morceaux il soit impossible de se convaincre s'il est complet, on doit immédiatement pénétrer dans l'utérus et faire l'exploration de la cavité utérine. Cela est à présent facile et sans danger, et peut à peine être appelé une intervention.

Si l'utérus a déjà subi l'involution, si depuis l'accouchement une semaine s'est déjà écoulée, si une hémorragie nous fait soupçonner la rétention d'une partie de placenta, s'il existe déjà de la putréfaction et de la fièvre, alors l'intervention, même pour poser le diagnostic, n'est pas sans importance, et il n'est pas rare qu'elle soit si douloureuse, qu'on doive faire l'anesthésie. Et cependant, si à la deuxième semaine du puerperium il se déclare de la fièvre et de la putréfaction, la première condition d'un traitement rationnel, c'est l'exploration de la cavité utérine.

Quand on a enlevé tout ce qui doit être enlevé et fait une irrigation de l'utérus, le tamponnement de la cavité utérine avec de la gaze iodoformée est ici, où la matrice est petite, un procédé excellent, qui donne des résultats tout aussi excellents qu'après un avortement accompagné de phénomènes de putréfaction. J'ai vu un grand nombre de cas, où pendant l'anesthésie on fit encore le tamponnement de l'utérus; où la femme en couches perdit bientôt la fièvre et fut laissée tranquille, jusqu'à ce qu'au 6e jour j'enlevai la gaze sans provoquer aucune douleur.

Atonie utérine.

L'atonie de la musculature utérine qui peut conduire au décollement insuffisant du placenta, se produit également après l'expulsion du placenta. Alors il doit certainement se produire une hémorragie, attendu que les orifices vasculaires ne sont plus obturés.

Pour l'arrêt de l'hémorragie, il faut deux choses: la contraction de l'utérus et la formation de thrombus. La première arrête d'abord l'hémorragie par les arrière-douleurs, la dernière obture définitivement les vaisseaux de la région placentaire.

Si donc pour un motif quelconque le tonus de la musculature utérine n'est pas assez fort pour conserver la matrice à l'état de contraction, de manière que dans le cas de fermeture de l'orifice interne par flexion, l'utérus s'étende de nouveau par l'accumulation du sang à son intérieur, ou que le sang s'écoule à l'extérieur, l'utérus est atonique, et l'hémorragie est une hémorragie par inertie utérine.

Cette atonie peut exister à des degrés différents, ou bien légère, passagère, ou bien absolument incurable.

Une mauvaise direction de la période de la délivrance, c. à. d. une expression prématurée du placenta, une manœuvre de *Credé* faite avant le temps, brutalement, donc faussement, constitue le motif le plus fréquent les hémorragies de la délivrance.

On a également soutenu qu'on pouvait pronostiquer l'atonie de l'utérus à la période de la délivrance. Si avant l'expulsion de l'enfant les douleurs étaient rares, si elles étaient faibles et irrégulières, il en serait de même après l'expulsion de l'enfant. Il existerait ainsi un rapport déterminé entre les arrière-douleurs et les douleurs de l'accouchement. Ceci semble plausible mais n'est pas exact. Alors qu'on voit l'utérus se contracter même après l'opération césarienne, sans qu'il y ait eu des efforts d'expulsion, il peut inversément se présenter, malgré qu'il ait existé les meilleures contractions, des hémorragies très considérables à la période de la délivrance. On ne peut tirer un pronostic de la marche de l'accouchement, qu'en ce sens, c'est qu'après des accouchements très rapides, les contractions post-partum sont très faibles. Ensuite une dilatation très considérable de l'utérus dans les cas de jumeaux ou d'hydramnios, prédispose aux hémorragies de la délivrance.

Une forme très dangereuse de l'inertie se rencontre dans le cas d'infection pendant la grossesse ou au début de l'accouchement. Ceci n'est pas étonnant. De même que la musculature intestinale paralysée conduit au météorisme, ainsi cesse également la faculté de contraction de l'utérus. J'ai dans quelques cas semblables, pu distinctement démontrer à l'autopsie, une imbibition séreuse de la paroi utérine.

Ensuite maintes femmes sont prédisposées aux hémorragies de la délivrance: ce n'est que par une surveillance attentive qu'on les préserve chaque fois de grandes pertes sanguines. Ces cas constituent la meilleure preuve de l'inexactitude de laisser, par principe, aller les choses telles qu'elles vont. Si dans ces circonstances-ci on ne touchait pas à l'utérus, ou si l'on n'exerçait pas des frictions sur la matrice, on perdrait la femme en couches. Celui qui n'admet pas des choses semblables, n'a certainement pas encore assez vu.

On doit également ranger dans l'atonie, la soi-disant paralysie de la région placentaire, événement pour lequel il manque encore un substratum anatomique. Dans un cas clinique caractéristique, j'ai trouvé à l'autopsie une dégénérescence variqueuse complète d'une partie de l'utérus. L'utérus avait ici une coloration bleu-rouge et la partie paralysée n'était presque constituée que de veines dilatées.

Dans d'autres cas la partie paralysée proémine tellement dans la cavité utérine, qu'au toucher on pense avoir affaire à un myome sous muqueux. L'examen combiné permet d'abord de poser le diagnostic.

Si le médecin est appelé auprès d'une «hémorragie de la délivrance», il doit procéder de la manière suivante: Entré dans la chambre, il s'enquiert immédiatement du degré d'anémie aiguë en jetant un regard sur l'accouchée et en lui prenant le pouls. Ensuite il met rapidement les bras à nu et se désinfecte. Il utilise le temps qu'il consacre à cela pour demander: Comment l'accouchement s'est-il passé? Ou est l'arrière-faix? Si celui-ci a été expulsé, l'accoucheuse doit aller le chercher. On découvre la patiente pour voir entre les jambes, une main prend le pouls et l'autre se place sur le ventre, sur l'utérus. On fait quelques injections d'éther dans le bras. Si l'accouchée ne ressent pas ces injections, qui sont très

douloureuses, le pronostic est mauvais. Si elle résiste, si elle se
débat et retire le bras, le pronostic est meilleur.

En même temps le médecin ordonne d'enlever les oreillers,
de préparer des analeptiques et de mettre les jambes en position
élevée. Les proches doivent donner avec prudence et par petites
quantités du vin etc., et mettre des cruchons chauds ou des linges
chauds contre et sur l'accouchée. On frictionne énergiquement l'u-
térus, on exprime son contenu, du sang coagulé ou le placenta.
On nettoye rapidement la parturiente. On applique un nouveau
linge devant la vulve. Aussitôt que l'utérus est vide, le médecin
comprime l'aorte. Ceci a pour but de maintenir le sang dans la moitié
supérieure du corps, dans le cerveau. Le résultat de cette méthode
est souvent instantané et excellent.

La compression des jambes a le même but. On fait le mieux
cette compression au moyen de bandes en caoutchouc, qu'on ne
peut pas fortement serrer. Une pression peu considérable suffit
déjà. Une pression forte n'est pas supportée. D'anciens accoucheurs
employaient des bandes de toile mouillée. On enveloppe d'abord
une extrémité inférieure. Si le pouls ne se relève pas suffisamment,
on enveloppe également l'autre jambe.

On attend maintenant pour voir s'il s'écoule encore du sang
et si le pouls reste mauvais ou devient plus mauvais. S'il ne s'é-
coule plus de sang et si le pouls devient moins fréquent, si la
femme évanouie ouvre les yeux, si elle revient à elle, on continue
à donner des analeptiques et à contrôler l'utérus. On fait donner
à boire en grande quantité ce qu'il y a sous la main: de la bière,
du vin, du grog, du café avec du cognac. On fait en même
temps prendre du seigle ergoté, jusqu'à concurrence de 5 grammes.
Dans la plupart des cas on aura fini avec le traitement.

Si l'accoucheuse montre le placenta lacéré, que d'après ses instructions elle ne peut décoller, mais que bien souvent elle va chercher à l'intérieur de l'utérus, on le fait nettoyer, déposer dans un
bassin et — comme on ne peut laisser ni le pouls ni l'utérus sans
contrôle — démontrer, étaler, par l'accoucheuse. Si une partie
du placenta manque, ou si on est dans le doute, on nettoye
la main, on la désinfecte et on l'introduit dans l'utérus. Immédiatement post partum on ne provoquera pas de douleurs à l'accouchée. Deux doigts vont jusqu'au niveau de l'orifice interne.
La main externe réduit l'antéflexion, rétroverse quelque peu l'utérus,
et le renverse par dessus les doigts qui se trouvent dans le cervix. On fait l'exploration de l'utérus, tout en n'oubliant pas que
la région placentaire est toujours très-rude, qu'on trouve à son

niveau des inégalités, qui plus tard fondent et s'évacuent spontanément.

Si l'on trouve un cotylédon placentaire, fut-il détaché ou attaché par une bride, on l'enlève immédiatement, (voir page 340) et pendant qu'on est dans l'utérus, on frictionne, par l'extérieur, la matrice contre la main interne, pour l'exciter à des contractions.

A présent on attend tranquillement en contrôlant le pouls et l'utérus. Seulement on ne doit pas s'attendre à ce que l'utérus soit toujours dur comme une pierre, même dans le cas d'utérus mou l'hémorragie s'arrête. Le pouls a presque plus d'importance que le regard jeté entre les jambes de l'accouchée. Si le pouls reste calme, si les pulsations diminuent en fréquence, on ne doit pas se laisser induire en erreur, parce que les nouveaux linges mis en dessous de l'accouchée s'imbibent de sang, ou que la femme inquiète dise qu'il s'écoule de nouveau du sang.

De temps à autre on contrôle, par une pression douce, où se trouve le fond utérin et quel est son volume. Intentionellement je dis une pression douce. La malaxation et le massage violents détacheraient de nouveau les thrombus et provoqueraient une nouvelle hémorragie.

Mais il se présente également des cas où l'hémorragie ne s'arrête pas, où immédiatement il s'écoule de nouveau une grande quantité de sang. S'il ne s'agit pas ici d'un de ces cas de déchirure dont nous parlerons plus bas, on essaye d'abord une excitation énergique de l'activité des douleurs. On exprime l'utérus et on le maintient pressé contre la symphise, le frictionnant immédiatement de nouveau s'il se relâche. On ne se hasarde pas ainsi à attendre la formation de thrombus, mais on s'efforce d'arrêter l'hémorragie, en maintenant l'utérus le plus petit possible. Si les frictions ont provoqué un certain nombre de douleurs, et si une heure s'est peut-être écoulée, le danger a disparu.

Dans ces derniers temps, j'ai arrêté de cette façon toute hémorragie par atonie.

Mais si l'hémorragie ne s'arrête pas, où si l'état de l'accouchée anémiée est si alarmant, que le médecin ne se hasarde pas à continuer les frictions, qui après quelques tentatives se sont montrées sans résultat, on peut essayer une action sur la surface interne de l'utérus. Celle-ci a également pour but de provoquer la contraction. Pour cela plusieurs accoucheurs conseillent d'enfoncer le poing fermé dans l'utérus et de frictionner l'organe par dessus ce poing. J'ai, par principe, immédiatement fait suivre cette manœuvre au décollement du placenta, attendu que la main se trouve alors à l'intérieur de l'utérus. C'est précisément dans ces conditions que je me permets de recommander instamment ces frictions.

Si cela non plus n'a pas de résultat, on emploie la différence de température comme puissant excitant des fibres musculaires lisses. On peut prendre la différence de température vers le bas et vers le haut. Vers le bas, avec de l'eau glacée de 3—4 °, la différence comporte environ 30—33 °, tandis que vers le haut il ne faut employer qu'une différence de 6—8 °. Il est naturellement plus rationnel d'amener de la chaleur à une femme exsangue, que de lui enlever de la chaleur par l'injection d'eau glacée. Comme l'expérience parle également en faveur des injections chaudes, une tentative sera certainement justifiée. Néanmoins je ne voudrais pas voir les injections d'eau glacée mises complètement de côté. Pendant des années, lorsque nous ne connaissions pas encore les injections chaudes, nous avons obtenu d'excellents résultats avec les injections d'eau glacée. De ce temps nous prenions une seringue à lavements, nous mêlions du vinaigre à l'eau, et nous injections en jets puissants le mélange contre le fond utérin. J'ai de cette façon, à des accouchements policliniques, très souvent écarté l'atonie de l'utérus.

Si malgré l'injection chaude ou froide l'hémorragie ne s'arrêtait pas, s'il s'agissait ainsi d'une atonie au plus haut degré, il resterait comme ultimum refugium, l'injection de perchlorure de fer liquide dans l'utérus.

Cette méthode de traitement de l'atonie utérine a souvent été l'objet de discussions irritantes, et cependant il y aura toujours des circonstances où l'on ne pourra pas s'en passer. Il n'est certainement pas amusant de «tanner» en quelque sorte la surface interne de l'utérus et le vagin, mais après avoir épuisé tous les moyens décrits, il ne reste parfois plus autre chose à faire.

D'après mon expérience on peut du reste mitiger l'inconvénient, en diluant le perchlorure de fer liquide dans la proportion d'environ 1 : 3. Lorsqu'on emploie du chlorure ferrique liquide pur, le vagin devient si étroit, que le traitement consécutif devient douloureux et difficile.

On introduit deux doigts ou la demi-main jusque dans l'orifice utérin, on conduit la canule utérine jusque dans la matrice et on la maintient avec la main interne; une légère pression exercée à l'extérieur sur le ventre, fait immédiatement remonter le sang dans la canule, de façon que l'air en est chassé. Alors on adapte la seringue tenue prête avec une solution diluée de chlorure ferrique liquide, environ 1 : 3, et on injecte lentement le liquide. On enlève à présent lentement la canule utérine et on laisse autant que possible les coagula à l'intérieur de l'utérus. De cette façon l'hémorragie est arrêtée, les caillots solides font office de tampons, le sang qui arrive encore se coagule rapidement autour des coagula existants. On contrôle l'utérus par une légère pression, et on ordonne le repos absolu. Si l'hémorragie ne s'arrête pas, on pourra injecter une solution plus forte ou une solution non diluée de perchlorure de fer liquide. On s'étonnera que dans cette édition j'aie encore laissé «la seringue». Ce n'est pas un instrument aseptique, et l'irrigateur vaudrait mieux. Mais pour l'irrigateur il faut une grande quantité de chlorure ferrique liquide, que l'accoucheur n'a ordinairement pas avec lui. Si l'on avait ou si l'on pouvait se procurer une grande quantité de perchlorure de fer liquide, il serait naturellement recommandé d'employer l'irrigateur. Mais le perchlorure de fer liquide est un remède si énergiquement caustique, que les bactéries qui se trouvent sur et dans la seringue sont en tout cas tuées.

Il est plus facile de faire l'injection que le tamponnement avec de l'ouate styptique.

Le tampon d'ouate au perchlorure de fer est déjà tellement entouré de coagula avant d'arriver dans l'utérus, que son action styptique est presque nulle.

Après 12 heures, on fait une irrigation avec une solution phéniquée à 2 : 100. Après 24 heures, on peut introduire un doigt bien huilé et commencer à enlever les caillots. Si l'on ne détache pas les caillots, le jet de l'irrigateur n'est souvent pas en état d'éloigner tout, et on rencontre encore des caillots après 15 jours. Dans le cas d'antisepsie prophylactique, les irrigations ne doivent être faites que toutes les 12 heures. Alors toute fièvre ou toute inflammation progressive manque.

Dans ces derniers temps, *Dührssen* a proposé, pour arrêter l'hémorragie dans le cas d'atonie, le tamponnement de l'utérus fraîchement délivré. Je conviens que je ne possède pas un grand nombre d'expériences quant à ce traitement. Ce n'est en tous cas pas un moyen infaillible. Je n'ai pas observé le moindre avantage du tamponnement lorsqu'il y avait atonie absolue. La gaze s'imbiba complètement de sang, par là il ne s'écoula naturellement momentanément plus de sang, mais plus tard l'accouchée mourut tout de même d'hémorragie. Qu'il me soit permis d'émettre quelques réflexions théoriques. Dans toute méthode de traitement de l'hémorragie atonique, on tâchera d'obtenir : Ou la contraction de l'utérus ; mais cela est impossible lorsqu'on bourre la matrice avec une substance qui la maintient dilatée. Nous enlevons précisément le placenta et les coagula hors de l'utérus, pour qu'il puisse se resserrer. Ou une action styptique directe. Cette action peut être obtenue, ou bien au moyen de médicaments, perchlorure de fer, ou bien mécaniquement, p. ex. par tamponnement du vagin dans le cas d'hémorragies provenant d'un carcinome du col.

La gaze à l'iodoforme ne pourra produire ni l'hémostase médicamenteuse, ni l'hémostase mécanique. Au contraire, la gaze absorbe le sang. L'iodoforme n'arrête pas une hémorragie provenant de gros vaisseaux. Et si l'on voulait agir mécaniquement, si l'on voulait bourrer complètement l'utérus, comme p. ex. après un avortement dans les premiers mois, il faudrait naturellement remplir l'organe gestateur jusqu'à son volume antérieur. Ou bien on devrait comprimer la matrice entre un bandage externe et des tampons internes. Ces deux choses sont certainement impossibles.*)

---

*) Le professeur *Fritsch* a abandonné ces considérations purement théoriques, la pratique lui ayant prouvé qu'elles étaient insoutenables (*Dührssen* Klin. Vorträge No. 347).

Technique du tamponnement (*Dührssen*): La femme étant placée dans la position obstétricale, on saisit, en se servant de l'index et du médius gauches comme conducteurs, les lèvres du col aussi haut que possible avec 2 pinces tire-balle. On attire le col à la vulve. Si cela ne réussit pas, même en exerçant simultanément une pression sur le fond utérin, on applique un spéculum en gouttière (*Skutsch*) ou bien on introduit, comme guides, 2 doigts de la main gauche dans le canal cervical. On saisit l'extrémité de la bande de gaze avec une pince anatomique longue de 30 cm, avec une pince à polypes ou avec les doigts, et on la conduit à l'intérieur de l'utérus. La main gauche est appliquée sur le fond utérin — si l'on n'a pas réussi à amener le col à la vulve, on retire les doigts hors du canal cervical, et on applique la main avec son bord cubital sur le fond utérin, de cette manière l'index et le médius qui devront être réintroduits, comme guides, dans l'orifice utérin restent antiseptiques. — On conduit la pince jusqu'au fond de l'utérus, où la main externe doit distinctement la sentir. On ramène la pince, on engage de la même manière une nouvelle partie de gaze jusqu'au fond utérin et on remplit ainsi graduellement l'utérus. Puis on bourre le vagin, plus ou moins fortement suivant le besoin, et dans le cas d'hémorragie provenant du segment inférieur, on termine par des tampons de ouate. Comme matériel on emploie de préférence de la gaze iodoformée à 20 %; une bande quadruple longue de 5 mètres et large comme la main. On conserve cette gaze dans une boîte en fer blanc de la forme des boîtes à cacao. On fait tenir cette boîte devant les parties génitales, de manière à pouvoir transporter la bande directement de la boîte dans l'utérus. Si la patiente était indocile et s'il fallait tamponner énergiquement, on ferait l'anesthésie.

Il est certainement des cas où le chlorure ferrique liquide rendra de bons services (Fritsch), ainsi notamment lorsque le danger est grand — Avant qu'on n'ait terminé le tamponnement, 300 à 500 gr. de sang peuvent encore être perdus!

Ensuite dans les déchirures de cervix. Ici le tamponnement ne sert souvent à rien.

Si le tamponnement post partum agit favorablement, il a plutôt la valeur d'un corps étranger qui excite l'utérus à la contraction, et il agit ainsi comme le poing contre lequel on frictionne l'utérus.

Depuis que *Kronecker* et *Schwarz* (Halle) ont démontré que «l'infusion» d'eau salée, c. a d. le remplissage artificiel des vaisseaux pouvait sauver la vie dans les cas d'anémie aigüe, cette méthode de transfusion a gagné une importance pratique. J'ai fait autrefois plusieurs transfusions de sang défibriné, et j'ai dû, après ces expériences, y renoncer complètement. Je connais aussi suffisamment par observation propre, les mauvais résultats de la transfusion du sang de mouton à l'homme, dont la vogue ne fut que de courte durée.

Ces deux anciennes méthodes sont complètement abandonnées. Par contre «l'infusion» d'eau salée a déjà souvent sauvé la vie, et a certainement de l'avenir. Je sais parfaitement bien que le médecin de campagne ne sera, malheureusement, pas souvent en état de faire des infusions. Il arrive trop tard, ou les appareils et l'eau distillée ne sont pas sous main. Mais en ville, où il est possible de se procurer immédiatement la solution de sel dans l'eau distillée à 6 $^0/_{00}$, où l'on peut courir chercher l'appareil simple, des cas heureux d'infusion d'eau salée ne seront pas si rares. A ma clinique et à ma policlinique, il se présente tous les ans, un ou deux cas à résultat favorable.

Je souhaite à celui qui juge défavorablement ces infusions, de voir leur influence merveilleuse sur le pouls et l'état général. D'un adversaire indifférent, il deviendrait un partisan enthousiaste.

L'appareil est connu, il ne se compose que d'un long tube en verre gradué muni à la partie inférieure d'un robinet, d'un tube en caoutchouc, et d'une canule qui est enfoncée dans la veine. L'étudiant apprend suffisamment dans les cours de physiologie, l'introduction de la canule, et la manière de la fixer dans la veine.

Je prends l'eau à une température de 38,5, et je n'ai vu que de bons effets de cette température, qui pendant l'opération descend certainement à 38—37,8.

L'indication pour «l'infusion» n'est pas difficile à poser. Il s'agit de cas dans lesquels, nonobstant le traitement général ordinaire, le pouls ne revient pas, quoique l'hémorragie soit arrêtée. Dans ces circonstances il n'est pas rare de voir l'état continuer pendant une jusque deux heures sans amélioration, la conscience étant imparfaite. On doit alors comprimer l'aorte abdominale, comprimer

les jambes par enveloppement, et placer la tête plus bas que le corps.
Aussitôt qu'on s'est procuré tont ce qui est nécessaire pour l'opération,
on fait la transfusion.

Malgré tout cela le médecin ne devient malheureusement pas
vieux, sans voir un cas de mort par hémorragie. Qui pourrait
oublier de si tristes événements? Tous les moyens ont été em-
ployés. L'accouchée est au lit, agitée. De temps en temps la conscience lui revient, elle prie de ne plus la torturer et de la laisser
mourir en paix, ou bien les affres de la mort conduisent à l'ex-
plosion de la plus terrible angoisse, le mari gémit, les proches en-
tourent le médecin, il devrait toujours appliquer du nouveau! Et
quand la triste scène est terminée, on retourne chez soi, obsédé
par la pensée de ne pas avoir fait ceci ou cela qui peut être aurait
aidé. Que de fois après avoir agi selon sa conscience et d'une
façon appropriée au cas, ne rencontre-t-on pas l'ingratitude en ré-
compense de tous les efforts corporels et intellectuels.

Hémorragies provenant de déchirures.

J'ai plusieurs fois, lors de la version, de l'extraction et du traitement de l'accouchement dans les retrécissements du bassin, de
même que dans le cas de placenta prœvia, indiqué les déchirures
de cervix comme cause de danger de mort. Je ne doute nullement, qu'autrefois on dépréciait de beaucoup la fréquence de ces
déchirures, et qu'un grand nombre de cas dans lesquels la cause
de l'hémorragie était une déchirure, étaient considérés comme des
cas d'inertie utérine. L'accoucheur expérimenté sentira certainement
toujours les tissus se déchirer à l'opération, mais le débutant est trop
excité, songe à autre chose à ces moments, et ne connait pas encore
la signification de ces phénomènes.

L'anamnèse pourra déjà faire pressentir l'éventualité d'une déchirure. C'est ainsi que le col est particulièrement souple, lorsque le
liquide amniotique s'est écoulé prématurément. Mais comme la tête
doit être extraite rapidement, le danger de la déchirure est facile
à concevoir. Je sais que je repète des choses que j'ai déja dites,
cependant je veux encore insister particulièrement sur le danger
qu'il y a de faire l'extraction violemment et prématurement. Je
veux encore appuyer sur ce point, c'est qu'un orifice utérin qui
laisse facilement passer la main, peut néanmoins être trop étroit
pour la tête.

Il ne faut pas ajouter foi aux anciens avis d'un «spasme» ou d'une «stricture» du «sphincter rigide». Une fois que l'orifice utérin a été dilaté, il ne se rétracte pas de nouveau «spasmodiquement», en deux minutes.

Autrefois, l'emploi du céphalotribe provoquait très fréquemment de grandes déchirures. Celles-ci se développent également dans les accouchements au forceps. Si même l'orifice utérin est mou, il n'en est pas moins vrai qu'il se déchire fortement lorsque le forceps est appliqué trop tôt. Le plus souvent la déchirure se trouve sur le côté ou était situé l'occiput.

Ce qui est caractéristique pour cette lésion, c'est que l'hémorragie suit immédiatement l'expulsion de l'enfant, alors que dans l'atonie il s'écoule toujours quelque temps.

Quoiqu'il en soit, plus on compte d'années de pratique, plus on devient méfiant par rapport aux soi-disants symptômes typiques. Même dans les grandes déchirures, l'hémorragie ne se déclare parfois qu'après quelques minutes. Ce n'est que lorsque l'orifice utérin externe et la voûte du vagin sont déchirés, que la description classique est exacte: immédiatement après la sortie de l'enfant, il s'écoule, d'une façon continue, une quantité considérable de sang rouge clair. Mais si les déchirures sont situées plus haut, le sang a la même coloration que lors de l'hémorragie par atonie utérine. L'orifice externe peut être complètement intact et au dessus le cervix peut être déchiré. Ce sont là à proprement parler des ruptures utérines par violence.

Nous avons dit plus haut que, comme l'indique très exactement *Hofmeier*, un bon état de contraction de l'utérus a quelque influence sur ces hémorragies. Mais il n'en est pas de même par rapport aux hémorragies provenant de l'orifice externe et du vagin. Celles-ci continuent nonobstant la contraction de l'utérus.

On pose le diagnostic de ces hémorragies par l'anamnèse et par la continuation de l'hémorragie après l'expulsion du placenta. On contrôle ensuite par le toucher, et on recherche l'endroit de la déchirure. On doit examiner d'une façon combinée, refouler, par les parois abdominales, le segment inférieur de l'utérus vers la main interne, et verifier la profondeur de la déchirure. Il faut notamment vérifier si — ce qui est toujours possible — la déchirure ne constitue pas en réalité une rupture utérine.

Hildebrandt a proposé la compression directe de la plaie. Je conseille une manœuvre qui est certainement meilleure et plus facile à exécuter. On saisit d'une main la vulve, de façon à la comprimer complètement et solidement entre le pouce et les quatre doigts. La flaccidité et la proéminence de la vulve immédiatement après l'accouchement, permettent de la prendre complètement entre les mains et de la comprimer. Puis on refoule énergiquement l'utérus dans le bassin avec l'autre main, dont le creux est appliqué en haut sur la face postérieure de l'utérus. De cette façon on maintient entre les deux mains toutes les parties génitales externes et internes de la femme.

L'avantage de cette méthode que j'applique et que j'enseigne, et dont j'ai souvent pu démontrer l'excellent résultat, c'est qu'en lâchant les parties génitales, la plaie n'est pas de nouveau étirée. Si on laisse la main dans le vagin, son volume déjà étire la plaie. Si les doigts pressent directement les bords de la plaie l'un contre l'autre, du sang s'écoule néanmoins à côté des doigts, et aussitôt qu'on retire la main l'hémorragie recommence. En retirant la main, les bords de la plaie s'écartent facilement de nouveau. Et souvent le débutant ne sentira pas assez distinctement la plaie, pour pouvoir en tenir les bords rapprochés par la main interne.

Les doigts restent en place de la façon décrite pendant une heure si c'est nécessaire. L'accoucheuse nettoie la main externe et met des nouveaux linges sous l'accouchée, pour que l'on puisse voir si l'hémorragie s'arrête.

Kaltenbach a recommandé la suture directe de la plaie, et en réalité cette méthode d'hémostase est la meilleure. Mais elle n'est facile à exécuter, que s'il s'agit de déchirures de l'orifice utérin externe et de la voûte du vagin. Post-partum le col est tellement mobile qu'on peut facilement l'abaisser. L'accoucheuse écarte latéralement la vulve avec les mains. Une personne quelconque peut presser par en haut sur l'utérus. On saisit à présent le col avec une pince de Muzeux. Il n'est pas difficile de comprimer la plaie avec les deux branches de la pince. On suture alors — il s'agit moins d'adapter exactement les bords de la plaie que de faire l'hémostase — hardîment le col déchiré. Des speculum et des assistants ne sont pas absolument nécessaires. A la clinique j'ai déjà souvent réuni, pour en démontrer la possibilité, des déchirures de l'orifice utérin, sans l'aide de tous ces moyens.

Si donc la déchirure se trouve à l'orifice utérin externe, je recommande avant tout la suture. L'exécution de cette suture n'est réellement pas si difficile, et plus la jeune génération des médecins sera familiarisée avec les manipulations gynécologiques, moins aussi elle reculera devant de semblables opérations.

Mais dans les déchirures situées plus haut, qui ont déjà plus le caractère de la rupture utérine, on ne peut pas suturer, du moins le praticien ne le peut pas sans assistance, ni instruments gynécologiques.

Si la méthode de compression décrite plus haut ne conduit pas au but, je recommande, encore aujourd'hui, l'injection de perchlorure de fer liquide. Le tamponnement avec la gaze à l'iodoforme serait à préferer, s'il agissait réellement d'une façon styptique, mais dans le cas de déchirure de gros vaisseaux, ce tamponnement n'aide pas suffisamment. L'hémorragie continue à travers la gaze et l'anémie augmente toujours. Alors il ne reste plus rien à faire que de prendre du chlorure ferrique liquide.

Après qu'on a exploré minutieusement la déchirure, et qu'on est notamment fixé qu'il n'existe pas une rupture perforante de l'utérus, on conduit la canule utérine dans la plaie, et on injecte directement dans la plaie, et non pas dans le vagin p. ex., le perchlorure de fer. Après cela il va de soi qu'on doit s'abstenir de presser et de malaxer, attendu qu'on refoulerait alors les coagula.

Après une injection semblable il se déclara immédiatement, après que le collapsus avait disparu, une douleur péritonéale nette. La déchirure du cervix s'était étendue jusqu'à la région de l'orifice utérin interne et avait presque atteint le péritoine à ce niveau, le perchlorure de fer liquide était arrivé jusqu'au péritoine.

Dans ces cas-ci également, le tamponnement de la déchirure avec de la ouate styptique ou avec des tampons trempés dans le perchlorure de fer liquide, n'est pas aussi actif que l'injection. On ne peut amener des tampons jusque dans les déchirures, sans que les coagula dont ils se recouvrent rendent le médicament inerte.

Inversion de l'utérus.

Une hémorragie plus ou moins dangereuse complique également les inversions utérines, se produisant d'une façon aiguë pendant la période de la délivrance.

Déjà normalement nous avons vu la région placentaire proéminer quelque peu en dedans. Si cette proéminence dépasse un certain degré, cette partie de l'utérus doit, lors de la contraction suivante, être encore plus pressée vers le bas. On a donné le nom de paralysie de la région placentaire *(Hohl, Rokitansky)* à ce degré le moins prononcé d'inversion. Si le fond utérin inversé arrive à l'anneau de contraction, il se développe des douleurs qui poussent le fond à travers l'orifice utérin interne. Alors se produit le deuxième degré d'inversion: l'inversion complète.

Ce qui est important au point de vue étiologique, c'est l'insertion du placenta dans le fond utérin. Celui-ci devient par là très large et très mince et se renverse facilement. La pression intra-abdominale pèse sur le fond. Si avant que celui-ci ne se contracte, il survient un effort de toux accidentel, l'inversion peut se produire soudainement.

De même, dans le cas de cordon ombilical très court ou plusieurs fois enroulé, une traction sur la région placentaire provoquera une inversion, déjà pendant l'expulsion du fruit.

Le renversement primaire peut également être artificiel. C'est ainsi que j'ai vu une inversion qui avait été provoquée en exécutant la manœuvre de *Credé*, sans avoir attendu une contraction, sur l'utérus relâché.

A l'inversion, il se développe le plus souvent des phénomènes très désagréables de collapsus. La parturiente se plaint d'une forte douleur, le pouls s'accélère et la respiration devient presque dyspnéïque. Si le placenta est complètement adhérent, toute hémorragie peut complètement manquer. Mais règle générale une partie au moins de l'arrière-faix est décollée.

Même lorsque le placenta est complètement décollé, l'hémorragie n'est le plus souvent pas forte après la production de l'inversion. Auparavant l'utérus atonique saignait considérablement, mais une fois que l'inversion existe réellement, l'orifice utérin interne comprime l'utérus, de façon qu'il ne peut plus arriver de sang au corps de la matrice. J'ai vu deux fois une inversion où l'utérus se trouvait complètement exsangue dans le vagin.

Le diagnostic est naturellement très facile à poser par l'examen combiné. Un médecin instruit n'arrachera plus aujourd'hui l'utérus comme polype, ou ne le saisira plus avec le forceps comme tête d'un second enfant.

Aussitôt qu'on a reconnu ce qui se présente, on procède à la réduction.

La réduction n'est facile qu'immédiatement après la production de l'inversion. Déjà après une heure, j'ai eu à vaincre de grandes difficultés par suite de l'état de contraction de l'orifice utérin interne. On opère d'une façon combinée. Si le placenta adhère encore à l'utérus, l'opération est plus facile, parce qu'on peut hardiment presser et pousser. Si le placenta est enlevé, le fond paraît si mince, que l'on ne se hasarde pas à presser énergiquement. Dans tous les cas, on ne peut réussir à réduire l'utérus in toto. Pour cela l'orifice utérin est trop étroit. Avec deux doigts on repousse le fond au niveau de la partie la plus profondément située et on abaisse, par l'extérieur, l'anneau de contraction. Lorsque le fond a été refoulé aussi haut qu'il est possible d'atteindre avec deux doigts, on réduit le reste avec les autres doigts.

La réduction de l'utérus faite, on laisse la main dans le vagin, on met la matrice en antéversion et on la frictionne et on la comprime bi-manuellement. Dans tous les cas que j'ai vus, l'atonie ne se reproduisit plus à la suite de l'excitation produite par toute la manœuvre.

Chapitre quatorze.

Traitement de la mort apparente.

Deux degrés d'asphyxie. Diagnostic différentiel. Cathétérisme. Aspiration des mucosités. La méthode de révivification de *Schultze*. Insufflation d'air. Pronostic. Apnée.

La révivification artificielle d'enfants en état de mort apparente entre si exclusivement dans le sphère d'action de l'accoucheur opérateur, que pour être complet, je suis obligé d'en dire quelques mots.

Avec *Schultze* nous distinguons deux degrés d'asphyxie, l'asphyxie avec tonus musculaire et l'asphyxie sans tonus musculaire.

Pour le traitement, il est important de poser rapidement le diagnostic différentiel entre ces deux degrés d'asphyxie. Si la musculature faciale de l'enfant ne réagit pas lorsqu'on souffle sur la face, et si le cœur ne bat pas avec une rapidité normale, le meilleur moyen pour poser ce diagnostic, c'est d'introduire le doigt dans la bouche jusqu'à la base de la langue.

Si la musculature du voile du palais réagit par une contraction, il n'y a pas d'asphyxie dangereuse. L'empoisonnement est réparable. La réaction se produisant à l'introduction du doigt, se rencontre dans beaucoup de circonstances où l'excitation cutanée ne produit pas le moindre effet.

Le doigt avec lequel on a voulu constater cette réaction reste dans le pharynx, aussi bien lorsque l'effet est négatif que lorsqu'il est positif; on conduit le long de ce doigt un cathéter coupé obliquement à la partie supérieure, et au moyen de ce cathéter on aspire, dans les deux degrés d'asphyxie, les mucosités déposées dans le pharynx.

Si l'ouverture du cathéter se trouve latéralement, l'aspiration dure plus longtemps, et échoue même souvent, lorsque l'ouverture est pressée contre la muqueuse ou que celle-ci est aspirée dans l'ouverture. Et comme la célérité a de l'importance, il est recommandable de couper le cathéter obliquement à la partie antérieure, d'employer ainsi un cathéter ouvert en haut.

Je dirai ici par anticipation, que j'ai quelquefois également pratiqué le cathétérisme des voies aériennes avec un cathéter préparé de cette façon. Le résultat prompt, la certitude et la rapidité avec lesquelles on réussit à enlever les masses à aspirer sont caractéristiques.

Pour ce qui regarde les liquides aspirés, je dois intercaler quelques remarques, qui ne me semblent pas sans importance.

On rencontre aussi bien du mucus vitreux que du liquide amniotique dans les voies aériennes. Presque toujours on trouve du mucus visqueux, sanguinolent. Celui-ci provient du canal cervical et des fosses nasales de l'enfant, qui, avant que l'air n'y ait pénétré, sont remplies de mucus.

Si l'enfant fait un mouvement d'inspiration, il ouvre peu la bouche, et le liquide est aspiré par le nez. Mais par là le mucus se trouvant dans les fosses nasales est d'abord attiré dans le pharynx, où mécaniquement il excitera à des mouvements de déglutition. Chez 76 % d'enfants morts-nés, on trouve du mucus et du liquide amiotique dans l'estomac et l'œsophage, de même que chez les noyés on trouve toujours de l'eau dans l'estomac.

Si l'on songe à la sensibilité si prononcée des cordes vocales par rapport aux corps étrangers, il est naturel que si l'excitabilité existe encore, la glotte se fermera spasmodiquement dès que du mucus arrive sur elle; elle ne laissera pas facilement passer le corps étranger. De grandes masses de mucus restent sur le larynx. Mais alors l'air ne peut pas pénétrer, les mucosités obstruant le chemin.

Ce serait là une asphyxie secondaire, qui a certainement été observée par un grand nombre d'accoucheurs. Dans ces circonstances, on voit l'enfant réagir à des excitations cutanées peu de temps après l'expulsion, mais mis dans le bain il cesse de nouveau de respirer, après que peut-être 1—3 inspirations profondes, spasmodiques, entre-coupèrent la respiration régulière, superficielle. A l'aspiration avec le cathéter on est alors étonné des grandes quantités de mucus qu'on amène au dehors. Ordinairement il se présente toujours du nouveau liquide qui est aussi bien expiré de bas en haut, que de haut en bas, des fosses nasales dans le pharynx. C'est ainsi que j'ai souvent amené au dehors, 1—1$^1/_2$ cuillerée à thé de mucus.

Il est nécessaire d'enlever ce mucus par aspiration. Après chaque accouchement, les accoucheuses nettoient le voile du palais avec le petit doigt, et excitent par là l'enfant à des efforts de vomissement qui amènent le mucus dans la bouche. On enlève mieux et plus complètement les mucosités avec le cathéter. Même lorsque le mucus a déjà été attiré jusque dans la glotte, on peut encore, par suite de sa viscosité, le retirer par aspiration.

Ce n'est que dans des cas excessivement rares que le mucus arrive jusque très profondément dans la trachée et qu'on doit l'enlever à cet endroit. Du liquide amniotique traversera bien plus souvent la glotte. Lorsque l'enfant ouvre la bouche, il est ou bien aspiré avec du mucus et comme partie la plus mobile attiré le plus profondément, ou bien il descend à côté du mucus, mélangé à des parties de celui-ci.

Il est certain que si ce liquide se trouve dans la trachée, il provoquera le râle trachéal, mais jamais de la dyspnée. C'est pour quoi l'enlèvement en est inutile, comme le prouve la respiration souvent complètement bonne malgré le râle trachéal. Et si par les inspirations terminales le liquide amniotique a été attiré jusque dans les alvéoles, on ne peut naturellement l'enlever par aspiration.

Je ne crois pas que la pneumonie soit la maladie consécutive à la présence de ces corps étrangers dans les poumons. Combien de fois ne devrait-on pas trouver à l'autopsie des produits inflammatoires, alors qu'en réalité on ne peut démontrer, en dehors d'atélectasie, de bronchite et d'ecchymoses, un véritable endroit pneumonique.

Des expériences démontrent qu'on peut injecter du sang avec de l'eau dans la trachée, et qu'il se produit de la résorption sans inflammation.

Dans les cas favorables, les masses sont également éliminées peu à peu sans toux. Ordinairement on trouve dans et au devant de la bouche d'enfants semblables, de l'écume sanguinolente qui surgit toujours de nouveau, encore pendant des heures entières post partum. Cette écume sanguinolente est le liquide qui provoquait le râle trachéal, et qui a été intimement mélangé à l'air dans la trachée.

Si pour cette raison je ne puis approuver *Schultze*, que pour autant qu'il veut que l'aspiration des liquides hors de la trachée ne soit appliquée que dans un très petit nombre de circonstances, je considère cependant comme nécessaire — et non pas comme une perte de temps et comme pouvant provoquer des lésions — d'aspirer les mucosités hors du pharynx. Nous faisons précéder toutes les autres méthodes de révivification de cette aspiration qui dure à peine une minute. Ensuite une forte réaction se produisant lors de l'introduction du doigt, montre que l'enfant n'est pas en péril, et on peut alors porter son attention ailleurs où elle est souvent très nécessaire. Dans ces circonstances l'enfant est rapidement amené à crier dans le bain, après des excitations cutanées.

Si le voile du palais ne réagit plus, si le deuxième degré d'asphyxie existe, nous enlevons également d'abord le mucus par aspiration, pour que l'air trouve le chemin libre à la première respiration spontanée ou artificielle.

Puis nous appliquons immédiatement la méthode de *Schultze*. Cette méthode est tellement supérieure, et les prémisses sur lesquelles elle repose sont si purement mécaniques, physiques, qu'on peut même au moyen d'elle, amener de l'air dans les poumons d'enfants morts. Ce qu'il y aura donc de mieux à faire au point de vue du but de ce livre, ce sera de citer les paroles de l'inventeur de la méthode*). «L'enfant dont le cordon ombilical a été lié et sectionné est saisi avec les deux mains aux épaules, de façon que de chaque côté le pouce soit appliqué à la face antérieure du thorax, l'indicateur, d'arrière en avant, dans le creux axillaire, et les trois autres doigts obliquement le long de la face postérieure du thorax. La tête qui sinon s'affaisse, trouve un bon point d'appui entre les bords cubitaux des faces palmaires de la main se regardant directement. L'accoucheur debout, les jambes quelque peu écartées, le buste modéremment fléchi, les bras tendus vers le bas, tient devant lui l'enfant saisi de la façon décrite. Sans attendre un instant, il lance avec les bras tendus, l'enfant vers le haut. Quand les bras de l'accoucheur sont arrivés un peu au dessus de la position horizontale, ils s'arrêtent, si doucement que le corps de l'enfant ne soit pas projeté en avant, mais qu'il tombe lentement en avant et qu'il comprime fortement le ventre par le poids de l'extrémité pelvienne; à ce moment tout le poids de l'enfant repose sur les pouces de l'accoucheur appliqués sur le thorax.

On doit particulièrement faire attention, de ne pas déjà comprimer le thorax l'orsqu'on saisit l'enfant de la manière décrite; le corps de l'enfant doit exclusivement reposer, avec la base des creux axillaires, sur les indicateurs de l'accoucheur, le thorax ne peut-être, ni comprimé latéralement, quoique les bords cubitaux des mains fournissent un appui ferme à la tête, ni comprimé en avant par les pouces. En lançant l'enfant vers le haut, la flexion de la colonne ne peut pas se produire dans le segment thoracique, elle doit presqu'exclusivement avoir lieu dans le segment lombaire. A ce moment les pouces ne maintiennent pas non plus le thorax par une forte pression, mais ils représentent simplement l'appui sur le-

---

*) B. S. Schultze, Der Scheintod Neugeborner, Jena 1871.

quel repose le corps de l'enfant culbutant lentement en avant. Le soulèvement des bras jusqu'à l'horizontale doit se faire par un mouvement énergique des bras dans les articulations de l'épaule, puis l'élévation des bras doit se faire de plus en plus lentement. L'opérateur règle la chute graduelle en avant de l'extrémite inférieure du tronc de l'enfant, par un mouvement soigneusement mesuré dans les articulations du coude et par le déplacement des omoplates sur le tronc. Par cette culbute graduelle en avant du bassin fœtal par dessus le ventre, résulte une compression notable des viscères thoraciques, aussi bien de là part du diaphragme que de toute la paroi du thorax. A ce moment déjà, on voit souvent, comme résultat de ce mouvement expiratoire passif, les liquides aspirés apparaître abondamment au devant des orifices respiratoires.

Après que la chute en avant de l'enfant a eu lieu, lentement, mais complètement, l'accoucheur meut de nouveau ses bras vers le bas, en descendant entre les jambes se trouvant en position écartée. Par là le corps de l'enfant est étendu avec quelque élan, le thorax libre de toute pression (les pouces de l'accoucheur se trouvent à présent très lâchement appliqués sur la paroi thoracique antérieure) s'élargira en vertu de son élasticité, mais comme l'enfant est suspendu par ses extrémités supérieures aux indicateurs de l'accoucheur, et qu'ainsi les extrémités sternales des côtes sont fixées, le poids du corps de l'enfant sera utilisé avec un assez fort élan pour le soulèvement des côtes; le diaphragme s'abaisse également par suite de la secousse que subit le contenu de la cavité abdominale. Ainsi se produit d'une manière purement passive une large inspiration. Après une pause de quelques secondes, l'enfant est de nouveau lancé vers le haut, et tandis que culbutant lentement en avant il presse de tout son poids sur les pouces appliqués contre la paroi thoracique antérieure, l'expiration mécanique se produit de nouveau. A présent les liquides aspirés sortent toujours en grande quantité de la bouche et du nez, le plus souvent aussi il y a issue de méconium.

On repète ce mouvement de relèvement et d'abaissement, huit a dix fois l'une après l'autre. A l'inspiration, l'air pénètre le plus souvent avec bruit à travers la glotte.

Si à l'expiration, par laquelle il faut toujours commencer, les liquides aspirés sortent abondamment de la bouche et du nez, on prolonge cette expiration. S'il se produit un mouvement d'inspiration spontané, ce qui a lieu le mieux immédiatement après l'expiration artificielle, alors on joint à l'effet spontané l'effet de l'inspiration passive, en abaissant immédiatement l'enfant, ou bien on suspend la respiration artificielle et on observe l'enfant placé dans un bain chaud, pour que le processus de la respiration spontanée ne soit pas troublé par la respiration artificielle».

Si après 8—10 balancements, la respiration ne s'était pas encore établie, éventuellement si les battements du cœur ne s'étaient pas encore accélérés, on procédera à l'insufflation d'air, qu'on peut, à titre d'essai, faire encore précéder d'une aspiration.

J'avoue que je ne me décide que difficilement à faire l'insufflation, que je ne recours à cette méthode que dans les cas désespérés et que j'en ai obtenu peu de résultats. Surtout depuis qu'après l'insufflation j'ai trouvé plusieurs fois de grandes déchirures des poumons, et même de l'air dans le péricarde, je suis devenu très défiant.

Pour le médecin non exercé, il n'est nullement facile d'arriver dans la trachée. Combien de fois n'ai-je pas vu l'estomac se gonfler considérablement lors de l'insufflation, alors que celui qui faisait l'opération était fermement convaincu que le cathéter se trouvait dans la trachée. Les cordes vocales peuvent également être lésées. En tout cas, je ne conseille d'appliquer cette méthode que comme dernier et extrême moyen.

Dans toutes les méthodes de révivification artificielle, un bain de 38° doit être prêt, pour rechauffer l'enfant qui se refroidit rapidement.

Si l'enfant commence à respirer, s'il commence à réagir, on applique les excitations cutanées.

De temps en temps on interrompt les mouvements de balancement et on place l'enfant dans le bain pour conserver la chaleur corporelle. Si les battements du cœur s'accélèrent, si l'enfant réagit à des excitations cutanées et si la peau livide se colore, il n'est pas nécessaire de mettre en œuvre tout le vieil appareil des excitants externes.

Le moyen le plus actif est la différence de température. Une seringuée d'eau froide sur le thorax a plus d'effet que les coups, les chatouillements, les frictions, les brossages, les pincements ou même une prise de tabac à priser.

Si toutes les méthodes restent sans effet, on continuera les tentatives jusqu'à ce que le cœur ait cessé de battre.

Après des efforts continués pendant 1—1½ heure, on réussit souvent à rappeler définitivement l'enfant à la vie. Si l'état avec spasme inspiratoire sporadique, que nous décrirons plus bas, se développe, on pourra, après un travail de 1—2 heures, cesser en bonne conscience, les tentatives de révivification.

Pour poser le pronostic, on devra d'abord diriger son attention sur les pulsations cardiaques, qu'on contrôle le mieux par les yeux et le toucher; si elles sont très faibles on devra ausculter. Une augmentation en fréquence a naturellement une signification favorable, mais dans le cas de terminaison défavorable, on observe très fréquemment une seule augmentation en fréquence.

Somme toute, on ne se trompera pas en posant un bon pronostic si la respiration s'établit tout graduellement, et un mauvais pronostic, si a des intervalles éloignés l'enfant fait des inspirations isolées, quoique profondes.

Dans le cas favorable, les battements du cœur augmentent, et les premières respirations se montrent comme de simples ondulations de la poitrine, de façon qu'on les remarque d'abord à peine ou qu'on les prend pour des pulsations cardiaques. Le thorax entre en quelque sorte en mouvements oscillatoires, sans que la face ne bouge. Les excursions deviennent de plus en plus considérables, le thorax se soulève de plus en plus, soudainement la face se contracte et bientôt on pourra obtenir un cri par des excitations cutanées.

Dans le cas défavorable, on observe de temps en temps des inspirations spasmodiques, qui n'ont aucun rapport avec les efforts du médecin, et qui sont sans aucun effet sur le remplissage des poumons avec de l'air et sur la vitalité générale.

Dans un cas, j'ai vu pendant 14 heures, et se répétant à des intervalles de 5—10 minutes, un semblable «spasme des muscles inspiratoires». Car on ne peut en réalité appeler cela une inspiration. Ce qui est caractéristique, c'est que le traitement est sans influence. L'excitation du centre respiratoire peut se produire par intervalles, indépendamment des excitations cutanées, des insufflations d'air ou de la respiration artificielle. Avec cela le battement du cœur n'augmente pas, et cesse quelque temps après le dernier spasme. J'ai même souvent perçu un cri distinct, et à l'autopsie il fut démontré, que le remplissage d'air d'une partie du poumon n'ayant que 2 cm de diamètre avait suffi à produire le son.

Ordinairement le sillon peripneumonique est très marqué. L'apophyse xiphoïde et les fausses côtes sont fortement rentrés. Le ventre devient concave, tandis que la poitrine se soulève aux dépens du ventre, le sternum devient presque convexe de haut en bas.

Pour finir, je veux encore mentionner que l'asphyxie et le manque de pouls peuvent également se produire dans le cas de bassin rétréci, à la suite de la forte compression subie par la tête lors du passage du détroit supérieur. Si la tête n'est pas lésée, et si la compression n'a duré que pendant un court espace de temps, la circulation sanguine redevient immédiatement normale et tout danger se trouve ainsi écarté. Mais si le sang, provenant de la rupture d'un sinus ou d'une autre source, a comprimé le cerveau, la mort se produit dans le coma.

Ensuite l'enfant expulsé peut aussi être «apnéïque», c. a. d. que le besoin d'oxygène et l'excédant d'acide carbonique ne sont pas encore suffisamment grands pour provoquer une respiration.

Tous les enfants rapidement expulsés doivent par conséquent être plus longtemps apnéïques que ceux dont l'expulsion dura longtemps.

Ceci est également le cas après des versions particulièrement heureuses et rapides. C'est ainsi qu'après des versions dans les présentations de la tête, on observe parfois que les enfants ouvrent les yeux, qu'ils se bougent et qu'ils réagissent à des excitations, sans respirer. Ceci est l'état de l'apnée, qui n'a pas besoin de traitement, attendu qu'il est physiologique.

Imprimerie de E Karras à Halle.

LIBRAIRIE FÉLIX ALCAN, ÉDITEUR

108, BOULEVARD SAINT-GERMAIN, PARIS

OUVRAGE COMPLET EN TROIS VOLUMES

TRAITÉ CLINIQUE ET PRATIQUE

DES

MALADIES DES ENFANTS

PAR

F. RILLIET et E. BARTHEZ

TROISIÈME ÉDITION

ENTIÈREMENT REFONDUE ET CONSIDÉRABLEMENT AUGMENTÉE

PAR

E. BARTHEZ	**A. SANNÉ**
Ancien Médecin de S. A. le Prince Impérial	Lauréat de l'Académie de Médecine (Prix Itard)
Membre de l'Académie de Médecine	de la Faculté de Médecine de Paris (Prix
Médecin honoraire de l'hôpital Sainte-Eugénie	Chateauvillard) et de l'Institut
(Enfants malades)	Ancien interne des Hôpitaux de Paris
Ancien président de la Soc. médic. d'Observation	Membre de la Société anatomique, etc.

Tome Ier. **Considérations générales, Maladies du système nerveux, maladies de l'appareil respiratoire.** 1 fort volume gr. in-8, 1884. 16 fr.

Tome II. **Maladies de l'appareil circulatoire, de l'appareil digestif et de ses annexes, de l'appareil génito-urinaire, de l'ouïe, maladies de la peau.** 1 fort vol. gr. in-8, 1887. 14 fr.

Tome III. **Maladies générales aiguës spécifiques, maladies constitutionnelles.** 1 fort vol. gr. in-8, 1891. 25 fr.

Extrait de la Préface.

Bien avant la mort de Rilliet, nous avions commencé à réunir des matériaux pour une nouvelle édition de notre livre qu'on nous demandait depuis longtemps. Dans une correspondance active, nous avions discuté les idées générales qui devaient nous guider, les changements devenus nécessaires dans la distribution de notre ouvrage et les nombreuses additions que nous devions y faire ; nous avions même presque tracé le plan d'un ensemble d'ouvrages qui aurait formé comme une encyclopédie de la médecine infantile. La multiplicité de nos occupations retardait notre travail, la mort de Rilliet en a empêché la réalisation.

Depuis lors, absorbé par une clientèle qui ne me laissait aucune liberté, si j'ai pu continuer à récolter les matériaux utiles à une nouvelle édition, je n'ai pas su trouver le temps de la rédiger. Et cependant, quarante ans après l'apparition de la première édition de ce livre, trente ans après celle de la seconde, on en réclamait encore une troisième. Un pareil honneur exigeait un effort que ma vieillesse eût rendu impossible sans l'aide d'un nouveau collaborateur. Il ne s'agissait pas seulement, en effet, de mettre à profit nos anciens matériaux et ceux que j'ai récoltés pendant vingt ans à l'hôpital Sainte-Eugénie. La science avait marché pendant ce long temps, les études faites autrefois n'étaient plus au courant des acquisitions modernes ; notre livre avait vieilli.

Nul autre ne pouvait mieux accomplir cette tâche que M. le docteur Sanné, auquel je suis uni par les liens les plus étroits de la famille, et qui, par des travaux personnels estimés sur les maladies des enfants, méritait cet honneur. Attaché pendant plusieurs années à l'hôpital Sainte-Eugénie, il a pu observer sur le même terrain que moi et recueillir de nombreux documents.

Auteur d'une thèse remarquée sur le GROUP APRÈS LA TRACHÉOTOMIE, auteur d'un TRAITÉ DE LA DIPHTHÉRIE dans lequel l'étendue de l'érudition, s'unissant à une parfaite connaissance du sujet et à des qualités d'exposition justement appréciées, lui a valu de hautes récompenses de la part de l'Académie de médecine, de la Faculté de médecine de Paris et de l'Institut ; auteur d'articles importants insérés dans le DICTIONNAIRE ENCYCLOPÉDIQUE DES SCIENCES MÉDICALES, il était tout désigné pour rédiger cette troisième édition. La rédaction, en effet, est de lui tout entière ; il a utilisé tous les matériaux que je lui ai confiés et les siens propres ; il a profité de mes conseils et de mon expérience ; il a su tirer parti de la multiplicité des travaux modernes, pour transformer et présenter sous un nouveau jour beaucoup de nos chapitres qui l'exigeaient, et aussi pour joindre à notre livre un certain nombre de chapitres nouveaux.

De ces transformations multiples est sorti l'ouvrage que nous offrons aujourd'hui, avec l'espérance de leur être utiles, aux médecins praticiens et aux élèves en médecine; ouvrage qui est devenu plutôt un livre nouveau qu'une nouvelle édition.

E. Barthez.

Ce n'est pas sans un sentiment de profonde appréhension que j'ai accepté le précieux mais laborieux et périlleux honneur de publier la troisième édition d'un ouvrage que l'estime et la faveur du public médical n'ont jamais abandonné bien qu'il fût épuisé depuis de longues années. Noblesse oblige. Il fallait conserver au TRAITÉ CLINIQUE ET PRATIQUE DES MALADIES DES ENFANTS, la haute place qu'il occupait dans la science; il fallait que sa nouvelle édition fût digne de ses aînées. Pour y arriver, j'avais à le mettre au courant de connaissances dont les matériaux s'étaient accumulés pendant trente ans, mais je devais aussi respecter soigneusement le caractère de judicieuse pratique qui avait si fort aidé à son succès.

La tâche était ardue; M. Barthez vient d'en donner un aperçu. Je n'y ai épargné ni ma peine, ni ma bonne volonté; les conseils éclairés de mon excellent et vénéré maître ont fait le reste.

Indépendamment des améliorations inhérentes à chaque sujet, il était une réforme générale que l'on nous avait souvent demandée.

Le plan des anciennes éditions avait pour base la nature des maladies, et celles-ci étaient réparties en inflammations, gangrènes, hémorrhagies, hydropisies, etc. Mais outre que cette classification est souvent arbitraire, et qu'elle est exposée à varier suivant les idées nosologiques du moment, et même un peu suivant chaque auteur; outre qu'elle conduit les pathologistes à des rapprochements forcés ou à l'omission non moins regrettable de certains états morbides qui se refusent à entrer dans le cadre obligé; outre que son application rigoureuse peut aboutir à faire figurer la même maladie dans plusieurs classes différentes, elle a pour grave inconvénient de rendre les recherches difficiles. Le lecteur qui désire consulter l'histoire d'une maladie est obligé de savoir d'avance quelle en est la nature, ou plutôt de connaître l'opinion de l'auteur sur ce sujet; puis il lui faut s'adresser à la classe qui lui paraît devoir contenir l'affection dont il s'enquiert. Sinon, il erre de volume en volume, de classe en genre, de genre en ordre, avant de trouver le renseignement qu'il poursuit.

Beaucoup plus commode est la classification par appareils, qui, sans préjuger les données de la pathologie générale, se borne à grouper ensemble les maladies qui atteignent le même système organique. Le travailleur est certain, par cette voie, d'arriver immédiatement à destination.

Je me suis fait un devoir de donner satisfaction à ce désir. J'ai donc opéré un remaniement complet du plan de l'ouvrage, et substitué la classification par appareils à la classification par nature qui avait été suivie précédemment. Mais toutes les maladies ne sont pas justiciables d'une lésion organique; certaines proviennent d'une imprégnation de tout l'organisme et peuvent être appelées maladies *générales*, dont les unes sont *spécifiques*, en même temps que *passagères*, tandis que les autres sont *constitutionnelles*. D'autres enfin sont dues au développement de parasites dans les organes. Il en résulte trois autres classes morbides qui feront suite aux maladies organiques proprement dites. Nous pouvons donc, dès à présent, esquisser à grands traits l'ordonnance qui régnera dans notre *Traité*.

Introduction renfermant des *Considérations générales sur l'état physiologique et pathologique* des enfants et sur les principes généraux de *Thérapeutique* qu'il convient de leur appliquer, *Maladies du système nerveux*, *Maladies de l'appareil circulatoire*, *Maladies de l'appareil digestif et de ses annexes*, *Maladies de l'appareil génito-urinaire*, *Maladies des organes des sens*, *Maladies de la peau et du tissu cellulaire*, *Maladies générales spécifiques*, *Maladies générales constitutionnelles*, *Maladies parasitaires*.

A. Sanné.

ENVOI FRANCO CONTRE MANDAT-POSTE

Les volumes se vendent séparément :

Tome I, **14** fr. — Tome II, **16** fr. — Tome III, **25** fr.

Les trois volumes..................................... **55** fr.

FÉLIX ALCAN, éditeur.

Coulommiers. — Imp. Paul BRODARD.